中医药畅销书选粹·方药存真

当代中国名医高效验方1000首

审订 建中

主编 庞国明 李建新 周兴开

中国中医药出版社·北京

图书在版编目（CIP）数据

当代中国名医高效验方1000首／庞国明，李建新，周兴开主编. —2版 . —北京：中国中医药出版社，2012.1（2024.9重印）

（中医药畅销书选粹·方药存真）

ISBN 978-7-5132-0599-3

Ⅰ. ①当…　Ⅱ. ①庞…　②李…　③周…　Ⅲ. ①验方-中国-现代-汇编　Ⅳ. ①R289.5

中国版本图书馆 CIP 数据核字（2011）第 204029 号

中国中医药出版社出版

北京经济技术开发区科创十三街 31 号院二区 8 号楼

邮政编码　100176

传真　010 64405721

廊坊市佳艺印务有限公司印刷

各地新华书店经销

*

开本 880×1230　1/32　印张 17.5　字数 421 千字

2012 年 1 月第 2 版　2024 年 9 月第 7 次印刷

书号　ISBN 978-7-5132-0599-3

*

定价　55.00 元

网址　www.cptcm.com

出版者的话

中国中医药出版社作为直属于国家中医药管理局的唯一国家级中医药专业出版社，自创办以来，始终定位于"弘扬中医药文化的窗口，交流中医药学术的阵地，传播中医药文化的载体，培养中医药人才的摇篮"，不断锐意进取，实现了由小到大、由弱到强、由稚嫩到成熟的跨越式发展，短短的20多年间累计出版图书3600余种，出书范围涉及全国各级各类中医药教材和教学参考书；中医药理论、临床著作，科普读物；中医药古籍点校、注释、语译；中医药译著和少数民族文本；中医药政策法规汇编、年鉴等。基本实现了"只要是中医药书我社最多，只要是中医药教材我社最全，只要是中医药书我社最有权威性"的目标，在中医药界和社会上产生了广泛的影响。2009年我社被国家新闻出版总署评为"全国百佳图书出版单位"。

为了进一步扩大我社中医药图书的传播效应，充分利用优秀中医药图书的价值，满足更多读者，尤其是一线中医药工作者的需求，我们在努力策划、出版更多更好新书的同时，从早期出版的专业学术图书中精心挑选了一批读者喜欢、篇幅适中、至今仍有很高实用价值和指导意义的品种，以"中医药畅销书选粹"系列图书的形式重新统一修订、刊印。整套图书约 100 种，根据内容大致分为七个专辑："入门进阶"主要是中医入门、启蒙进阶类基础读物；"医经索微"是对中医经典的体悟、阐释；"名医传薪"记录、传承名医大家宝贵的临证经验；"针推精华"精选针灸、推拿临床经验；"特技绝活"展现传统中医丰富多样的特色疗法；"方药存真"则是中药、方剂的精编和临床应用；"临证精华"汇集临床各科精妙之法。可以说基本涵盖了中医各主要学科领域，对于广大读者学习中医、认识中医和应用中医大有裨益。

今年是"十二五计划"的开局之年，我们将牢牢抓住机遇，迎接挑战，不断创新，不辱中医药出版人的使命，出版更多、更好的中医药图书，为弘扬、传播中医药文化知识作出更大的贡献。

中国中医药出版社

2011 年 12 月

《当代中国名医高效验方1000首》

审　订

建　中

主　编

庞国明　李建新　周兴开

副　主　编

齐志南　杜蓓　刘卫华　潘　钰

编　委

（以下按姓氏笔画为序）

方　芳　　王友军　　王明惠　　牛清华　　齐志南

刘卫华　　刘进国　　刘国凤　　祁玉洛　　杜　蓓

杨儒谋　　李　莉　　李建新　　李新妹　　李军武

张德兴　　张保霖　　陈宝贵　　周集化　　庞国明

赵东升　　胡耀琪　　唐丽君　　韩建涛　　潘　钰

内 容 提 要

　　本书集近 300 位当代中国名医治疗内、外、妇、儿、皮肤、骨伤、五官科及部分急症共 200 余种常见病和疑难杂症之名验良方 1000 余首。书中所选方剂都是副主任医师或副教授以上或民间著名祖传中医数十年经验的结晶，高效速效屡用屡验之精华。该书以病为纲，以病统方，每病下均选方剂 5 首以上。这些方剂的选择，都是从临床实际出发，以实用高效为准则，从近三十年来各名医专著、名医医疗经验专辑、各医药报刊中经过比较筛选，并结合编者临床体会遴选出来的。每方下又按组成、功效、主治、加减、用法、注意事项、来源七栏编写，条理清晰，查阅方便，读者按病索骥便可查找所需要的理想方剂。因而有很强的代表性和极高的实用价值，是广大中医临床工作者提高临床疗效的好帮手。它可使读者一书在手，受益于千家名师。

　　本书适用于各级各科中医、中西医结合医务工作者、研究人员及大专院校师生阅读，广大患者也可参考。

前　言

　　方剂是中医治疗疾病最基本的武器。临床疗效的高低，无不与方剂本身的"效"、"验"密切相关。医虽有"千方易得，一效难求"之说，但其中效验者，古方有之，今方有之。古代先贤所创之经方、名方、效方，千百年来，倍受后学尊崇，广为沿用。当代尤其是近五十年来，医界名流辈出，他们在各自不同的医学生涯中，或集毕生临床心血之结晶，荟萃验方、良方，或贡献家藏之秘方，在不同程度上为各科临床疾病的治疗提供了有效手段。惜于这些宝贵经验，多散见于浩如烟海的文献资料中，难以查找，不便广之。有感于此，笔者博收约取，荟萃精要，类聚成册，名为《当代中国名医高效验方1000首》，冀能对提高中医临床疗效有所裨益。

　　全书共分为八章，精选近300位当代中医名家治疗急症及内、外、妇、儿、皮肤、骨伤、五官科共200余种常见病和疑难杂症之名验良方1000余首。所列方剂都是副主任医师以上职称或民间著名祖传中医数十年经验的结晶。

　　该书分科论病，以病为纲，以病统方。每病下所列方剂基本在5首以上，且这些方剂的选择均是从临床出发，以实用高效为准则，从近三十年来各医疗专著、名医医疗经验专集、各医药报刊中经过比较筛选，并结合编者临床运用体会精选出来的。每方下按组成、功效、主治、加减、用法、注意事项、来源七栏编写，条理清晰，易于查检，颇切实用。方名右上角有

"△"标志者，该方名系笔者所加。

　　本书以推广应用为宗旨，文字浅显易懂、简明扼要。可供各科中医、中西医结合临床工作者，大专院校师生及中医爱好者参考运用。由于我们水平有限，书中难免有错谬之处，敬请读者提出宝贵意见，以便再版时修订提高。

编者

目 录

第一章　常见急症

外 感 高 热

外感高热是指由外在致病因素引起的以发热（39℃以上）为主的一组疾病，包括现代医学的急性上呼吸道感染、大叶性肺炎等病。

一、清肺六二汤

【组成】活水芦根 60 克（去节）　　白茅根 30 克　桑白皮、地骨皮、桑叶、枇杷叶、浙贝母、知母、北沙参、空沙参、苦杏仁、冬瓜仁各 9 克

【功效】清宣苦泄，甘润养肺。

【主治】大叶性肺炎（风温外感），发热咳喘，或痰中带血，脉象滑数，舌质红燥或深红，苔微黄，高热在 40℃ 上下，神志清楚，大小便通调者。

【加减】见高热面赤，口渴烦躁，脉象洪数，可去北沙参，加生石膏；若高热炽盛，舌质绛者，加神犀丹；倘高热神昏者，则加紫雪丹 1～2 克，研碎鼻饲，并以玄参易北沙参；如舌有黄腻苔，是温热入里之象，当去二参加黄芩、山栀；大便秘结者，可加瓜蒌仁，如便秘而邪热炽盛，则加生大黄。倘见痰红或吐血，舌赤者，去二叶、浙贝，加川贝、旱莲草、仙鹤草（或改用二地）；如病久津液受劫，则去二叶加天冬、

麦冬。

【用法】水煎服。

【注意】虚寒之体有痰饮病者，虽有咳喘气促，不宜服此方。

【来源】浙江魏长春主任医师（魏长春. 中医实践经验录. 第 1 版. 北京：人民卫生出版社，1986）。

二、凉膈增液汤

【组成】连翘 8 克　银花 8 克　栀子 5 克　黄芩 5 克　生地 6 克　玄参 8 克　麦冬 8 克　芦根 8 克　蝉衣 5 克　板蓝根 8 克　大黄 2 克　竹叶 3 克

【功效】清热解毒，辛凉解表，通腑泄热。

【主治】外感风热之邪引起的发热，咽喉红肿疼痛，便秘溲赤。

【用法】先将上药浸泡 20 分钟，再文火煎 25 分钟，每日 1 剂，分 3~4 次温服。

【注意】本方剂量为小儿用量，患者宜清淡饮食，少吃肥甘油腻辛辣等物。

【来源】山西名医张刚（张刚. 名医验方. 凉膈增液汤. 中医杂志，1988，11）。

三、清肺化痰汤△

【组成】净麻黄 6 克　石膏（先煎）30 克　杏仁 9 克　甘草 3 克　桔梗 9 克　苡仁 15 克　蔻仁（研细后入）2.4 克　泽漆 30 克　鱼腥草 30 克　制半夏 9 克　黄芩 9 克　蒲公英 30 克

【功效】清热宣肺而化痰湿。

【主治】外感高热，由卫入气，邪热恋肺，灼津为痰之高热。

【用法】水煎服。

【来源】上海张伯臾教授（严世芸，等．张伯臾医案．上海：上海科学技术出版社，1979）。

四、宣肺通腑汤△

【组成】生石膏（先煎）45 克　瓜蒌 30 克　大黄 5 克
杏仁 10 克　知母 15 克　苍术 10 克　赤芍 15 克　柴胡 10 克
前胡 10 克　芦根 30 克

【功效】宣肺通腑，清泻热结。

【主治】外感温热之邪犯肺，传于大肠，表里同病之高热。

【用法】水煎服。

【来源】北京董建华教授（张问渠，等．现代著名老中医临床诊治荟萃．北京：科学技术文献出版社，1986）。

中　风

中风又名卒中，是以猝然昏仆，不省人事，伴口眼㖞斜、半身不遂、语言不利，或不经昏仆而仅以㖞僻不遂为主症的一种疾病，相当于现代医学的脑出血、脑梗死等。

一、两救固脱饮

【组成】赤人参 15 克　附子 10 克　鱼胶 15 克　山萸肉
20 克　玳瑁 15 克　鹿胶 10 克　阿胶 15 克　鸡子黄 1 个　胆
星 5 克

【功效】摄纳真阴，固护元气。

【主治】中风之阴阳两脱证。

【用法】水煎服。

【来源】吉林省任继学教授（任继学．中风病辨治．吉林中医药，1983，4）。

二、豨莶至阳汤

【组成】九制豨莶草 50 克　黄芪 15 克　天南星 10 克　白附子 10 克　川附片 10 克　川芎 5 克　红花 5 克　细辛 2.5 克　防风 10 克　牛膝 10 克　僵蚕 5 克　苏木 10 克

【功效】益气温阳，化瘀通络。

【主治】中风的阳虚证。

【用法】水煎服，每日 1 剂，日 2 次。

【来源】北京任应秋教授（任应秋．临证随笔．吉林中医药，1981，1）。

三、偏瘫方 △

【组成】当归 9 克　川芎 6 克　红花 6 克　桃仁 9 克　竹沥半夏 9 克　胆星 9 克　豨莶草 30 克　伸筋草 10 克

【功效】活血化瘀通络。

【主治】各种中风偏瘫者。

【加减】偏气虚者，加黄芪，阴虚加生地、麦冬；血虚加首乌、丹参；阳亢加石决明、羚羊角；血脂高加泽泻、苡仁；血压高加地龙、夏枯草；上肢偏重加桑枝、桂枝、片姜黄；下肢偏重加川牛膝、木瓜；语涩加菖蒲、远志；便秘加火麻仁、大黄；便溏加扁豆、苡仁、苍白术；全身浮肿加车前子；全身麻木加僵蚕、指迷茯苓丸；面麻加白附子；口眼㖞斜加全蝎、蜈蚣，头晕加珍珠母、天麻、钩藤；全身疼痛加鸡血藤，秦艽。

【来源】上海万希文主任医师（谢炳国．万希文治疗偏瘫的经验介绍．江西中医药，1987，5）。

四、育阴柔肝汤[△]

【组成】生熟地各 15 克　赤白芍各 15 克　桑寄生 30 克
木瓜 12 克　络石藤 12 克　天麻 9 克　威灵仙 12 克　桃杏仁
各 9 克　地龙 12 克　鲜九节菖蒲 12 克（和凉开水捣汁兑入，
无鲜者可用石菖蒲 9 克）

【功效】育阴柔肝，开窍豁痰，通经达络。

【主治】中风证属肝不敛阳，夹痰上扰清窍者。

【加减】面赤大渴，脉象数大，舌赤苔糙者，加生石膏 30
克，羚羊角、犀角各 3 克（另煎兑服），安宫牛黄丸 1 丸分 2
次化服；痰涎壅盛、语言蹇涩者，加郁金 9 克，竹沥 15 克
（冲服），牛黄清心丸 1 丸（化服）；口眼㖞斜，半身不遂者，
加苏合香丸 1 丸（化服），或大活络丹 1 丸（化服）。

【用法】每日 1 剂，水煎服。

【来源】北京曲溥泉副主任医师（中风证治研讨．北京中
医，1987，5）。

五、化痰开窍方[△]

【组成】青蒿 1.2 克　黄芩 12 克　陈皮 12 克　半夏 15 克
茯苓 15 克　竹茹 12 克　枳壳 12 克　青黛 3 克　滑石 15 克
菖蒲 15 克　白芷 12 克

【功效】化痰开窍，清热利湿。

【主治】中风、肝胆蕴热、蒙蔽清窍。

【用法】水煎服，日 1 剂。

【来源】北京方和谦主任医师（方和谦．中风浅议．北京
中医，1985，6）。

胸　痹

胸痹是指胸部闷痛，甚则胸痛彻背，短气喘息不得卧为主症的一种疾病，轻者仅感胸闷如窒，呼吸欠畅，重者则有胸痛，严重者心痛彻背，背痛彻心。包括现代医学的冠心病、心绞痛、心肌梗死等。

一、强心饮

【组成】党参 15 克　黄芪 15 克　丹参 15 克　益母草 30克　附块 9~15 克　淫羊藿 12 克　黄精 12 克　麦冬 15 克　甘草 6 克

【功效】温阳益气，活血强心。

【主治】气阳两虚证，见胸闷气短，心悸怔忡，面色无华。用于病态窦房结综合征、房室及束支传导阻滞、心率偏慢的冠心病。

【加减】胸闷痛因痰浊壅塞所致者加半夏 6~9 克，瓜蒌 9克，薤白 9 克；因气滞不利所致者加郁金 9~12 克，旋覆梗 9~12 克，紫菀 9 克；心悸怔忡属心阳亏损、心血不足者，加桂枝 6~9 克，当归 9 克，枣仁 9 克；大便溏薄者加补骨脂 9 克，炮姜 6 克；畏寒明显者加肉桂 3~4.5 克，鹿角片 9 克；汗多淋漓，参附重用，另加五味子 6 克。

【用法】水煎服，日 1 剂。

【来源】上海名医朱锡祺（陶御风．朱锡祺老师常用心病方介绍．辽宁中医杂志，1984，2）。

二、胸痹基本方[△]

【组成】半夏 9 克　茯苓 12 克　橘红 4.5 克　枳壳 4.5 克

甘草 4.5 克　竹茹 9 克　党参 15 克　丹参 12 克

【主治】冠心病，心阴虚或阴阳两虚者（均须随证加减用药）。

【加减】气虚加北芪、五爪龙或吉林参或嚼服人参，但党参不宜重用。心痛明显者可合失笑散或田七末冲服；脾气虚弱者合四君子汤；阴虚不足合生脉散；兼高血压者加草决明、珍珠母；兼高脂血症加山楂粒、首乌、麦芽；兼肾虚者加淫羊藿；兼血虚加黄精、桑寄生。

【用法】水煎服，日服 1 剂。

【来源】广东邓铁涛教授（韦挥德，等. 全国名老中医验方选集. 第 1 版. 北京：学术书刊出版社，1989）。

三、愈梗通瘀汤

【组成】生晒参 10~15 克　生黄芪 15 克　紫丹参 15 克全当归 10 克　玄胡索 10 克　川芎 10 克　广藿香 12 克　佩兰 10 克　陈皮 10 克　半夏 10 克　生大黄 6~10 克

【功效】益气行气，活血通瘀，化浊定痛。

【主治】急性心肌梗死，在急性期及康复期应用，可促进愈合，消瘀抗栓。

【用法】水煎服，1 日 1 剂，也可制成丸剂，康复期应用，1 日 3 次，1 次口服 3 克。

【来源】北京陈可冀教授（中国中医药报. 第 3 版. 1990，9）。

四、益气温通方△

【组成】党参 20 克　桂枝 12 克　丹参 18 克　川芎 15 克赤芍 18 克　荜茇 12 克　细辛 3 克　良姜 10 克　陈皮 10 克香附 15 克　红花 3 克

【功效】益气温通，理气活血。

【主治】气虚血瘀之胸痹心痛。

【用法】水煎服，日 1 剂。

【来源】北京名医郭士魁（翁维良，等．郭士魁临床经验选集．北京：人民卫生出版社，1983）。

五、活血化瘀方△

【组成】党参 12 克　瓜蒌 14 克　薤白 12 克　桂枝 9 克红花 9 克　川芎 6 克　郁金 9 克　延胡索 9 克　丹参 12 克鸡血藤 30 克

【功效】活血化瘀。

【主治】胸痹属瘀者。

【用法】水煎服，需长时间服用。

【来源】北京岳美中教授（中医研究院编．岳美中论医集．北京：人民卫生出版社，1978）。

流行性乙型脑炎

流行性乙型脑炎简称“乙脑”，是“乙脑”病毒经由蚊类传播进入人体，通过血液循环，最后局限在中枢神经系统脑组织发生病变。中医认为是“暑湿疫”的一种，多发生于儿童，临床以高热，意识障碍，抽搐，呼吸衰竭及脑膜刺激征为特征。

一、清瘟辟秽方

【组成】大青叶 30 克　鲜藿香 30 克　鲜佩兰 30 克　连翘12 克　黄芩 9 克　玉枢丹 1 粒（化冲）　青蒿 12 克　银花12 克

【功效】清瘟辟秽。

【主治】乙脑初起，温热夹湿为主。

【用法】水煎服。

【来源】印会河教授（印会河．中医内科新论．第1版．太原：山西人民出版社，1983）。

二、加减风引汤[△]

【组成】龙骨12克　牡蛎12克　寒水石15克　滑石12克　赤石脂12克　白石脂12克　紫石英12克　生石膏（以上均先煎）60克　羚羊角（磨服）3克　双钩藤15克　丹皮9克　甘草3克

【功效】清热平肝息风。

【主治】高热神昏，颈项强直，抽搐之小儿乙脑。

【用法】水煎服。

【来源】江西名老中医杨惠猷（杨君柳．老中医杨惠猷医疗经验简介．江西中医药，1987，2）。

三、乙脑方[△]

【组成】炙全蝎15只　巴豆霜0.25克　犀黄0.35克　硼砂1克　飞朱砂1.5克　飞雄黄1.2克　陈胆星3克　川贝、天竺黄各1.5克　麝香（后入）0.15克

【主治】乙脑极期。

【用法】上药共研极细末密贮每服0.7克，幼儿0.4克，每日1~2次，一般鼻饲后3~4小时，排出黑色而杂有黄白色黏液的大便，即痰消神苏；未排便者，可继服1次。

【来源】江苏朱良春主任医师（韦挥德，等．全国名老中医验方选集．第1版．北京：学术书刊出版社，1989）。

四、乙脑复方 3 号

【组成】银花 30 克　连翘 15 克　大青叶 30 克　生地 30 克　黄连 10 克　黄芩 15 克　黄柏 12 克　山栀 12 克　赤芍 15 克　丹皮 12 克　生石膏 90 克　知母 12 克　龙胆草 6 克　生大黄 15 克　玄明粉（冲）15 克　生甘草 6 克　白茅根 30 克

【主治】高热，神志不清，时有谵语，躁狂不安，舌质红、苔黄糙或灰垢，气营两燔以营分偏重，痰火内盛，肝热有亢盛之势。

【用法】浓煎至 200 毫升，一般 3 岁以下每次服 30 毫升，3~6 岁每次 40 毫升，6 岁以上每次 50 毫升，成人每次 100 毫升，每日 4 次（成人每日 2 剂），口服困难者，可鼻饲给药。

【来源】孙景振．流行性乙型脑炎证治．中医杂志，1987，7。

五、乙脑复方 4 号

【组成】银花 30 克　连翘 15 克　大青叶 30 克　生大黄 15 克　生地 30 克　山栀 12 克　丹参 30 克　赤芍 15 克　龙胆草 10 克　黄芩 15 克　玄明粉（冲）15 克　生石膏（先煎）90 克　全蝎 12 克　蜈蚣 5 条　地龙 15 克　僵蚕 12 克

【主治】高热，昏迷不醒，抽搐反复发作，两眼斜视，腹鼓便结，舌质红、苔黄腻或灰垢。病入营血，热盛引动内风者。

【用法】同上。

【来源】同上。

流行性脑脊髓膜炎

流行性脑脊髓膜炎简称流脑，是由脑膜炎双球菌所致的化脓性脑膜炎，临床以发热、头痛、呕吐、皮肤有瘀点及颈项强直为主证。

一、解毒开窍方△

【组成】生地 15 克　生石膏 10 克（先煎）　川黄连、赤芍、丹皮、白僵蚕各 5 克　山栀子、淡竹叶、大青叶、生大黄（后下）、钩藤（后下）、玄参各 10 克　羚羊角（先煎）、甘草各 3 克

【功效】清热解毒化斑，辛凉开窍。

【主治】流脑温热之邪燔灼营血，内陷心包。

【加减】安宫丸 1 粒分 2 次鼻饲。

【用法】水煎服（鼻饲），6 小时 1 次。

【来源】广东张季高副主任医师（张孔．张季高儿科急重症治疗经验介绍．新中医，1986，4）。

二、息风解痉汤△

【组成】生地 15 克　当归 10 克　川芎 3 克　荷叶 30 克茅根 30 克　甘草 10 克　全蝎 10 克　蜈蚣 3 克　地龙 10 克菖蒲 3 克

【功效】清热凉血，息风透窍。

【主治】流脑热极生风，邪陷心包，神昏抽搐，舌红绛、苔黄燥，脉数。

【用法】水煎服，必要时鼻饲。

【来源】河南省名老中医祁廷瑞（河南省卫生厅编．河南

省名老中医经验集锦 . 第 1 版 . 郑州：河南科学技术出版社，1983）。

中　暑

　　中暑即古之"中喝"，是指暑热闭阻气机或暑入心包而见突然晕闷，身热烦躁、大汗或无汗或头痛腹痛，甚至昏倒，抽搐等症的病变，相当于现代医学的重症中暑。

一、辛凉开窍方△

　　【组成】生石膏 50 克　寒水石 12 克　滑石 18 克　黄连 5克　石斛 15 克　鲜茅根 30 克　九节菖蒲 6 克　神犀丹 1 粒

　　【功效】辛凉开窍。

　　【主治】暑热内闭心包之暑厥证。

　　【用法】水煎服。

　　【来源】浙江名医胡天游（叶林夫 . 胡天游临床经验简介 . 浙江中医杂志，1985，1）。

吐　血

　　吐血是指血由胃而来，经呕吐而出，血色红或紫黯，常夹有食物残渣，包括现代医学的上消化道出血等病。

一、益阴止血方△

　　【组成】石斛 12 克　生地 9 克　党参 9 克　黄芪 12 克山药 15 克　煅瓦楞 18 克　川连 9 克　吴萸 0.9 克　白芍 18克　甘草 3 克　当归 9 克　海贝粉 18 克（分 3 次吞服）

　　【功效】补中益阴止血。

【主治】脾胃虚弱、阴火内燔迫血妄行之吐血。

【用法】水煎服，日1剂。

【来源】上海张羹梅主任医师（庄天衢．张羹梅学术经验举隅．上海中医药杂志，1989，11）。

二、加减蚕龙汤

【组成】炒苏子4.5克　降香4.5克　夏枯草9克　白茅根9克　石斛9克　茜草炭4.5克　芥穗炭3克　生牡蛎9克　麦冬9克　陈皮4.5克　藕节6克　水炙甘草3克

【功效】凉肝降冲。

【主治】肝肺气逆之吐血。

【用法】水煎服，日1剂。

【来源】山东名医吴少怀（王允升，等．吴少怀医案．第1版．济南：山东科学技术出版社，1983）。

三、凉血止血方△

【组成】生石膏25克　玄参12克　生地15克　丹皮12克　大黄炭6克　鲜茅根60克　阿胶珠6克　花粉15克　银花30克　藕节10克　白及6克　麦冬15克　生甘草15克　荷叶炭3克　犀角粉1.5克（冲服）

【功效】清热解毒，凉血活血。

【主治】温毒入于营血，迫血妄行引起的吐血。

【用法】水煎服，日1剂。

【来源】北京关幼波教授（高益民．关幼波老中医对血证的辨证治验．新中医，1979，6）。

四、镇冲止血方△

【组成】代赭石30克　生地30克　红参9克　白及9克

侧柏炭 9 克　　藕节 5 枚

【功效】镇冲止血。

【主治】上消化道出血（呕血）。

【用法】水煎服。

【来源】江西名老中医吴德兴（江西省卫生厅选编．杏林医选．江西名老中医经验选编．第 1 版．南昌：江西人民出版社，1982）。

咯　　血

咯血是血由肺内而来，经气道咳嗽而出，或痰中带有血丝或痰血相兼，或纯血鲜红，间夹泡沫，包括西医的支气管扩张咯血和肺结核空洞咯血。

一、清热止血方[△]

【组成】焦山栀、桑白皮、生侧柏各 9 克　　黄芩 8 克　　白及、生大黄（后下）各 10 克　　白茅根、生代赭石（先煎）各 30 克

【功效】清胃泻火，降气止血。

【主治】咯血证属肠胃积热、气火上炎，气逆引动营血妄行者。

【用法】水煎服，日 1 剂。

【来源】池绳业．重症出血治验举隅．新中医，1986，3。

二、二仙饮

【组成】仙鹤草 15 克　　仙桃草 12 克　　小蓟 15 克　　荠菜 15 克　　萹草花 15 克　　车前子 6 克　　阿胶珠 10 克　　秋石 1 克

【功效】滋阴降火，凉血止血。

【主治】肺阴亏损，虚火上炎之咯血。

【用法】水煎服，日1剂。

【来源】贵州王聘贤（袁家玑，等．医林拔萃．第1版．贵州：贵州人民出版社，1985）。

三、温阳止血方[△]

【组成】别直参3克　附片9克　黄芪15克　五味子9克桂枝9克

【功效】温阳益气。

【主治】阳虚咯血。

【用法】水煎服，日1剂。

【来源】上海姜春华教授（戴克敏．姜春华教授血证治验四则．福建中医药，1987，4）。

四、养阴止血方[△]

【组成】玄参15克　麦冬12克　百合30克　桑白皮15克　紫菀12克　旱莲草30克　槐花9克　白芍12克　甘草9克

【功效】养阴止血。

【主治】支气管扩张咯血或肺结核咯血。

【加减】热盛可加白茅根30克，苇茎30克；出血多者，可选加紫珠草，侧柏炭，仙鹤草，白及，茜草。

【用法】水煎服，日1剂。

【来源】广东李仲守教授（李志铭．李仲守教授运用补阴法的经验．新中医，1979，4）。

五、戴氏白及枇叶丸

【组成】白及、阿胶（烊冲）、桑叶、黑侧柏各10克　蜜

枇杷叶、藕节、生地、蜜紫菀、百部各 12 克　三七粉 3 克
（分吞）

【功效】凉血化瘀止血。

【主治】风热夹瘀，肺络损伤之咯血。

【用法】水煎服，日 1 剂。

【来源】福建陈啸山（陈永明．陈啸山经验方的临床应
用．福建中医药，1989，5）。

便　　血

便血是血从肛门排出体外，无论大便后下血，或单纯下
血，或与粪便混杂而下，均称为便血。包括现代医学的溃疡病
便血和痔疮下血等。

一、建理汤

【组成】生黄芪、当归各 9 克　桂枝 3 克　炒白芍 6 克
炙甘草 6 克　干姜 3 克　红枣 8 枚　淡附子 3 克　西党参 9 克
饴糖（冲）30 克　甘松 3 克　天仙藤 6 克

【功效】气血并补，调气止痛。

【主治】便黑似柏油，面色苍白少血色，脉沉迟，舌淡
无苔。

【用法】水煎服，日 1 剂。

【注意】此方适宜于阳气虚弱者，若阴虚胃阴不足，舌绛
赤及性情急躁者忌服。

【来源】浙江魏长春主任医师（魏长春．中医实践经验
录．第 1 版．北京：人民卫生出版社，1986）。

二、溃疡止血方[△]

【组成】生黄芪 15 克　归身 6 克　炒枣仁 12 克　茯苓 9 克　侧柏炭 9 克　地榆炭 9 克

【功效】补气和中，凉血止血。

【主治】久病胃痛、中气失摄、热迫血溢之便血。

【加减】另加服蜂蜜 1 斤，每次 1 汤匙，日 2 次。

【用法】水煎服，日 1 剂。

【来源】山东名医吴少怀（王允升，等．吴少怀医案．第 1 版．济南：山东科学技术出版社，1983）。

三、翁连汤[△]

【组成】白头翁 20 克　川连 9 克　黄柏 15 克　秦皮 30 克　马齿苋 30 克　苍术 10 克　陈皮 10 克　广木香 9 克　焦三仙各 10 克　草河车 15 克　乌梅 15 克

【功效】清热燥湿，理气活血。

【主治】溃疡性结肠炎便血，证属湿热蕴结气滞血瘀者。

【用法】每天 1 剂，煎 2 次，日 3 次分服。

【来源】解放军总医院陈树森教授（陈树森．陈树森医疗经验集萃．第 1 版．北京：人民军医出版社，1989）。

四、凉血化湿方[△]

【组成】地榆 15 克　卷柏 15 克　鸦胆子仁（桂圆肉包）5 粒

【功效】凉血止血，清热化湿。

【主治】湿热下注大肠损伤阴络而致便血者。

【用法】地榆、卷柏煎汤送服鸦胆子，每日 3 次。

【来源】贵州名老中医王聘贤（袁家玑，等．医林拔萃．

第 1 版．贵州：贵州人民出版社，1985）。

尿　　血

尿血是指小便中混有血液甚至血块的病症，包括现代医学的急、慢性肾炎，泌尿系感染以血尿为主者。

一、化瘀止血汤[△]

【组成】桃仁 10 克　红花 10 克　怀牛膝 15 克　川芎 10 克　柴胡 10 克　赤白芍各 15 克　枳壳 10 克　东北人参（另煎兑入）15 克　天麦冬各 15 克　五味子 10 克　玄参 15 克　生地 30 克

【功效】益气化瘀止血。

【主治】尿血证属气虚统摄失权，瘀血内阻，血液离经外溢者。

【用法】水煎服，日 1 剂。

【来源】北京方药中教授（聂莉芳．方药中老师谈尿血血淋的治验．黑龙江中医药，1982，2）。

二、肾六方

【组成】生地 50 克　小蓟 40 克　藕节 20 克　生蒲黄 15 克　茅根 50 克　木通 15 克　滑石 20 克　白花蛇舌草 50 克　黄芩 15 克　侧柏叶 20 克　甘草 10 克

【功效】清热解毒，凉血止血。

【主治】急、慢性肾炎及泌尿系感染以血尿为主，热邪迫血妄行者。

【用法】水煎服，日 1 剂。

【注意】慢性肾炎未出现虚象，有湿热证候者亦可用此方。

【来源】黑龙江省中医药研究院张琪研究员。

三、尿血验方

【组成】生地黄、玄参、忍冬藤、板蓝根各 15 克　棕榈炭、阿胶珠、炒蒲黄、炒地榆各 10 克

【功效】凉血止血。

【主治】尿血，不论实热，虚热或湿热均可投之。

【加减】若实火亢盛，可加栀子、黄柏；若虚热明显，可加白薇、知母。

【用法】水煎服，日 1 剂。

【来源】湖北洪子云教授（戴玉．洪子云治疗血证验方介绍．浙江中医杂志，1988，1）。

四、益气止血汤[△]

【组成】炒党参 9 克　土炒白术 6 克　炙黄芪 9 克　淮山药 12 克　炒白芍 4.5 克　扁豆衣 9 克　白茯苓 9 克　建泽泻 9 克　陈广皮 4.5 克　生熟苡仁各 9 克　采芸曲（包煎）9 克　萆薢分清丸（包煎）9 克

【功效】补脾益气，佐以分清化浊。

【主治】久病之质，本元亏损，脾阳虚弱，兼有湿热致清浊不分而成尿血者。

【用法】水煎服，日 1 剂。

【来源】上海张赞臣教授（上海中医研究所．张赞臣临床经验选编．第 1 版．北京：人民卫生出版社，1984）。

五、李氏血尿验方[△]

【组成】制首乌 15 克　生地 15 克　白茅根 15 克　栀子

12克　女贞子12克　生地榆15克　知母10克　小蓟15克
旱莲草12克　黄柏12克　泽泻12克　丹皮12克　车前子
12克

【主治】用于血尿。

【用法】水煎服，日1剂。

【来源】湖北李丹初副研究员（寇华胜．李丹初治疗肾炎
的经验．北京中医杂志，1985，2）。

六、张氏血尿方△

【组成】生地50克　小蓟50克　白茅根100克　焦栀子
10克　炒蒲黄10克　艾叶炭10克　仙鹤草20克　紫珠草15
克　白薇20克　党参15克　熟地15克　陈皮10克　厚朴15
克　藿香10克　桑寄生15克　川断15克

【功效】凉血止血，健脾益气。

【主治】血虚血热，脾虚之血尿。

【用法】水煎服，日1剂。

【来源】吉林名医张继有（孔令诩．张继有学术思想浅
窥．吉林中医药，1983，4）。

崩　　漏

崩漏是指妇女不在行经期间阴道大量出血或持续下血，淋
漓不断者，包括现代医学的功能性子宫出血等。

一、补益冲任汤

【组成】小茴香3克　炒当归9克　鹿角霜6克　女贞子
12克　沙菀蒺藜9克　党参15克　淡苁蓉9克　紫石英12克
枸杞子9克　旱莲草9克　补骨脂12克　淡竹茹15克

【功效】补冲任，益肝肾。

【主治】崩漏久治不愈（包括经西医妇科诊为功能性子宫出血，或经人工流产术后出血量多如崩成淋漓不净，或疑似子宫内膜异位症致崩漏等）。

【用法】水煎服，每日1剂。

【来源】浙江何任教授（中国中医药报第3版．1990）。

二、清热固经汤

【组成】生地、白芍各12~15克　丹皮、当归、山栀、茜草、红蚤休、大小蓟、炒槐花、侧柏叶、旱莲草、地榆、炒蒲黄、贯众各10克

【功效】清热泻火，固冲止血。

【主治】月经过多或月经先期。

【加减】腹痛者加红藤、败酱草；腰酸者加桑寄生、川牛膝；头晕心悸者加北沙参、生牡蛎；口苦纳呆者加天花粉、川连；小溲短灼者加瞿麦、白茅根。

【用法】每日1剂，水煎服。

【注意】临诊无虚象者均可投之。

【来源】安徽徐志华主任医师（梁文珍．徐志华治疗月经病经验．中医临床与保健，1989，3）。

三、寒凉止崩汤

【组成】黄芩10克　白芍10克　生地15克　丹皮6克　旱莲草15克　白茅根15克　乌贼骨10克　血余6克　茜草根6克

【主治】月经不调，或经来不断，血大下如崩或淋漓不止属阳盛阴虚及血热偏重者。

【加减】兼血热发烧可加青蒿、白薇；兼腹痛可略加砂

仁、制香附；久病漏下淋漓不止，加清阿胶。

【用法】上药除白茅根、旱莲草用鲜者外（干品亦可），黄芩、白芍、乌贼骨宜微炒用，茜草根、血余、丹皮炒炭用，上药先用水浸泡30分，然后再放火上煎30分，每剂煎2次，每日1剂，日服3次，病重者可日服2剂。

【来源】湖北名医李培生（李培生．名医验方．寒凉止崩汤．中医杂志，1988，6）。

四、育阴止崩汤

【组成】熟地20克　山萸肉20克　杜仲20克　海螵蛸20克　白芍25克　牡蛎25克　川断20克　桑寄生20克　阿胶15克　怀牛膝15克　炒地榆50克

【功效】育阴潜阳，固冲止血。

【主治】肝肾阴虚，相火妄动，灼伤胞脉之崩漏。

【加减】如气虚下陷者，加升麻15克，黄芪25克；如流血过多者，倍炒地榆，加侧柏叶20克；如烦热者加麦冬15克，地骨皮15克，不出血时，减原方中炒地榆，加何首乌20克，龟板25克，久服为宜。

【用法】水煎服，每日1剂。

【来源】黑龙江韩百灵教授（功能性子宫出血证治．中医杂志，1985，6）。

五、清肝补肾方△

【组成】当归15克　白芍25克　旱莲草15克　女贞子15克　首乌25克　生地25克　赤石脂15克　补骨脂15克　荆芥炭15克　地榆炭15克　侧柏炭50克　乌梅炭25克

【功效】清肝补肾，固摄冲任。

【主治】肝郁化火，肾阴不足之崩漏。

【用法】水煎服，日 1 剂。

【来源】吉林省马志教授（王耀庭．马志教授学术思想及治学经验．吉林中医药，1983，3）。

六、止崩汤[△]

【组成】党参、黄芪、槐花、川续断、钩藤（后下）各 12 克　生白术、益母草各 9 克　升麻 6 克　淮山药、生贯众各 15 克　生甘草、炙甘草各 4.5 克　花蕊石、侧柏叶各 30 克　震灵丹 18 克（分吞）

【功效】益气摄血，补肾平肝，佐以化瘀止血。

【主治】月经量多如崩兼有瘀象者。

【用法】水煎服，日 1 剂。

【来源】上海沈仲理教授（朱茉达，等．沈仲理老中医治月经病学术经验．新中医，1985，5）。

急性阑尾炎

急性阑尾炎是最常见的外科急腹症，可发生于任何年龄，多见于青壮年，属祖国医学的肠痈范围。

一、理气止痛方[△]

【组成】生大黄 9 克　桃仁 12 克　白芍 9 克　青皮 6 克　牡丹皮 9 克　生薏苡仁 15 克　陈皮 6 克　云木香 5 克　土鳖虫 9 克　败酱草 25 克　制乳香 6 克　冬瓜子 25 克　生甘草 3 克

【功效】理气止痛，活血通便，解毒除瘀。

【主治】急性阑尾炎。

【用法】每剂水煎服 3 次，连服 2~3 剂，以大便排泄数次，疼痛完全消失为度。

【来源】甘肃名老中医柯与参（甘肃新医药学研究所编．柯与参医疗经验荟萃．第1版．兰州：甘肃人民出版社，1984）。

二、解毒消痈方[△]

【组成】银花12克　连翘12克　蒲公英30克　败酱草30克　红藤30克　赤芍9克　丹皮9克　桃仁9克　丹参12克　元胡12克　生大黄4克

【主治】急性阑尾炎湿热积滞，肠络不通者。

【加减】若兼气滞者，上方去丹参、桃仁、元胡、生大黄加乌药9克、青陈皮各9克、枳壳9克。

【用法】水煎服。

【来源】北京董建华教授（韦挥德，等．全国名老中医验方选集．第1版．北京：学术书刊出版社，1989）。

三、破脓散[△]

【组成】生大黄30克　元明粉18克　丹皮18克　冬瓜仁18克　生苡仁30克　败酱草30克　紫地丁24克　桃仁24克　蒲公英30克　乳香10克　没药10克　附子1.5克

【功效】通滞清热，去瘀解毒。

【主治】肠痈（阑尾炎、脓肿）成脓期。

【用法】上药共入纱布袋内，封袋口置锅内加水4碗，文火煎30分钟，入白酒25克，趁温取出，略挤去水，敷痛处。

【来源】上海顾兆农主任医师（韦挥德．等．全国名老中医验方选集．北京：学术书刊出版社，1989）。

四、化滞消痈汤[△]

【组成】枳壳6克　青皮9克　大黄1.8克　芒硝7.5克

生姜 4.5 克　莱菔子 9 克

【功效】清热理气，化滞消痈。

【主治】急性阑尾炎，湿热搏结肠间，气血运行不畅者。

【用法】水煎服，日 1 剂。

【来源】北京祁振华主任医师（邵慧中．祁振华临床经验集．第 1 版．沈阳：辽宁科学技术出版社，1985：109）。

肠　梗　阻

肠梗阻是指肠腔内容物不能顺利通过肠道而言，祖国医学谓之"关格"、"结胸"。

一、香连四逆散[△]

【组成】柴胡 10 克　枸橘 10 克　姜川连 5 克　广木香 5 克　炒莱菔子 10 克　槟榔 10 克　石菖蒲 10 克　蜣螂虫 20 克　炒白芍 10 克

【功效】升降气机、苦辛开泻。

【主治】急性肠梗阻属升降气窒。

【用法】水煎服，每日 1 剂。

【注意】忌食油腻，宜清淡饮食。

【来源】南京丁光迪教授（丁光迪．对升降气机法治疗急性肠梗阻的认识和体会．广西中医药，1983，6）。

二、通关汤[△]

【组成】大黄 30 克　干姜 15 克　附子 10 克　莱菔子 30 克

【主治】肠梗阻寒实停滞者。

【用法】水煎去渣后加蜜 60 克，将巴豆 2 枚，微炒去皮，用棉纸包裹，砸烂成面，用药液送下。

【来源】天津郭霭春教授（刘公望. 急重病证治验四则.
广西中医药，1983，4）。

三、许氏通关验方△

【组成】姜汁炒川连 2 克　姜半夏 6 克　川厚朴 6 克　青
陈皮各 6 克　赤白苓各 10 克　广木香 6 克　槟榔 10 克　制香
附 15 克　桂枝、杭芍、甘草各 9 克　川椒 3 克　大枣 12 枚

【主治】肠梗阻寒邪内结，腑气不通者。

【注意】可配合针刺内关、天枢、足三里、中脘、关元。

【来源】南京许履和主任医师（韦挥德，等. 全国名老中
医验方选集. 第 1 版. 北京：学术书刊出版社，1989）。

鼻　　衄

鼻衄是指鼻中出血而言。

一、益气养血方△

【组成】大红参 6 克　黄芪 15 克　白术 9 克　白芍 12 克
当归 9 克　生地炭 12 克　荆芥炭 9 克　茯神 9 克　远志肉 6
克　阿胶（另烊）9 克　龙眼肉 9 克　广木香 6 克　黑姜 6 克
大枣 3 克　甘草 3 克

【功效】补益心脾。

【主治】心脾两虚，气血不足之鼻衄。

【用法】水煎服，日 1 剂。

【来源】四川李斯炽教授（李克淦. 鼻衄重症之治疗心
得. 湖南医药杂志，1980，2）。

二、清热止衄汤

【组成】银柴胡5克　炙鳖甲（先煎）24克　阿胶珠9克　青蒿9克　白芍9克　大生地15克　侧柏炭9克　女贞子9克　旱莲草9克　仙鹤草12克　白茅根30克

【功效】滋阴清热，凉血止血。

【主治】肺胃虚热之鼻衄。

【用法】水煎服，日1剂。

【来源】北京名老中医章次公（朱良春，等．章次公医案．第1版．南京：江苏科学技术出版社，1980）。

三、张氏止衄汤[△]

【组成】生地24克　生白芍10克　炒栀子10克　白茅根30克　仙鹤草15克　藕节15克　丹皮10克　黑柏叶10克　白糖参5克　牛膝10克　阿胶10克（冲服）

【功效】补气养血，凉血止血。

【主治】鼻衄之气血两亏者。

【用法】水煎服，日1剂。

【来源】山西名老中医张子琳（赵尚华，等．张子琳医疗经验选集．第2版．太原：山西人民出版社，1985）。

四、凉血止衄方[△]

【组成】生石膏（先煎）20克　肥知母、连翘、当归、黄芩炭、丹皮炭、侧柏叶、仙鹤草、藕节炭各10克　甘草3克　生大黄（后下）5克　芦根30克

【功效】清泻肺胃之热，凉血止血。

【主治】胃热鼻衄。

【用法】水煎服，日1剂。

【来源】南京干祖望教授（韦挥德，等．全国名老中医验方选集．第1版．北京：学术书刊出版社，1983）。

第二章 内 科

感 冒

感冒是感受触冒风邪，出现鼻塞、流涕、喷嚏、咳嗽、头痛、恶寒、发热、全身不适等症状的一种疾病。为常见的外感病之一。

现代医学的普通感冒、流行性感冒、病毒性以及细菌感染所引起的上呼吸道急性炎症，与中医学感冒或时行感冒相似。

一、感冒退热汤

【组成】麻黄5克　玄参9克　葛根9克　生石膏15克山药18克　钩藤9克　薄荷6克　桔梗6克　射干6克　柴胡6克　生姜3片　大枣（劈）3枚

【功效】解表退热，宣肺气，利咽喉。

【主治】感冒或流感，发热不退，头项强痛，全身酸紧，恶寒，无汗，咽痛，咳嗽等。

【用法】水煎2次，分2次温服。服第一次药后约15分钟，饮热米汤1碗，取微汗。半小时后再服第2次药。

【注意】此方剂量为10岁左右儿童用量，成人用时需酌加量。

【来源】刘惠民，山东省中医研究所所长，现代著名中医学家（戴岐，等．刘惠民医案．第1版．济南：山东科学技术出版社，1979）。

二、风寒感冒简易方

【组成】葱白3节　生姜3片　红糖适量

【功效】疏风散寒解表。

【主治】风寒感冒。

【用法】水煎服，日服2次。

【来源】王伯岳，中国中医研究院西苑医院儿科主任医师（王伯岳．中医儿科临床浅解．第1版．北京：人民卫生出版社，1976）。

三、清热宣肺化痰方 △

【组成】板蓝根30克　银花15克　连翘15克　金莲花15克　玄参9克　甘草6克　炒黄芩15克　桔梗9克　前胡9克　山豆根9克

【功效】清热解毒，宣肺化痰。

【主治】风热感冒，发热口干咽痛，痰黄浓。

【用法】日1剂，分3次服。

【出处】陈树森，解放军总医院教授（陈树森．陈树森医疗经验集萃．第1版．北京：人民军医出版社，1989）。

四、疏解风寒方 △

【组成】苏叶4.5克　杏仁6克　桔梗3克　炒枳壳3克　前胡3克　制香附3克　陈皮3克　炒莱菔子4.5克　薄荷（后下）3克　荆芥3克　甘草1.5克　葱白（后下）3寸

【功效】疏风散寒化湿。

【主治】外感风寒夹湿。

【用法】日1剂，煎2次分服。

【来源】蒲辅周，著名中医学家，前中国中医研究院教授
（余瀛鳌，等．现代名中医类案选．第 1 版．北京：人民卫生
出版社，1933）。

五、辛凉清热汤[△]

【组成】银花 20 克　连翘 15 克　薄荷 10 克　芥穗 7 克
菊花 10 克　黄芩 10 克　知母 10 克　甘草 5 克　霜桑叶 10 克

【功效】辛凉解表，泻火清热。

【主治】用于外感发热重，恶寒轻者。

【用法】水煎服，日 1 剂。若口大渴者加生石膏 25 克，大
青叶 15 克。

【来源】陈玉峰，长春中医学院教授（高光震，等．吉林
省名老中医经验选编．第 1 版．长春：吉林科学技术出版社，
1985）。

注：长春中医学院是现长春中医药大学，下同。

六、疏风肃肺方[△]

【组成】豆卷 15 克　银柴胡 9 克　羌独活各 4.5 克　桑叶
9 克　白菊花 9 克　前胡 9 克　杏仁 9 克　橘红 9 克　姜半夏
4.5 克　甘露消毒丹 15 克（包）

【功效】疏风肃肺。

【主治】外感风寒，发热，怕冷伴有寒战，咳嗽痰多。

【用法】水煎服，日 1 剂。

【来源】章庆云，上海中医学院教授（上海市卫生局．上
海老中医经验选编．第 1 版．上海：上海科学技术出版社，
1980）。

注：上海中医学院是现上海中医药大学，下同。

七、消食解表汤

【组成】防风 9 克　荆芥 6 克　枯黄芩 9 克　知母 9 克　焦山楂 9 克　神曲 9 克　白芍 9 克　金铃炭 9 克　银花炭 9 克　木香 6 克　甘草 3 克

【功效】祛风清热，消食行气。

【主治】风热感冒伴饮食不慎史。

【用法】水煎服，日 1 剂。

【来源】李斯炽，原成都中医学院院长，现代著名中医学家（张问渠，等．现代著名老中医临床诊治荟萃．第 1 版．北京：科学技术文献出版社，1986）。

注：成都中医学院是现成都中医药大学，下同。

咳　　嗽

咳嗽是指肺气上逆作声，咳吐痰液而言，为肺系疾病的主要证候之一。西医学的急、慢性支气管炎，支气管扩张，常以咳嗽为主要症状，与中医学咳嗽相合。

一、二麻四仁汤

【组成】炙麻黄 4.5 克　麻黄根 4.5 克　杏仁 9 克　桃仁 9 克　郁李仁 9 克　白果仁 9 克　百部 9 克　款冬花 9 克　车前草 24 克　生甘草 4.5 克　陈辛夷 9 克　苍耳子 9 克

【功效】止咳平喘。

【主治】咳嗽、哮喘。

【用法】日 1 剂，水煎 2 次分服。

【注意】若服本药出现便溏，一般可不予处理，严重者去郁李仁加藿梗，厚朴。

【来源】陈苏生，中国中医研究院研究员（中国中医药报，1990年8月27日．第3版）。

二、外感咳嗽方

【组成】麻黄3克　杏仁6克　生石膏15克　五味子5克　干姜5克　薄荷6克　瓜蒌仁6克　炙甘草3克　山药18克　钩藤9克

【功效】止咳化痰，宣肺解表。

【主治】外感咳嗽、发热、恶寒。

【用法】日1剂，水煎2次，午晚分2次温服。

【注意】此方系5岁左右儿童剂量，成人用时需酌加量。

【来源】刘惠民，山东省中医研究所所长，现代著名中医学家（戴岐，等．刘惠民医案．第1版．济南：山东科学技术出版社，1979）。

三、青白止咳方[△]

【组成】青果5枚　白萝卜半个

【功效】化痰止咳利咽。

【主治】咳嗽，咽部红肿。

【用法】水煎服，日服2次。

【来源】王伯岳，中国中医研究院西苑医院儿科主任医师（王伯岳．中医儿科临床浅解．第1版．北京：人民卫生出版社，1976）。

四、止咳汤

【组成】白前　前胡　杏仁　甘草　荆芥　防风　连翘　贝母　桔梗　芦根

【功效】止咳化痰。

【主治】外感咳嗽，数月不愈而引起慢性支气管炎者。

【来源】岳美中，中国中医研究院教授（陈可冀，等．岳美中医话集．第1版．北京：中医古籍出版社，1981）。

五、清肺止咳方[△]

【组成】北沙参9克　炒黄芩9克　天冬、麦冬各9克甜杏仁（打）9克　川贝母（打）9克　白人参5克　川百合9克　冬瓜子9克　瓜蒌皮9克

【功效】清肺热，化痰益气止咳。

【主治】咳嗽痰多，口干自汗。

【用法】日1剂，煎2次，分3次温服。

【来源】陈树森，解放军总医院教授（陈树森．陈树森医疗经验集萃．第1版．北京：人民军医出版社，1989）。

六、宣肺化痰方[△]

【组成】桑叶皮各9克　前胡9克　桔梗4.5克　白前9克　炙麻黄3克　杏仁9克　炙百部12克　炙紫菀15克　甘草4.5克

【功效】宣肺清热，化痰止咳。

【主治】肺气失宣，邪从热化之久咳。

【用法】水煎服，日1剂。

【来源】黄文东，上海中医学院教授（张问渠，等．现代著名老中医临床诊治荟萃．第1版．北京：科学技术文献出版社，1986）。

七、温阳止咳方[△]

【组成】肉桂粉3克（吞服）　制附片3克　炮姜3克炒潞党参6克　炒白术9克　炙黄芪12克　炙远志4.5克

炒熟地 6 克　炒山药 12 克　米炒南沙参 9 克　夏枯草 3 克
炒黄芩 1.5 克　熟枣仁 18 克　煅龙齿 15 克　半夏 6 克　炒秫
米 30 克（煎汤代水煎药）

【功效】温脾肾之阳，稍佐清肺。

【主治】脾肾阳虚之咳嗽，痰多，口干不欲多饮，便溏，
舌苔灰黑而润，脉象重取沉细无力。

【用法】水煎服，日 1 剂。

【来源】邹云翔，南京中医学院教授（余瀛鳌，等．现代
名中医类案选．第 1 版．北京：人民卫生出版社，1983）。

注：南京中医学院是现南京中医药大学，下同。

八、辛凉轻宣方△

【组成】冬桑叶、杏仁泥、炒枳壳、前胡、甘草各 10 克
桔梗 6 克

【功效】辛凉轻清宣散。

【主治】咳嗽，喉痒，气逆作呛。

【用法】水煎，分 3 次服，可续服 3~5 剂。

【来源】张梦侬，湖北中医学院著名老中医（张梦侬．临
证会要．第 1 版．北京：人民卫生出版社，1981）。

注：湖北中医学院是现湖北中医药大学，下同。

支气管哮喘

支气管哮喘是在支气管高反应状态下由变应原或其他因素
引起的广泛气道狭窄的疾病，其临床特点为间歇发作，往往经
治疗或自行缓解。属中医学的"哮证"范畴。

一、宣肺化痰定喘方[△]

【组成】炙麻黄 10 克　杏仁 10 克　甘草 10 克　蔓荆子 15 克　地龙 15 克　黄芪 20 克　炙半夏 15 克　知贝母各 10 克　淫羊藿 15 克　补骨脂 15 克

【功效】化痰宣肺定喘佐以补肾。

【主治】哮喘，肺肾两虚，宿痰伏肺，肺失宣降，肾不纳气。

【用法】日 1 剂，水煎 2 次分服。

【来源】陈树森，解放军总医院教授（陈树森. 陈树森医疗经验集萃. 第 1 版. 北京：人民军医出版社，1989）。

二、清肺化痰汤

【组成】板蓝根 20 克　黄芩 10 克　浙贝母 10 克　橘红 10 克　天竺黄 15 克　玄参 12 克　炒杏仁 10 克　白前 10 克　鱼腥草 15 克　芦根 20 克　炙紫菀 12 克　甘草 10 克

【功效】清肺化痰。

【主治】风温，春温，冬温，温邪犯肺所致的咳喘。

【用法】轻者日服 1 剂，早晚 2 次分服，重者日服 2 剂，分 4 次服完。

【来源】郭中元，河北省保定地区中医院主任医师（中国中医药报. 1990 年 7 月 9 日. 第 3 版）。

三、新拟麻黄都气汤

【组成】麻黄 3~6 克　杏仁、山萸肉、焦楂曲各 10 克　熟地、灵磁石各 12~20 克　山药 10~20 克　茯苓 9~10 克　泽泻 6~9 克　丹皮 3~9 克　五味子 5 至 10 克　蛤蚧尾粉 1 克（分冲）

【主治】肾虚喘病。

【用法】每日1剂，分2次煎服。若面红，足寒，冷汗，吸气困难，烦躁不宁，舌苔变黑而润，脉沉细而欲绝者，加肉桂、黑锡丹（另吞）。

【来源】焦树德，北京中日友好医院教授（韦挥德，等．全国名老中医验方选集．第1版．北京：学术书刊出版社，1989）。

四、益气定喘汤

【组成】党参9克　黄芪9克　茯苓9克　白术9克　炙紫菀9克　银杏仁9克　橘仁9克　甘草6克

【功效】益气定喘。

【主治】脾虚哮喘，痰多气短，畏风，自汗，苔薄白，脉虚大。

【用法】水煎服，每日1剂。

【来源】王伯岳，中国中医研究院西苑医院儿科主任医师（王伯岳．中医儿科临床浅解．第1版．北京：人民卫生出版社，1976）。

五、温阳平喘方△

【组成】麻黄　桂枝　款冬花　紫菀各9克　附片6克细辛1.5克

【功效】温阳平喘。

【主治】哮喘，阳气内伤。症见哮喘年久，暑天亦发，形寒畏冷，神乏，咳嗽痰少，舌淡，苔灰黑而滑润，脉沉。

【用法】水煎服，每日1剂。

【来源】姜春华，上海第一医学院附属中山医院教授（韦挥德，等．全国名老中医验方收集．第1版．北京：学术书刊出版社，1989）。

注：上海第一医学院附属中山医院是现上海复旦大学附属中山医院，下同。

六、肺肾同治汤△

【组成】麻黄 9 克　桂枝 9 克　细辛 3 克　茯苓 30 克　炙甘草 6 克　五味子 9 克　当归 12 克　熟地 12 克　地龙 12 克

【功效】补肾纳气，温化痰饮。

【主治】肺实肾虚之哮喘。

【用法】水煎服，每日 1 剂。

【来源】徐嵩年，上海中医学院附属龙华医院主任医师（上海市卫生局．上海老中医经验选编．第 1 版．上海：上海科学技术出版社，1980）。

七、益阴和阳汤△

【组成】白石英粉 30 克　青黛拌蛤粉 15 克　北条芩、煅龙牡粉各 24 克　川贝母、炙紫菀、款冬花、半夏、远志肉、白茯神、冬瓜子各 10 克

【功效】益阴和阳，潜镇摄纳，化痰涤饮。

【主治】阵发性哮喘，发则坐不能卧，抬肩陷肋，呼吸气短急促，汗出肢冷，脉象弦数，舌苔白滑，舌质紫暗，痰多色白，咳极难出。

【用法】加水 3 磅熬成 1 磅，1 日分 3 次服。另用西洋参 15 克炖汤兑入药汁中同服。

【来源】张梦侬，湖北中医学院著名老中医（张梦侬．临证会要．第 1 版．北京：人民卫生出版社，1981）。

大叶性肺炎

大叶性肺炎系肺实质的急性炎症,其病因分类有细菌性、病毒性、真菌、支原体等。临床上有突发的寒战、高热、胸痛、咳嗽和血痰等症状,与中医学的"肺热病"、"风温"相似。

一、养阴清肺汤△

【组成】北沙参12克　玄参15克　麻黄6克　生石膏30克　枇杷叶10克　杏仁10克　百部12克　紫菀12克　前胡10克　陈皮12克　黄芩12克　地骨皮15克　瓜蒌皮15克

【功效】养阴清热,宣肺止咳。

【主治】大叶性肺炎。高热,咳嗽痰少,胸痛,气喘,口干,尿黄,舌淡红,苔薄黄,脉数。

【用法】水煎服,每日1剂。

【来源】郭士魁,中国中医研究院西苑医院教授,北京名老中医(翁维良,等.杂病证治.郭士魁临床经验选集.第1版.北京:人民卫生出版社,1983)。

二、清肺化痰汤△

【组成】银花20克　连翘20克　鱼腥草20克(后下)炒黄芩15克　黄连10克　炙麻黄9克　杏仁10克　生甘草9克　生石膏30克　知贝母各10克　桔梗10克

【功效】清热化痰,宣肺降气。

【主治】冬温(大叶性肺炎)、寒战、高热、咳铁锈色痰。

【用法】每日1剂,煎2遍和匀,日3次分服。

【来源】陈树森,解放军总医院教授(陈树森.陈树森医疗经验集萃. 第 1 版. 北京：人民军医出版社，1989）。

三、清肺解毒汤[△]

【组成】板蓝根、大青叶、鱼腥草、白花蛇舌草、银花、山海螺各 15 克　蒸百部、炙僵蚕、玄参各 8 克　甘草 3 克

【功效】清肺解毒。

【主治】腺病毒性肺炎，疫毒侵袭，痰热壅肺之重症。

【用法】1 日 2 剂。

【来源】朱良春，江苏省南通市中医院主任医师（韦挥德，等. 全国名老中医验方选集. 第 1 版. 北京：学术书刊出版社，1989）。

四、银麻汤[△]

【组成】银翘各 9 克　鲜芦根 30 克　杏仁 9 克　桃仁 9 克桔梗 4.5 克　生麻黄 12 克　冬瓜子 12 克　淡豆豉 9 克　生薏仁 12 克　生石膏 30 克　竹叶 9 克　生甘草 4.5 克　牛蒡子 9 克　鱼腥草 30 克

【功效】宣肺解表，透邪泄热。

【主治】大叶性肺炎，恶寒发热，咳嗽，咽红肿痛、胸痛、舌苔黄腻，质红而干，脉浮滑散。

【用法】每日 1 剂，煎 2 次分服。

【来源】张鸿祥，上海中医学院附属曙光医院主任医师（上海市卫生局. 上海老中医经验选编. 第 1 版，上海：上海科学技术出版社，1980）。

肺 脓 疡

肺脓疡是由于各种病原菌引起的肺部感染，早期为化脓性

炎症，继而坏死形成脓肿。临床上以高热、咳嗽、咳大量脓臭痰为特征。属中医学"肺痈"范畴。

一、李氏苇茎汤[△]

【组成】苇茎、冬瓜仁、薏仁各 20 克　桃仁 9 克　贝母、鱼腥草各 15 克　黄芩 10 克

【主治】肺脓疡、肺痈、咳嗽、发热、胸痛。

【用法】每日 1 剂，煎 2 次分服。

【来源】李鸣皋，河南省南阳地区医院主任医师（韦挥德．等．全国名老中医验方选集．第 1 版．北京：学术书刊出版社，1989）。

二、涤痈汤[△]

【组成】鲜芦茅根各 24 克　生薏仁 18 克　旋覆花 6 克（布包）　代赭石 12 克　冬瓜子 18 克　桃杏仁各 6 克（炒研）苦桔梗 6 克　粉甘草 4.5 克　仙鹤草 18 克（炒）　西洋参 4.5 克　桑白皮、地骨皮各 6 克　陈橘红、橘络各 4.5 克

【功效】涤痰排脓，益肺托毒。

【主治】肺脓疡成脓期或溃脓期，症见寒热，咳嗽，痰浊味臭带血，尿黄便干，脉滑数。

【用法】水煎服，每日 1 剂。

【来源】施今墨，中医研究院学术委员会副主任委员，北京四大名医之一（余瀛鳌，等．现代名中医类案选．第 1 版．北京：人民卫生出版社，1983）。

三、麻苇汤[△]

【组成】炙麻黄 6 克　杏仁 9 克　生石膏 30 克　薏苡仁 30 克　桔梗 6 克　甘草 6 克　红藤 30 克　鱼腥草 18 克　芦根

1 支　桃仁 12 克　冬瓜子 12 克　金荞麦 30 克

【功效】清热解毒，化痰祛瘀。

【主治】肺痈，风温外受，湿热内蕴。咳嗽，黄脓腥臭痰，胸痛，身热灼手，苔薄黄，脉细数。

【用法】水煎服，日服 1 剂。

【来源】张伯臾，上海中医学院教授（余瀛鳌，等．现代名中医类案选．第 1 版．北京：人民卫生出版社，1983）。

四、加味苇茎汤[△]

【组成】芦根 60 克　冬瓜仁 30 克　薏苡仁 12 克　桃仁 12 克　银花 9 克　连翘 9 克　蒲公英 30 克　鱼腥草 15 克　金荞麦根 30 克

【功效】清肺化瘀，清热解毒。

【主治】肺脓疡，舌黯红苔黄腻，脉滑数。

【用法】水煎服，每日 1 剂。

【来源】顾文华，上海第一医学附属儿科医院主任医师（上海市卫生局．上海老中医经验选编．第 1 版．上海：上海科学技术出版社，1980）。

五、养阴清肺汤[△]

【组成】鲜沙参 30 克　石斛 12 克　太子参 12 克　鲜芦根 30 克　银花 12 克　丹皮 9 克　炙紫菀 4.5 克　款冬花 4.5 克　桔梗 4.5 克　枇杷叶 4.5 克　川贝、浙贝各 4.5 克　百部 9 克　十灰丸 9 克（分吞）

【功效】养肺阴清肺热，佐以解毒。

【主治】肺脓疡，肺家蕴热，外来寒邪，郁久热盛而化脓，形瘦神萎，面色㿠白，气喘，咳吐脓血腥痰。脉数。

【用法】每日 1 剂，煎 2 次分服。

【来源】夏少农，上海中医学院附属曙光医院主任医师（上海市卫生局．上海老中医经验选编．第 1 版．上海：上海科学技术出版社，1980）。

肺 结 核

肺结核是由结核杆菌引起的发生于肺部的慢性传染病。祖国医学称为"肺痨"。

一、朱氏抗痨方[△]

【组成】北沙参 12 克　麦冬 12 克　蒸百部 18 克　柴胡 4.5 克　黛蛤散（包煎）12 克　旋覆花（包煎）9 克　生白芍 9 克　黄芩 4.5 克　瓜蒌皮 9 克　丹皮 4.5 克　焦山栀 4.5 克

【主治】肺结核咳嗽血痰，胸痛。

【用法】水煎服，日 1 剂。

【来源】朱良春，江苏省南通市中医院主任医师（韦挥德，等．全国名老中医验方选集．第 1 版．北京：学术书刊出版社，1989）。

二、益肺健脾汤[△]

【组成】炙黄芪 9 克　炒白术 9 克　炙甘草 3 克　杏仁 9 克　陈皮 4.5 克　半夏 4.5 克　蒸百部 9 克　知母 9 克　青蒿子 4.5 克　炙鸡内金 4.5 克

【功效】益肺健脾清热。

【主治】肺痨，咯血，午后潮热，咳嗽，面浮神疲，形瘦色萎，纳呆，大便干结。舌质淡胖，尖有红刺，脉细。

【用法】水煎服，每日 1 剂。

【来源】黄文东，上海中医学院教授（余瀛鳌，等．现代名中医类案选．第 1 版．北京：人民卫生出版社，1983）。

三、叶氏抗痨方[△]

【组成】党参 9 克　茯苓 9 克　白术 9 克　甘草 4.5 克　沙参 9 克　玄参 12 克　天麦冬各 9 克　生地 12 克　地骨皮 9 克　黄芩 9 克　知母 9 克　百部 9 克　百合 15 克　鹿衔草 12 克　功劳叶 12 克

【功效】培土生金，养阴润肺。

【主治】肺结核，纳谷不香　形瘦憔悴，少气不足以息。午后低热，咳嗽，舌质偏红，光剥无苔，脉细数。

【用法】水煎服，每日 1 剂。

【来源】叶怡庭，上海中医学院教授（上海市卫生局．上海老中医经验选编．第 1 版．上海：上海科学技术出版社，1980）。

四、培土生金膏方[△]

【组成】太子参、北沙参、明玉竹、怀山药、白茯苓、天冬、甜杏仁、生熟地各 120 克　生甘草、紫菀、百合各 60 克　五味子、川贝母各 30 克　白茅根 240 克

【功效】培元固本，补土生金，肺肾双补。

【主治】肺痨。经常咳嗽，痰中带血，胸中隐痛，每日午后潮热，两颊常赤，盗汗食少，形瘦，脉象细数，舌红苔少，神疲乏力。

【用法】上药多加水浓煎 2 次，滤去渣。另用冰糖 1500 克，先烊化熬至滴水成珠，后加入药汁收成膏，瓷瓶密贮，埋入土中 7 日后取出。每次服 1 大匙，滚水化下，日服 3 次。

【来源】张梦侬，湖北中医学院著名老中医（张梦侬．临

证会要．第 1 版．北京：人民卫生出版社，1981）。

呃　　逆

呃逆是以气逆上冲，喉间呃呃连声，声短而频，令人不能自制为特征的病证。包括西医学中某些疾病导致隔肌痉挛而至呃逆。

一、活血散寒止呃方△

【组成】赤芍、桃仁、红花各 9 克　老葱 3 支　川芎 4 克　生姜 2 片　红枣 7 枚　麝香 0.5 克（吞服）

【功效】活血化瘀，散寒止呃。

【主治】呃逆属中寒交迫血瘀者。

【用法】水煎服，日 1 剂。

【来源】颜德馨，北京中医学院教授（韦挥德，等．全国名老中医验方选集．第 1 版．北京：学术书刊出版社，1989）。

注：北京中医学院是现北京中医药大学，下同。

二、姜氏止呃方△

【组成】旋覆花 9 克　代赭石 9 克　丁香 3 克　大黄 6 克　芒硝 9 克　柿蒂 5 只

【主治】呃逆连作，便秘。

【用法】每日 1 剂，煎 2 次分服。

【来源】姜春华，上海第一医科大附属中山医院教授（余瀛鳌，等．现代名中医类案选．第 1 版．北京：人民卫生出版社，1983）。

三、祛湿化痰止呃汤△

【组成】合欢皮 30 克　合欢花 12 克　越鞠丸 9 克（包煎）制香附 9 克　制苍术 9 克　法半夏 5 克　广陈皮 6 克　炒竹茹 9 克　川石斛 12 克　海藻 12 克　玫瑰花 4 朵　另用荸荠汁、藕汁各 1 匙冲入。

【功效】祛湿化痰，疏肝和胃。

【主治】进食时暴怒气郁所致呃逆，苔白厚腻罩黄，脉弦滑。

【用法】水煎服，每日 1 剂。

【来源】邹云翔，南京中医学院教授（邹云翔，等．邹云翔医案选．第 1 版．南京：江苏科学技术出版社，1981）。

四、和胃降逆汤△

【组成】丁香　柿蒂　桂枝　白芍　半夏　陈皮　枸橘生甘草　竹茹

【功效】和胃降逆。

【主治】呃逆连声，终日不停。不思饮食，舌苔薄白。

【用法】水煎服，每日 1 剂。可辅以针刺治疗。

【来源】凌耀星，上海中医学院教授（上海市卫生局，上海老中医经验选编．第 1 版．上海：上海科学技术出版社，1989）。

呕　　吐

呕吐是指胃失和降，气逆于上，迫使胃中之物从口中吐出的一种病证。包括西医学中的神经性呕吐，胃炎，幽门痉挛或梗阻等病以呕吐为主者。

一、芍甘夏姜汤[△]

【组成】半夏 芍药 生姜 甘草

【主治】呕吐,肝气上冲犯胃者。

【用法】水煎服,日1剂。

【来源】姜春华,上海第一医科大附属中山医院教授(韦挥德,等.全国名老中医验方选集.第1版.北京:学术书刊出版社,1989)。

二、芳香化浊汤[△]

【组成】藿香10克 厚朴10克 法半夏10克 白茯苓15克 陈皮10克 炙甘草10克 黄连5克 吴茱萸5克 苍白术各10克 紫苏10克 神曲10克 生姜3片

【功效】芳香化浊、安胃、理脾、和中。

【主治】脘痞闷胀,腹中剧痛,继则呕吐酸馊食物或泻痢稀黄水,便中带不消化残渣。精神疲乏。

【用法】水煎,分数次温服,可连服3剂。

【来源】张梦侬,湖北中医学院著名老中医(张梦侬.临床会要.第1版.北京:人民卫生出版社,1981)。

三、和降止呕方[△]

【组成】半夏、黄芩、党参、藿香、厚朴、炙甘草各10克干姜6克 生姜3克

【功效】和胃降逆止呕。

【主治】呕吐伴头晕胸闷,咳喘。

【用法】水煎服,每日1剂。

【来源】李鸣皋,河南南阳地区人民医院主任医师(韦挥德,等.全国名老中医验方选集.第1版.北京:学术书刊出

版社，1989）。

四、温经回阳方[△]

【组成】淡附子 6 克　干姜、炙甘草各 3 克　党参、茯苓各 9 克　淮小麦 30 克　红枣 6 枚

【功效】温经回阳止吐。

【主治】恶心呕吐，胃脘疼痛喜按，受凉后痛甚，四肢厥冷，面色苍白，脉细，舌淡苔薄白。

【用法】水煎服，每日 1 剂。

【来源】魏长春，浙江省中医院主任医师，著名中医学家（张问渠，等．现代著名老中医临床诊治荟萃．第 1 版．北京：科学技术文献出版社，1986）。

噎　膈

噎膈是指吞咽困难，饮食难下，或纳即复出的病证。包括西医学的食道癌、贲门癌以及食道憩室、食道炎、贲门痉挛等。

一、养阴止噎方

【组成】天冬 9 克　麦冬 9 克　生地 9 克　熟地 9 克　玉竹 15 克　石斛 9 克　当归 9 克　杭芍 9 克　柿蒂 3 个　玄参 9 克　甘草 3 克

【功效】养阴生津止噎。

【主治】老年气结津亏之噎膈，噎膈食不能下，大便干、溲短、消瘦、皮肤干涩，舌质淡红，苔少而干，脉沉数无力。

【用法】水煎服，每日 1 剂。

【来源】李继昌，原云南昆明市盘龙区医院院长，著名中

医学家（云南省卫生局．李继昌医案．第 1 版．昆明：云南人民出版社，1978）。

二、开道散

【组成】硼砂 60 克　沉香 10 克　火硝 30 克　礞石 15 克冰片 10 克

【主治】用于噎膈。

【用法】上药共研细末，每次含化 1 克。

【来源】张伯臾，上海中医学院教授（张伯臾，等．中医内科学．第 1 版．北京：人民卫生出版社，1988）。

三、运中涤痰饮△

【组成】炙党参、北沙参、焦白术、骥半夏、广陈皮、炙甘草各 15 克　西砂仁、广木香各 6 克　杭寸冬、白茯苓各 15 克

【功效】健运中阳，涤痰饮，补正气，增津液，降逆气。

【主治】中阳不运，痰饮中阻，津液衰竭之噎膈。

【用法】用水浓煎，分三次温服，每日 1 剂。

【来源】张梦侬，湖北中医学院著名老中医（张梦侬．临证会要．第 1 版．北京：人民卫生出版社，1981）。

胃　　痛

凡以胃脘部临近心窝处，经常发生疼痛为主的病证，称为胃痛。包括西医学中的急、慢性胃炎，胃、十二指肠溃疡病以及胃神经官能症等病以胃脘部疼痛为主要表现者。

一、调气清热和胃方[△]

【组成】炒白芍 9 克　炙甘草 9 克　苏梗 5 克　制香附 9 克　生白术 9 克　平地木 15 克　旋覆花 9 克　代赭石 15 克　八月札 15 克　炒黄芩 5 克

【功效】调气清热和胃。

【主治】木郁化火，肝气犯胃之胃脘痛。

【用法】每日 1 剂，煎 2 次分服。

【来源】沪上家传第十二代世医张镜人主任医师（史宇广，等．当代名医临证精华．第 1 版．北京：中医古籍出版社，1988）。

二、行气活血止痛方[△]

【组成】党参 12 克　厚朴 6 克　大黄 5 克　广香 5 克　火麻仁 15 克　当归 12 克　藿香 10 克　槟榔 10 克　枳实 10 克　桃仁 6 克　甘草 3 克。

【功效】行气活血，祛瘀止痛。

【主治】胃脘疼痛拒按，不能进食。大便燥结，两三日一次，面色黑，伴头晕乏力。

【用法】水煎服，每日 1 剂。

【来源】廖仲颐，原湖南常德市中医院院长，湖南名老中医（湖南省中医药研究所．湖南省老中医医案选．第 1 版．长沙：湖南科学技术出版社，1980）。

三、步氏和胃方[△]

【组成】连皮茯苓、冬瓜皮、干百合、浮小麦各 30 克　法半夏 12 克　青竹茹 24 克　生姜、陈皮、炙甘草、炒枳壳各 10 克　台乌药 15 克　大枣 8 克

【主治】胃脘胀痛，发无定时，大便秘结，苔白腻或黄腻，脉沉弦。

【用法】水煎服，每日 1 剂。

【来源】步玉如，中国中医研究院西苑医院主任医师（韦挥德，等．全国名老中医验方选集．第 1 版．北京：学术书刊出版社，1989）。

四、健中调胃汤

【组成】党参 15 克　白术 10 克　姜半夏 6 克　陈皮 6 克　降香 10 克　丁香 6 克　海螵蛸 15 克　炙甘草 6 克

【功效】健中调胃。

【主治】消化性溃疡，慢性胃炎。症见胃痛嘈杂泛酸，苔白滑，脉沉细或弦。

【用法】水煎服，每日 1 剂。

【来源】李寿山，辽宁中医学院教授，主任中医师（名医名方录．中国中医药报．1990 年 8 月 20 日．第 3 版）。

注：辽宁中医学院是现辽宁中医药大学，下同。

五、疏肝和胃饮

【组成】当归 10 克　白芍 15 克　柴胡 10 克　枳实 6 克　瓜蒌 10 克　薤白 10 克　半夏 10 克　陈皮 5 克　甘草 3 克　蒲公英 15 克　煅瓦楞 10 克

【功效】疏肝和胃止痛。

【主治】消化性溃疡所致胃脘疼痛，多与情绪情志有关。

【用法】每日 1 剂，每剂煎 2 次，第 1 次用清水 250 毫升浸药，武火煎沸后文火煎成 100 毫升，取汁温服，第 2 次用水 200 毫升，文火煎成 100 毫升，去渣温服。

【来源】谭日强，湖南中医学院教授（名医名方录．中国

中医药报 . 1990 年 8 月 13 日 . 第 3 版）。

　　注：湖南中医学院是现湖南中医药大学，下同。

六、参蒺苓芍汤△

　　【组成】孩儿参 9 克　白蒺藜 9 克　丹参 12 克　当归 9 克
茯苓 9 克　制香附 9 克　炒白芍 9 克　佛手片 6 克　鸡内金 9
克　谷麦芽各 12 克

　　【功效】清肝和胃健脾。

　　【主治】胃脘隐痛，食后作胀，泛恶吞酸，纳胀，口干而
不欲饮，脉细，苔薄白滑。

　　【用法】水煎服，每日 1 剂。

　　【来源】张伯臾，上海中医学院教授（张问渠，等 . 现代
著名老中医临床诊治荟萃 . 第 1 版 . 北京：科学技术文献出版
社，1986）。

七、安胃止痛方△

　　【组成】大党参 15 克　吴萸 5 克　黄连炭 5 克　法半夏
10 克　陈皮 10 克　乌梅炭 10 克　白芍 10 克　炙甘草 10 克白
茯苓 10 克　厚朴 10 克　生姜 3 片

　　【功效】安胃和中，止呕定痛，苦辛酸甘复法。

　　【主治】胃脘部疼痛，每于食后发作，痛处拒按，有痛剧
发呕者，有时止时发，多年不愈者。

　　【用法】水煎，每剂分数次服，每次服半杯。2 日服 1 剂，
可继服 10 剂为 1 疗程。

　　【来源】张梦侬，湖北中医学院著名老中医（张梦侬 . 临
证会要 . 第 1 版 . 北京：人民卫生出版社，1981）。

八、滋胃饮

　　【组成】乌梅肉 6 克　炒白芍 10 克　炙甘草 3 克　北沙参

10 克 大麦冬 10 克 金钗石斛 10 克 丹参 10 克 炙鸡内金 5 克 生麦芽 10 克 玫瑰花 3 克

【功效】滋养胃阴。

【主治】阴虚胃痛。症见胃脘部痞胀隐痛或灼热而痛。食少乏味或嘈杂如饥而不欲食，甚至厌食不饥，或以进食酸味、甜味为舒，干呕泛恶，口干渴，大便干燥，舌干质红，苔薄欠润或苔少无津，脉细无力。

【用法】将上药放入容器内，加冷水浸过药面，15 分钟后即行煎煮，煮沸后改用微火，再煎 20 分钟，滤取药液约 300 毫升服之。

【来源】周仲瑛，南京中医学院教授（中国中医药报. 1989 年 12 月 25 日. 第 3 版）。

胃 下 垂

胃下垂系站立位时，胃下缘达盆腔，胃小弯弧线最低点降到髂嵴连线以下的一种病症。中医学的"腹胀"、"恶心"、"嗳气"等病证中可找到类似的描述。

一、益气畅中汤△

【组成】炒党参 9 克 黄芪 9 克 当归 9 克 白芍 9 克 升麻 9 克 香附 9 克 郁金 9 克 八月札 9 克 厚朴花 2.4 克 砂仁 3 克（后下） 沉香 1.2 克 清灵草 9 克 钩藤 9 克 磁石 30 克 宁志丹 9 克（包）

【功效】补中益气，理气畅中。

【主治】胃下垂（张力低下型）。胃脘胀满，腹泻，体重下降，苔薄质淡，脉细。

【用法】水煎服，每日 1 剂。

【来源】章庆云，上海中医学院教授（上海市卫生局．上海老中医经验选编．第 1 版．上海：上海科学技术出版社，1980）。

二、马钱枳术丸[△]

【组成】制马钱子 60 克　枳实 180 克　白术 360 克

【功效】强筋壮骨，健脾理气。

【主治】因身体素亏，气血不足，中气下陷所致的胃、肾、子宫等下垂之证，以治胃下垂疗效最好。

【用法】三药各研细末，炼蜜为丸，每丸重 3 克，早晚饭后各服 1 丸，温开水送下。

【来源】龚志贤，重庆市中医研究所研究员兼所长，全国著名老中医（龚志贤．龚志贤临床经验集．第 1 版．北京：人民卫生出版社，1984）。

三、补胃散

【组成】鲜猪肚 1 个，洗净，正面朝外。白术片 250 克，用水浸透。

【功效】养胃健脾。

【主治】胃下垂。平时神倦体乏。

【用法】将白术入猪肚内，两端用索线扎紧，放入大瓦罐内，加水至满（罐内须用洗净碎瓦片垫在底上，以免猪肚粘在罐底上）置火上，煮 1 日，将猪肚内白术取出晒干，焙枯，研成极细末（猪肚可切细烩食）。每次服 3 克，每日 3 次。空腹时用米汤送下，开水亦可。服完之后，可继续按法配制，以 5 剂为 1 疗程。轻症 1 疗程可愈，重症可连用 3 个疗程。

【来源】张梦侬，湖北中医学院著名老中医（张梦侬．临证会要．第 1 版．北京：人民卫生出版社，1981）。

腹　痛

腹痛泛指胃脘以下，耻骨以上范围内发生的疼痛而言，在此主要指内科常见的腹痛。

一、运脾温肾汤[△]

【组成】生黄芪12克　防风3克　柴胡0.3克　北细辛0.45克　台乌药9克　焦白芍9克　淡干姜2.4克　炒当归3克　陈广皮3克　干荷叶边4.5克　茯苓9克　鹿衔草9克

【功效】温运脾肾，佐以祛风达邪。

【主治】脾肾两阳不足，虚寒腹痛，脉象沉细，右尺独大，苔色白厚。

【用法】水煎服，每日1剂。另用附子理中丸、纯阳正气丸各4.5克，分三次吞下。

【来源】邹云翔，南京中医学院教授（邹云翔，等．邹云翔医案选．第1版．南京：江苏科学技术出版社，1981）。

二、升槐升降汤

【组成】升麻30克（醋120克煮干焙枯）　槐米15克炙黄芪12克　白术12克　柴胡12克　当归12克　大腹皮30克　广木香6克　炙甘草9克

【功效】疏通气血，升清降浊。

【主治】气虚下陷腹痛，症见腹痛坠胀，神疲，舌苔薄白，脉象沉弱。

【用法】水煎服，每日1剂。

【来源】易聘海，湖南省岳阳县人民医院，湖南名老中医（湖南省中医药研究所．湖南省老中医医案选．第1版．长沙：

湖南科学技术出版社，1980）。

三、温脾固肠汤

【组成】附子　白术　赤石脂　禹余粮　茯苓　薏仁　木
香　海参　天生磺

【功效】温脾固肠。

【主治】过敏性结肠炎，久泻不止。即或少获初效，而停
药数日，或饮温水，或食一片水果，又腹泻如初。

【用法】水煎服，每日1剂。海参另炖烂，和天生磺研细
末分吞。

【来源】施今墨，原中医研究院学术委员会副主任委员，
北京四大名医之一（张问渠，等. 现代著名老中医临床诊治荟
萃. 第1版. 北京：科学技术文献出版社，1986）。

四、解毒活血汤△

【组成】蒲公英30克　一见喜30克　红藤15克　黄芩9
克　赤芍9克　桃仁9克　川连4.5克　广木香4.5克　乳
香、没药各4.5克

【功效】清热解毒，理气活血。

【主治】湿热血积，气血瘀滞所致腹痛。腹痛拒按，脉数
有力而弦，舌红苔黄。

【用法】水煎服，每日1剂。另用大蒜、芒硝外敷。

【来源】徐迪三，上海第一医学院附属儿科医院主任医师
（上海市卫生局. 上海老中医经验选编. 第1版. 上海：上海
科学技术出版社，1980）。

五、和中降逆汤△

【组成】藿香、吴茱萸、法半夏、干姜、陈皮、茯苓、厚

朴、枳实、炙甘草、黄连炭、泽泻、炒川椒各 10 克 焦三仙各 15 克

【功效】降逆，和中，泻浊，通便，苦寒辛热并用。

【主治】脘部绞痛难忍，上则呕逆，饮食不入，下则大便闭结不通，腹痛反复发作，甚则数日不愈。

【用法】浓煎，先服 1 酒杯，隔半小时再服 2 酒杯，如不呕吐，以后可服半茶杯，隔 1~2 小时服 1 次。服 1 剂如痛减便通，续服 2 剂则痛可止。病退后，宜食流质，否则病易反复。

【来源】张梦侬，湖北中医学院著名老中医（张梦侬．临证会要．第 1 版．北京：人民卫生出版社，1981）。

腹 泻

腹泻即指大便次数增多、粪质清稀，甚至大便如水样为特征的病证。包括西医学中消化器官发生功能或器质性病变导致的腹泻，如急慢性肠炎、肠结核、肠功能紊乱、结肠过敏等以泄泻为主要症状者。

一、二香葛根汤△

【组成】广藿香 10 克 广木香 6 克 煨葛根 10 克 橘皮 10 克 大腹皮 10 克 炒厚朴 4 克 焦山楂 10 克 炒神曲 12 克 茯苓 10 克 六一散 10 克 通草 5 克 生姜 3 片 荷叶一角 扁豆叶 14 片

【功效】和中化湿，降浊升清。

【主治】暑湿泄泻，胸闷欲呕。

【用法】水煎服，日 1 剂。

【来源】耿鉴庭，中国中医研究院研究员（韦挥德，等．

全国各老中医验方选集．第 1 版．北京：学术书刊出版社，1989）。

二、葛根健脾汤△

【组成】粉葛根 3 克　炒山药、茯苓、御米壳、谷芽、补中益气丸（包煎）各 9 克　赤石脂 12 克（先煎）　米炒荷蒂 3 枚

【主治】腹泻。症见肠鸣泄泻，少气懒言，四肢无力，舌淡苔白，脉虚软无力。

【用法】水煎服，日 1 剂。

【来源】秦伯未，原卫生部中医顾问，著名中医学家（韦挥德，等．全国名老中医验方选集．第 1 版．北京：学术书刊出版社，1989）。

三、苹果止泻方

【组成】苹果 1~2 个

【功效】涩肠止泻。

【主治】用于慢性肠炎、过敏性结肠类以及其他原因引起的慢性腹泻，大便稀溏等症。

【用法】烤熟，去皮，蘸红糖少许食之。每次可服 1~2 个，每日 2 次。

【来源】刘惠民，山东省中医研究所所长，现代著名中医学家（戴岐，等．刘惠民医案．第 1 版．济南：山东科学技术出版社，1979）。

四、举陷升清汤△

【组成】党参 9 克　羌独活各 9 克　前柴胡各 9 克　枳壳 6 克　桔梗 6 克　水炙甘草 3 克　川芎 3 克　赤茯苓 9 克　生

姜 3 克　陈米 9 克（包）

【功效】升清举陷。

【主治】用于清气下陷之久泻。

【用法】水煎服，每日 1 剂。

【来源】刘树农，上海中医学院教授（上海市卫生局．上海老中医经验选编．第 1 版．上海：上海科学技术出版社，1980）。

五、加减六四汤△

【组成】米炒党参 15 克　土炒白术 15 克　茯苓 15 克　法半夏 10 克　陈皮 10 克　甘草 10 克　白扁豆 15 克　炙罂粟壳 10 克　煨诃子 10 克　肉豆蔻 10 克　干姜 10 克　补骨脂 10 克　禹余粮 30 克

【功效】温补脾肾，健运中阳，化痰涤饮。

【主治】痰饮久泻。大便不实，经常溏泻，每日 4～8 次，甚则 10 余次。肠间辘辘作响，腹中不痛。其人素肥今瘦，饮食日少，口干不欲饮，神倦体乏，甚者病经数年不愈。

【用法】浓煎，分 3 次温服，10 剂为 1 疗程。病愈即停药，不必尽剂。

【来源】张梦侬，湖北中医学院著名老中医（张梦侬．临证会要．第 1 版．北京：人民卫生出版社，1981）。

便　秘

便秘是指粪便在肠内滞留过久，排便周期延长，或粪质干结，排出艰难，或经常便而不畅的病证。包括西医学中的功能性便秘及其他疾病并发便秘者。

一、桔升牵牛汤[△]

【组成】桔梗　升麻　皂角刺　白芥子　厚朴　熟大黄，浓煎后入牵牛末　竹沥　姜汁　韭菜汁各少许

【功效】宣上通下。

【主治】嗜食膏粱厚味，实邪蕴热，上阻下秘之便秘，腹胀欲吐。

【用法】水煎服，每日1剂。

【来源】郑守谦，原中国中医研究院西苑医院妇科主任（黄文东．著名中医学家的学术经验．第1版．长沙：湖南科学技术出版社，1981）。

二、通便利水汤[△]

【组成】鲜芦根30克　清宁片3克（开水泡兑）　杏仁泥9克　旋覆花9克（包煎）　生赭石9克　清半夏9克　嫩桑枝24克　广陈皮4.5克　肥知母9克　大腹皮4.5克　川朴花4.5克　莱菔子12克　元明粉2.1克（冲入）　苏合香丸一粒（和入）

【功效】通滞利水。

【主治】三焦蓄水，大肠结闭，形冷颇甚，腹胀而鼓，大便燥秘，小溲少，脉滑而散。

【用法】水煎服，每日1剂。

【来源】孔伯华，北京"四大名医"之一（余瀛鳌，等．现代名中医类案选．第1版．北京：人民卫生出版社，1983）。

三、惯秘方[△]

【组成】藿香10克　法半夏10克　厚朴10克　炒枳壳10克　白蔻仁6克　桔梗10克　杏仁泥10克　瓜蒌子15克

当归 10 克　郁李仁 10 克　桃仁泥 10 克

【功效】温通中阳，宣利湿热，通畅气机。

【主治】习惯性便秘。粪便干燥坚硬，数日 1 行。伴胃脘胀闷，食呆，或呕逆嗳饱及冷酸等症。

【用法】水煎，分 3 次服，2 日服 1 剂，可续服 5 剂。

【来源】张梦侬，湖北中医学院著名老中医（张梦侬．临证会要．第 1 版．北京：人民卫生出版社，1981）。

四、润肠通便方△

【组成】玄参 15 克　生地 20 克　麦冬、火麻仁、瓜蒌各 15 克　桃仁 15 克　赤芍 15 克　枳实、厚朴、杏仁各 10 克　干姜 9 克　大黄 10 克　玄明粉（冲）20 克　粉甘草 10 克

【功效】润肠通便。

【主治】肠燥便秘。

【用法】水煎服，每日 1 剂。

【来源】殷子正，安徽安庆市著名老中医（韦辉德，等．全国名老中医验方选集．第 1 版．北京：学术书刊出版社，1989）。

慢性非特异性溃疡性结肠炎

慢性非特异性溃疡性结肠炎系一种原因未明，可能与自身免疫有关的慢性结肠炎症，病变以溃疡为主，多累及远端结肠，但也可遍及整个结肠，偶可影响回肠末端 10cm 左右。病情轻重不一，常反复发作，多见于青壮年。属于中医学"泄泻"、"腹痛"、"肠风"、"肠癖"、"久痢"等病证范畴。

一、久泻断下汤[△]

【组成】炙椿皮 9 克　土茯苓 9 克　川黄连 6 克　炒干姜 6 克　石榴皮 4~6 克　防风 4 克　广木香 4 克　炙粟壳 9 克元胡 4 克

【功效】涩肠止泻。

【主治】慢性非特异性结肠炎，过敏性结肠炎，久泻久痢之湿热郁肠，虚实交错证。症见长期溏便中杂有脓液，或形似痢疾，先便黏液脓血，继下粪便，左下腹痛，或兼见里急后重，时轻时重。

【用法】可常法煎服。也可加大剂量改作散剂或丸剂，丸剂每服 9 克，散剂每服 6 克，日服 2 次。勿在铜、铁器中煎捣。

【来源】郭谦亨，陕西中医学院教授，主任医师（名医名方录．中国中医药报．第 3 版．1990 年 6 月 29 日）。

二、方氏肠炎汤[△]

【组成】黄芪 30 克　党参 30 克　苍白术各 10 克　陈皮 10 克　柴胡 10 克　升麻 10 克　甘草 6 克　当归 12 克　麦冬 15 克　五味子 10 克　伏龙肝 60 克（先煎，取上清液煎药）

【功效】健脾升清，疏肝养阴止泻。

【主治】溃疡性结肠炎并出血。

【用法】水煎服，每日 1 剂。

【来源】方药中，中国中医研究院教授（韦挥德，等．全国名老中医验方选集．第 1 版．北京：学术书刊出版社，1989）。

三、黄氏肠炎方[△]

【组成】党参、白术、焦楂曲、大腹皮、木香、炒扁豆、

夏枯草各 10 克　失笑散（包煎）、茯苓、海藻、秦皮各 12 克　柴胡 5 克

【功效】健脾疏肝，理气化瘀。

【主治】用于慢性结肠炎。脾虚失运，肝气乘脾，血瘀气滞，蕴结于曲肠之症。见慢性腹泻、腹痛等，便溏夹有黏液，或便秘腹泻交替出现，腹胀、食少。

【用法】水煎服，每日 1 剂。

【来源】黄文东，上海中医学院教授（韦挥德，等．全国名老中医验方选集．第 1 版．北京：学术书刊出版社，1939）。

四、健脾利湿汤△

【组成】黄连 1.2 克　党参 12 克　白术芍各 9 克　木香 4.5 克　山药 12 克　葛根 9 克　吴茱萸 4.5 克　甘草 4.5 克　黄柏 4.5 克　乌药 9 克　煨肉果 9 克

【功效】健脾和中，清利湿热。

【主治】过敏性结肠炎。左侧小腹疼痛，大便不实且有黏液。

【用法】水煎服，每日 1 剂。

【来源】章庆云，上海中医学院教授（上海市卫生局，上海老中医经验选编．第 1 版．上海：上海科学技术出版社，1980）。

五、灌肠方

【组成】百部 15 克　苦参 30 克　乌梅 15 克　五倍子 15 克　枯矾 10 克　大黄 10 克

【功效】燥湿解毒止痢。

【主治】治疗急性直肠炎、溃疡性结肠炎、肉芽性结肠炎等。

【用法】浓煎 100 毫升，用金黄散加藕汁调成糊状，每日 2 次，每次 50 毫升灌肠。

【来源】柏连松，上海中医学院附属曙光医院主任医师（柏连松，等．实用中医肛肠病学．第 1 版．上海：上海科学技术文献出版社，1988）。

六、白鲜皮煎

【组成】白鲜皮 500 克，加水 1500 毫升

【功能】清热祛湿。

【主治】溃疡性结肠炎。

【用法】水煎浓缩，保留灌肠。每次 30～50 毫升。

【来源】李润庭，沈阳市痔瘘医院副主任医师（李润庭肛门直肠病学．第 1 版．沈阳：辽宁科学技术出版社，1987）。

七、乌梅败酱方

【组成】乌梅 12～15 克　败酱草 12 克　黄连 4.5～6 克　木香（后下）9 克　当归 10 克　炒白芍 12～15 克　炒枳实 10 克　太子参 12 克　炒白术 10 克　茯苓 15 克　葛根 12 克　炙甘草 6 克

【功效】清热化湿，调气行血，健脾抑肝。

【主治】慢性非特异性结肠炎。长期腹泻、大便黏滞或带脓血，腹痛坠胀或里急后重，脘腹痞闷、纳少乏力，面色黄白，舌质淡暗，苔腻，脉弦缓滑。

【用法】（1）水煎服，每日 1 剂，分 2 次服。（2）乌梅用 50% 醋浸一宿，去核打烂，和余药按原方比例配匀，烘干研末装入胶囊。每服生药 1.5 克，每日 21～3 次，空腹温开水送下。

【来源】路志正，中国中医研究院教授（中国中医药报．

1989 年 12 月 11 日. 第 3 版)。

痢 疾

痢疾是以腹痛、里急后重、痢下赤白脓血为特征的疾病。西医学中的急、慢性菌痢，急、慢性阿米巴痢疾属本病范畴。一些结肠病变如非特异性溃疡性结肠炎，过敏性结肠炎出现类似痢疾的症状时也按本病论治。

一、苦辛利湿方[△]

【组成】藿香梗 6 克　杏仁 6 克　炒黄芩 3 克　黄连 2.4 克　炒黄柏 2.4 克　炒苍术 4.5 克　泽泻 3 克　厚朴 4.5 克　大腹皮 4.5 克　茵陈 6 克　滑石 9 克（布包）　通草 3 克　木香 1.5 克

【功效】清湿热，调脾胃。

【主治】慢性痢疾，脘腹疼痛，便溏，大便有黏液，纳差，尿少黄热，舌红苔厚秽。

【用法】水煎服，每日 1 剂。

【来源】蒲辅周，中国中医研究院主任医师，著名中医学家（张问渠，等. 现代著名老中医临床诊治荟萃. 第 1 版. 北京：科学技术文献出版社，1986）。

二、解毒宽肠汤[△]

【组成】当归 12 克　杭芍 12 克　黄连 9 克（酒炒）　莱菔子 9 克　木香 4.5 克　薤白 15 克

【功效】活血理气，解毒导滞。

【主治】猝发痢疾，日夜数十行，里急后重，腹中绞痛，壮热烦渴，舌红苔黄，脉沉细而弦。

【用法】水煎服，每日 1 剂。

【来源】李继昌，原云南省昆明市盘龙区医院院长，著名中医学家（云南省卫生局．李继昌医案．第 1 版．昆明：云南人民出版社，1978）。

三、养阴培土止痢方△

【组成】西洋参 3 克（另煎冲）　石斛 3 克　炒白术 4.5 克　白芍 4.5 克　茯苓 9 克　炙甘草 2.4 克　淮山药 9 克　麦冬 9 克　扁豆 9 克

【功效】扶正养阴，健脾止痢。

【主治】湿蒸热壅，气机失调，纳谷不化，痢下五色，形悴，口温，舌红脉沉微数。

【用法】水煎服，每日 1 剂。

【来源】奚伯初．上海市黄浦区牯岭路地段医院主任医师（上海市卫生局．上海老中医经验选编．第 1 版．上海：上海科学技术出版社，1980）。

四、消食利湿方△

【组成】煨肉豆蔻 10 克　广木香 9 克　槟榔 9 克　山楂炭 12 克　建神曲 12 克　秦皮 12 克　高良姜 12 克　黄芩 10 克　石菖蒲 15 克　灯心草 30 克

【功效】消食行气止痛，清热利湿止痢。

【主治】积食与湿热兼杂之痢疾。症见腹部微痛，大便泻白色稠黏液汁，坠胀欲解。解便次数多量少，一昼夜达八九次或二十到三十次不等，小便色微黄不畅，噫气多，矢气少，舌苔微白或淡黄。

【用法】水煎服，每日 1 剂。积食甚者去肉豆蔻，加苹果仁 9 克；水湿甚小便不利者加茯苓 12 克，苍术 9 克。

【来源】龚志贤，重庆市中医研究所研究员（龚志贤．龚志贤临床经验集．第 1 版．北京：人民卫生出版社，1984）。

五、清热救阴方[△]

【组成】白头翁 9 克　青蒿梗 4.5 克　薄荷梗 1.5 克　黄连　苦参各 4.5 克　厚朴 6 克　广木香 3 克　炒地榆 9 克　白芍 18 克　甘草 3 克

【功效】清热救阴，扶正止痢。

【主治】赤痢迁延日久，中气败坏，干呕，舌绛津涸，脉沉细而数。

【用法】水煎服，每日 1 剂。

【来源】冉雪峰，中国中医研究院著名中医学家（余瀛鳌，等．现代名中医类案选．第 1 版．北京：人民卫生出版社，1983）。

六、阴虚血痢方[△]

【组成】金银花 30 克　生地榆 10 克　干生地 15 克　枯黄芩 10 克　杭白芍 15 克　生首乌 24 克　生甘草 10 克　麦冬 10 克　南沙参 15 克　明玉竹 15 克　旱莲草 15 克　茜草根 10 克　阿胶 15 克（另烊冲）

【功效】养阴增液，败毒泻火，清热凉血。

【主治】阴虚血痢。痢下多日不愈，全为血便，有时赤白相兼，脉沉细数，舌红苔少。口干不欲饮，不欲食，小便短赤。

【用法】水煎，分 3 次温服。每日 1 剂。

【来源】张梦侬，湖北中医学院著名老中医（张梦侬．临证会要．第 1 版．北京：人民卫生出版社，1981）。

奔 豚 病

奔豚气是一种发作性疾病。发作时先从少腹气撑作痛，继而自觉气从少腹上冲心胸、咽喉，患者极端痛苦。后则冲气渐平，病亦渐减，终至平复如常。西医学中的胃肠神经官能症、继发性腹型癫痫等疾病出现类似奔豚气的症状时，可按本病论治。

一、吴氏平豚汤[△]

【组成】夏枯草 9 克　茜草炭 10 克　石斛 9 克　白茅根 12 克　当归 9 克　炒杭芍 9 克　炒苏子 9 克　竹茹 4.5 克　通草 4.5 克　银花 9 克　牛膝 6 克

【功效】疏肝理气，平豚降逆。

【主治】久病脐下悸、少腹拘急，气冲上逆，甚则鼻衄面赤。

【用法】水煎服，每日 1 剂。

【来源】吴少怀，原济南市中医院院长，著名中医学家（王允升，等．吴少怀医案．第 1 版．济南：山东科学技术出版社，1983）。

二、止冲汤

【组成】熟附片 9 克（先煎）　生白术 9 克　泽泻 15 克　桂枝 4.5 克　茯苓 12 克　葛根 9 克　制半夏 9 克　陈胆星 9 克　石菖蒲 9 克　炒当归 12 克　生白芍 12 克　白金丸 3 克（分吞）

【功效】温阳利水，平冲降逆。

【主治】继发性腹型癫痫，症见气从少腹上冲至口，头晕旋转，甚至昏倒，足筋拘急，脉小弦滑，苔薄白腻。

【用法】水煎服，每日1剂。

【来源】张伯臾，上海中医学院教授（严世芸，等．张伯臾医案．第1版．上海：上海科学技术出版社，1979）。

三、温镇止豚方[△]

【组成】肉桂1.2克 紫石英15克（先煎） 煅龙骨12克 煅牡蛎30克 旋覆梗9克 煅代赭石12克 降香末1.5克 生白芍12克 炙甘草9克

【功效】温肾镇逆。

【主治】奔豚气，发则冲咽，剧则欲死。舌赤，脉沉细。

【用法】水煎服，每日1剂。

【来源】张震夏，上海中医学院教授（上海市卫生局．上海老中医经验选编．第1版．上海：上海科学技术出版社，1980）

四、疏肝平冲汤[△]

【组成】当归9克 醋炒柴胡4.5克 酒炒白芍6克 珍珠母30克（先煎） 丹参9克 八月札9克 白蒺藜9克 茯神15克 金铃子9克 降香屑1.8克（后入） 沉香片1.5克（后入） 橘叶络各4.5克

【功效】疏肝理气平逆。

【主治】用于营血不足，肝气横逆，风阳蠢动，中脘痞满，胁痛上冲喉间之肝气郁结上冲证。

【用法】水煎服，每日1剂。

【来源】张耀卿．内科临证录．第1版．上海：上海科学技术出版社，1978。

五、镇豚汤△

【组成】桂枝 10 克　茯苓 30 克　吴茱萸 10 克　炒白芍
15 克　炙甘草 10 克　白术 10 克　炒枳实 10 克　陈皮 10 克
法半夏 10 克　薏苡仁 25 克　生姜 3 片　大枣 5 枚

【功效】镇逆，降气，温中，散寒。

【主治】奔豚气腹痛。气从小腹起，循脐腹上冲胸膈至
咽，发作欲死，移时痛止病缓，伴腹痛。

【用法】水煎，分 3 次服。每日 1 剂。

【来源】张梦侬，湖北中医学院著名老中医（张梦侬．临
证会要．第 1 版．北京：人民卫生出版社，1981）。

狐　惑　病

狐惑病系一种感染虫毒所引起的疾患。临床症状以咽喉及
前后二阴溃疡或兼有目赤为特征。西医学的眼、口、生殖器综
合征，又名白塞氏综合征，其症状与狐惑病颇为近似，可按本
病治疗。

一、养阴解毒汤△

【组成】生地　当归　赤芍　川芎　川连　莲子心　生黄
芪　石楠叶　生甘草

【功效】养阴解毒。

【主治】用于外阴、口、舌、眼睑溃疡作痒，心烦失眠，
面色萎黄，精神不振，咽喉疼痛，腰酸乏力，纳谷不香，且饮
食时因舌部溃疡作痛而不敢多食，苔腻舌质偏黯，舌尖黯红有
溃疡，脉细数。

【用法】水煎服，每日 1 剂。另可用野菊花、地肤子煎汤

熏洗外阴。

【来源】董建华，北京中医学院教授（董建华．中医疑难病例分析．第 1 版．太原：山西科学教育出版社，1987）。

二、丁氏解毒汤[△]

【组成】当归 6 克 赤小豆 30 克 生地 12 克 丹皮 4.5 克 赤芍 6 克 槐米 9 克（包） 茯神 9 克 地榆炭 9 克 橘络 3 克 生薏仁 9 克 干柿饼 9 克 脏连丸 3 克

【功效】凉血解毒。

【主治】外痔焮痛，脱肛便血，大肠湿热留恋。

【用法】水煎服，每日 1 剂。外用黄连膏。

【来源】丁甘仁，著名中医学家（谭日强．金匮要略浅述．第 1 版．北京：人民卫生出版社，1981）。

三、凉血利湿解毒汤[△]

【组成】生地 12 克 丹皮 9 克 草薢 12 克 黄柏 9 克 薏仁 12 克 白鲜皮 12 克 地肤子 12 克 紫草 9 克 苍耳子 9 克 泽泻 12 克 龙胆草 6 克

【功效】凉血清热，利湿解毒。

【主治】眼结膜、鼻腔、咽部及阴道黏膜等散在性小溃疡，伴有分泌物，奇痒难忍。

【用法】水煎服，每日 1 剂。

【来源】朱锡祺，上海中医学院教授（上海市卫生局．上海老中医经验选编．第 1 版．上海：上海科学技术出版社，1980）。

四、谢氏解毒方[△]

【组成】黄连、黄柏、升麻、黄芩、木通各 1~2 克 生

地、土茯苓、生甘草各 15 克　银花、连翘、白芍各 20 克　栀子、丹皮、泽泻各 10 克

【功效】清热解毒。

【主治】狐惑病（白塞氏综合征）。

【用法】水煎服，每日 1 剂，可配用黄柏，青黛等分研细末外涂。

【来源】谢海洲，北京著名中医学家，教授（韦挥德，等．全国名老中医验方选集．第 1 版．北京：学术书刊出版社，1989）。

黄　　疸

黄疸是以目黄、身黄，小便黄为主证的病证。其中目黄为确诊本病的重要依据。现代医学中的急性传染性肝炎，胆道疾患，溶血性黄疸，钩端螺旋体病等发黄者，可按本病论治。

一、健胃和肝汤△

【组成】茵陈 9 克　制苍术 6 克　茯苓 9 克　黄柏 4.5 克　制半夏 6 克　小温中丸 6 克（分两次吞）　黑山栀 9 克　炒米仁 12 克　青陈皮各 4.5 克　赤小豆 9 克　佛手花 3 克

【功效】健胃、和肝、去湿、退黄。

【主治】黄疸性肝炎，胁下隐痛，面目萎黄，乏力，脉细弦。

【用法】水煎服，日 1 剂。

【来源】张汉伟，上海中医研究所主任医师（上海市卫生局．上海老中医经验．第 1 版．上海：上海科学技术出版社，1980）。

二、化瘀退黄方[△]

【组成】大黄 24 克 桃仁 9 克 地鳖虫 6 克 煨干漆 15 克 广三七 15 克 广犀角 9 克 赤芍 9 克 金钱草 30 克 大腹皮 15 克 青皮 9 克 广木香 9 克 茯苓皮 30 克

【功效】活血化瘀，行气利湿，佐以凉血。

【主治】黄疸，肝胆瘀阻型。身目深黄，腹胀，舌黯不鲜。

【用法】水煎服，每日 1 剂。

【来源】姜春华，上海第一医学院附属中山医院教授（上海市卫生局. 上海老中医经验选编. 第 1 版. 上海：上海科学技术出版社，1980）。

三、急黄清解方[△]

【组成】黄连 6 克 黄芩 12 克 山栀 12 克 茵陈 30 克 满天星 30 克 板蓝根 30 克 郁金 12 克 大黄 6 克 蒲公英 30 克 滑石 20 克 木通 12 克 车前草 30 克

【功效】清热解毒。

【主治】重症肝炎、中医谓之"急黄"，病势迅猛，黄疸进行性加深，高热，烦躁，神昏谵语，或有痉厥，容易出血，或身发斑疹，腹部胀满，或有腹水，舌绛，苔黄燥，脉象弦数。

【用法】水煎服，每日 1~2 剂。

【来源】龚志贤，重庆市中医研究所研究员兼所长（龚志贤. 龚志贤临床经验集. 第 1 版. 北京：人民卫生出版社，1984）。

四、茵陈解毒汤[△]

【组成】茵陈 15 克 栀子 10 克 龙胆草 6 克 银花 12~

15 克　板蓝根 10~15 克　金钱草 10~15 克

【功效】清热利湿解毒。

【主治】湿热内蕴之黄疸，身目皮肤黄如柏色，口干喜冷饮，腹胀胁痛，纳呆厌油，大便干燥色灰，脉弦滑或弦数，苔黄腻。

【用法】水煎服，每日 1 剂。胁痛加柴胡 10 克，郁金 10 克；腹胀重者加厚朴 6~10 克，山楂 10~12 克。

【来源】郭士魁，中国中医研究院著名中医学家（翁维良，等．郭士魁临床经验选集．第 1 版．北京：人民卫生出版社，1983）。

五、清热利胆方[△]

【组成】茵陈 6 克　郁金 3 克　酒芩 6 克　土茯苓 6 克　藿香 3 克　杏仁 3.5 克　橘红 3 克　赤芍 6 克　藕节 6 克　泽兰 6 克　车前子 6 克

【功效】清热利胆，芳化活血。

【主治】黏液性不全性阻塞性黄疸。

【用法】水煎服，每日 1 剂。此方为小儿用量，成人须酌加量。

【来源】关幼波，北京中医医院教授（余瀛鳌，等．现代名中医类案选．第 1 版．北京：人民卫生出版社，1983）。

六、新生儿阳黄清解汤

【组成】茵陈 10 克　白英 6 克　生栀子 6 克　黄柏 3 克　四川金钱草 15 克　川郁金 3 克

【主治】新生儿黄疸，常见于新生儿感染伴有发热及黄疸，新生儿肝炎综合征及部分新生儿阻塞性黄疸等，临床症状表现为阳黄者。

【用法】水煎服，每日 1 剂。

【来源】王著础，福建中医学院附属人民医院儿科主任医师（中国中医药报．第 3 版．1990 年 10 月 1 日）。

注：福建中医学院是现福建中医药大学，下同。

七、茵陈枣豆汤△

【组成】茵陈（布包）60 克　大枣 250 克　绿豆 125 克

【功效】利湿解毒。

【主治】肝胆湿热蕴积见面色黧黑而瘦，白睛及皮肤呈橘黄色，胁胀纳呆，恶心厌油腻，尿黄，苔黄，脉弦数。

【用法】加水煎煮，至枣及豆稀烂为止，去茵陈，吃枣及豆，并取汤频饮。

【来源】刘惠民，山东中医研究所所长，现代著名中医学家（戴岐，等．刘惠民医案．第 1 版．济南：山东科学技术出版社，1979）。

八、茵陈饮子

【组成】西茵陈 60 克　炒槐角 10 克（研）

【功效】宣湿清热，疏泄肝胆。

【主治】湿热阻遏致肝胆失疏，身目发黄。

【用法】滚开水冲泡，取汁代茶服，1 日服 1 剂，以黄疸全退为度。

【来源】张梦侬，湖北中医学院名中医（张梦侬．临证会要．第 1 版．北京：人民卫生出版社，1981）。

脱　肛

脱肛又称肛管直肠脱垂，系直肠黏膜、肛管直肠全层和部分乙状结肠向下移位，脱出肛外的一种疾病。多见于体质虚弱的老年人及小儿。

一、收肛散

【组成】五倍子 9 克　炒浮萍草 9 克　龙骨 9 克　木贼草 9 克

【功效】收涩固脱。

【主治】肛门直肠黏膜脱垂Ⅰ、Ⅱ度。

【用法】共研细末，干擦或麻油调敷。

【来源】上海中医学院曙光医院教授柏莲松（柏莲松．实用中医肛肠病学．第一版．上海：上海科技出版社，1988）。

二、益气升阳汤

【组成】黄芪 15 克　当归 10 克　党参 15 克　白术 10 克　柴胡 10 克　生麻 10 克　炙甘草 10 克　樗白皮 10 克　陈皮 10 克　罂粟壳 10 克

【功效】益气升阳。

【主治】脱肛。

【用法】每日 1 剂，水煎 3 次分服。

【来源】湖北中医学院名中医张梦侬（张梦侬．临证会要．第 1 版．北京：人民卫生出版社，1981）。

三、脱肛液

【组成】明矾 6 克　盐酸普鲁卡因 2 克　加水至 100 毫升

【功效】固肠收涩。

【主治】直肠脱垂。

【用法】注射于直肠周围或直肠黏膜层与肌层之间。

【来源】沈阳市痔瘘医院李润庭主任医师（李润庭．肛门直肠病学．第一版．沈阳：辽宁科技出版社，1987）。

附：山东中医学院方

注：山东中医学院是现山东中医药大学，下同。

1. 脱肛口服方

【组成】党参 30 克　升麻 12 克　卷柏 9 克　蒲公英 30 克
炙甘草 6 克

【用法】每日 1 剂，水煎 2 次分服。

2. 坐浴方

【组成】五倍子 30 克　地榆 30 克　苦参 30 克　芒硝
30 克

【用法】水煎坐浴。

癃　　闭

癃闭是指小便量少，点滴而出，甚则闭塞不通为主症的一
种疾患。以小便不利，点滴而短少，病势较缓者称为"癃"；
点滴不通，病势较急者称为"闭"。

一、猪苓通关启闭汤

【组成】猪苓 12 克　茯苓 15　泽泻 10 克　飞滑石 20 克
生黄芪 15 克　肉桂 3 克　阿胶 15 克（烊化）　知母 15 克
黄柏 6 克　没药 5 克　海金沙 6 克　生蒲黄 3 克　琥珀 1.5 克
（冲服）

【功效】通关启闭利尿。

【主治】老人癃闭（前列腺肿大）、淋证（肾盂肾炎、泌
尿系结石等）。

【加减】尿闭甚者加少量升麻；发烧者去肉桂、知母、黄
柏，加银花、荠菜花；热淋小便灼热疼痛者去肉桂、知母、黄

柏，加萹蓄、瞿麦、竹叶、银花；血淋去肉桂、知母、黄柏，加栀子、生地、白茅根、茜草；石淋者去肉桂、知母，加金钱草、鱼脑石、冬葵子。

【来源】天津中医学院杨锦堂教授（中国中医药报．第3版．1989，7）。

注：天津中医学院是现天津中医药大学，下同。

二、疏肝散结方

【组成】柴胡9克　丹参15克　赤芍15克　当归15克　生牡蛎30克（先下）　玄参15克　川贝母3克（分冲）　夏枯草15克　海藻15克　昆布15克　海浮石15克（先下）　牛膝9克

【功效】疏肝散结。

【主治】前列腺肥大，小便癃闭不通，多先由小便滴沥不尽开始，多见于老年。苔腻，脉弦有力。

【用法】每日1剂，水煎2次，分服。

【来源】北京中医学院印会河教授（印会河．中医内科新论．第1版．太原：山西人民出版社，1983）。

三、化瘀补肾汤

【组成】丹参15克　赤芍15克　桃仁10克　红花10克　淫羊藿15克　补骨脂15克　海藻15克　黄芪20克

【主治】老年人前列腺增生症，夜尿频多，排尿不爽，溺有余沥，甚至发生癃闭。

【加减】尿镜检有红细胞者加紫草10克，白细胞多者加黄柏15克，连翘15克。

【用法】每日1剂，煎2遍和匀，日3次分服。

【注意】忌饮酒及辛辣刺激性食物，避免受凉感冒。

【来源】解放军总医院陈树森教授（陈树森医疗经验集萃．第 1 版．北京：人民军医出版社，1989）。

四、愈癃启闭汤

【组成】黄芪 9~30 克 肉桂 3~9 克（后下） 熟大黄 5~9 克（后下） 桃仁 9 克 川牛膝 9~15 克 炮山甲 9~15 克 王不留行 15 克 虎杖 15 克 夏枯草 30 克 沉香 3 克（后下） 橘核 9 克

【功效】温阳化气，散结利窍。

【主治】前列腺肥大引起的老年人癃闭。

【加减】肾阳偏虚加淫羊藿；中虚明显加黄芪。

【用法】每日 1 剂，煎 2 次，空腹温服。

【注意】其他原因导致的癃闭不得滥用此方。

【来源】宁夏名老中医董平主任医师（中国中医药报．第 3 版．1990，9）。

水　　肿

水肿是因感受外邪，劳倦内伤，或饮食失调，使气化不利，津液输布失常，导致水液潴留，泛溢于肌肤，引起以头面、眼睑、四肢、腹背甚至全身浮肿等为临床特征的病证。与西医的急、慢性肾小球肾炎，肾病综合征，充血性心力衰竭，内分泌失调，以及营养障碍等疾病所出现的水肿较为相近。

一、加减益肾汤

【组成】当归 15 克 赤芍 15 克 川芎 9 克 丹参 15 克 桃仁 9 克 红花 9 克 蒲公英 30 克 紫地丁 30 克 山豆根 30 克 土茯苓 30 克 白茅根 30 克

【功效】活血解毒。

【主治】风水型"肾炎"。凡患者有肾炎临床症状，化验室检查符合肾小球肾炎者，即可先用此方。

【加减】贫血加党参、黄芪各15克，高血压加夏枯草15克。

【用法】每日1剂，水煎2次，分服。

【来源】北京中医学院印会河教授（印会河．中医内科新论．第1版．太原：山西人民出版社，1983）。

二、加味真武汤

【组成】茯苓30克　熟附片15~30克　白术12克　桂枝9克　白芍15克　甘草9克　生姜9克

【功能】温肾化水。

【主治】心力衰竭，肾阳式微者。症见水肿重在下肢或在脐下，四肢清凉，心悸头眩，筋惕肉瞤，小便短少，行动气喘，舌淡少苔，脉沉细。

【用法】每日1剂，水煎2次，分服。

【来源】北京中医学院印会河教授（印会河．中医内科新论．第1版．太原：山西人民出版社，1983）。

三、瞿附通阳汤

【组成】瞿麦9克　熟附子6克　淮山药9克　茯苓24克　天花粉9克　车前子9克　椒目3克　枫树果（路路通）15克　怀牛膝9克

【主治】慢性肾炎（水肿病），小便稀少，腹部臌大，手按之腹软而不坚，脉象沉迟或软弱，舌色淡红或舌质淡苔白干燥，血压高，气促急，体温低。

【注意】若有发热，小便赤，舌质红赤，脉象弦滑数，应用甘寒清热，利水退肿之剂，不宜温药，忌服本方。

【用法】浙江省中医院魏长春主任医师（魏长春．中医实践经验录．第 1 版．北京：人民卫生出版社，1986）。

四、导水茯苓汤

【组成】茯苓 24 克　麦冬、泽泻、白术、桑白皮各 9 克　苏叶 3 克　槟榔、木瓜、大腹皮各 6 克　陈皮、砂仁、广木香各 3 克　灯心草一束。

【主治】水肿病（慢性肾炎尿毒症）。头面手足遍身肿，按之塌陷，手起渐复。喘逆倚息，不能平卧、转侧，小便闭。

【用法】每日 1 剂，水煎 2 次，分服。

【注意】元阳衰弱，脾肾大亏的喘肿欲脱，宜益气回阳参附汤，忌此消导药。

【来源】浙江省中医院魏长春主任医师（魏长春．中医实践经验录．第 1 版．北京：人民卫生出版社，1986）。

五、宣肺利水方△

【组成】麻黄 10 克　杏仁 10 克　射干 10 克　紫菀 10 克　桑白皮 10 克　生姜 10 克　地骨皮 10 克　生石膏 12　生甘草 3 克　冬瓜皮 30 克　茯苓 15 克　车前子 15 克（包）

【功效】宣通肺气，通利三焦。

【主治】急性肾炎风寒型：感受寒邪，肺失宣达，三焦气化失调。症见恶寒发热，咳嗽，气喘，口渴，头面、下颏、四肢浮肿，甚或伴有胸水，尿少色黄，大便干。尿检：蛋白+++~++++，红细胞 20~30 个，白细胞 3~5 个，颗粒管型 1~3 个。血压偏高，舌苔薄白，脉紧紧或沉细。

【加减】如高度浮肿，麻黄重用可加至 15 克，有胸水去紫菀改用苦葶苈子 10 克。

【用法】每日 1 剂，水煎 2 次，分服。

【来源】北京中医医院姚正平老中医（《北京市老中医经验选编》编委会．北京市老中医经验选编．第 1 版．北京：北京出版社，1981）。

六、辛凉解毒方[△]

【组成】连翘 10 克　射干 10 克　银花 30 克　霜桑叶 12克　杭菊 12 克　板蓝根 12 克　生石膏 12 克　薄荷 3 克　蒲公英 15 克　杏仁 10 克　鲜茅根 60 克　生甘草 3 克

【功效】清热解毒，宣降肺气，调整三焦。

【主治】急性肾炎风热型，感受外风　内蕴热毒，肺失肃降，三焦气化失调。症见头痛发热，咽喉肿痛，咳嗽气喘，口渴喜饮，开始面部头皮浮肿，四肢轻度浮肿，逐渐高度浮肿，尿少赤涩，大便干。检查可见咽峡充血或咽壁有滤泡，扁桃体肿大充血，舌苔白，中心黄，质红，脉沉滑数或弦大躁动。尿蛋白+++～++++。红细胞满视野数 10 个以上，白细胞 10 个以下，颗粒管型 3～5 个。血压升高。

【用法】水煎服。

【来源】北京中医医院姚正平老中医（《北京市老中医经验选编》编委会．北京市老中医经验选编．第 1 版．北京：北京出版社，1981）。

七、六五地黄汤

【组成】干地黄 25 克　牡丹皮 10～20 克　炒山药 20 克山萸肉 15 克　白茯苓 15～25 克　盐泽泻 10～20 克　枸杞子 20克　女贞子 20 克　桑椹子 25 克　地肤子 15～25 克　车前子15～25 克（包煎）

【功效】滋补肝肾，淡渗利水。

【主治】肾病型肾炎，发病日久，肝肾阳伤者。症见颧面潮红或暗红、五心烦热、腰膝酸软、眩晕耳鸣、两目干涩、口燥咽干、夜热盗汗或轻度肿胀、便秘溲赤，舌质稍红或暗红，苔薄黄，或薄白，脉细数或沉滑数。

【用法】上方用冷水浸泡后煎服，文火煎煮两次，每次约30分钟，总量为300ml。分两次服用。

【来源】黑龙江中医学院马骥教授（中国中医药报．第3版．1990年，1）。

注：黑龙江中医学院是现黑龙江中医药大学，下同。

八、小儿肾病合剂

【组成】嫩苏梗9克　制厚朴10克　广陈皮6克　炒白术6克　肥知母9克　云茯苓9克　油葫芦10克　炒枳壳9克　麦冬9克　猪苓9克　泽泻9克　甘草6克

【功效】健脾化湿，调理脾胃。

【主治】小儿肾病综合征，及脾虚不运所致的肿胀。

【加减】感受风热，出现发热咳嗽咽痛时，可去方中苏梗、白术，加薄荷、芥穗、连翘、银花；感受风寒而见畏寒、身热肢冷时，可加羌活、防风、苏叶；正气偏虚，兼受时邪时，可加太子参、葛根、柴胡，仿人参败毒散意，以扶正祛邪；病久气阴两虚，或久服激素，出现面赤火升，阴虚阳亢时，可去白术、猪苓，重用知母、麦冬，或配生地以甘润滋阴。小儿肾病综合征所致水肿，临床颇为棘手，要在临症通权达变，不可拘泥一法一方；湿性黏腻，难获速效，医者不可不知。

【用法】每日1剂，水煎2次，分服。

【来源】天津中医学院附属医院李少川主任医师（中国中医药报．第3版．1990，2）。

淋　证

　　淋证以小便频急，淋漓不尽，尿道涩痛，小腹拘急，痛引脐中为特征，主要见于西医某些泌尿系统的疾病。如肾盂肾炎，膀胱炎，肾结核，泌尿系统结石，膀胱癌以及乳糜尿等病症。

一、加味八正散

　　【组成】木通 9 克　车前子 9 克（包）　　萹蓄 9 克　大黄 9 克　滑石 15 克（包）　　甘草梢 9 克　瞿麦 9 克　栀子 9 克　柴胡 30 克　五味子 9 克　黄柏 15 克

　　【功效】利水通淋。

　　【主治】泌尿系感染属湿热者，症见小便时阴中涩痛，或见寒热，尿黄赤而频，舌红苔黄，脉数。

　　【加减】痛甚者加琥珀末 3 克，另吞。

　　【用法】每日 1 剂，水煎 2 次，分服。

　　【来源】北京中医学院印会河教授（印会河．中医内科新论．第 1 版．太原：山西人民出版社，1983）。

二、清解分清汤△

　　【组成】当归 12 克　连翘 12 克　赤小豆 30 克　败酱草 30 克　蒲公英 30 克　木通 9 克　炒知母 12 克　炒黄柏 12 克　萹蓄 30 克　车前草 30 克　茅根 15 克　赤芍 9 克　益智仁 12 克　川革薢 9 克　乌药 9 克

　　【功效】清热解毒，分清通淋。

　　【主治】泌尿系感染，热毒型。症见尿频，尿急，尿道疼痛，尿意不尽，小腹拘急，腰痛，尿色赤浊，口苦干而渴，苔薄黄而干，舌尖红，脉弦数。尿检查，蛋白微量，红细胞40~50，白细胞满视野，脓细胞多数。

【加减】若仅有尿检异常而无自觉症状，乌药、益智仁即可不用。小腹下坠明显者加大黄3克。

【用法】每日1剂，水煎2次，分服。

【来源】北京中医医院姚正平老中医（《北京市老中医经验选编》编委会．北京市老中医经验选编．第1版．北京：北京出版社，1981）。

三、芳化解毒汤△

【组成】当归12克　连翘9克　赤小豆30克　蒲公英15克　藿香9克　佩兰12克　萹蓄30克　炒知母12克　炒黄柏12克　败酱草30克　石韦30克　滑石18克　甘草3克　益智仁12克　川草薢15克　乌药9克

【功效】芳化解毒，分清通淋。

【主治】泌尿系感染湿热型，体内素有湿郁或外受湿邪，湿郁化热，湿热下注膀胱成淋。症见尿频、尿急，尿道疼痛，尿意不尽且混浊，小腹胀，恶心呕吐，食纳不佳，身倦体重，口渴不思饮，午后发热。舌苔白腻中心黄，脉滑数。

【用法】每日1剂，水煎2次，分服。

【来源】北京中医医院姚王平老中医（《北京市老中医经验选编》编委会．北京市老中医经验选编．第1版．北京：北京出版社，1981）。

四、通淋化浊方

【组成】草薢15克　石菖蒲15克　川黄柏15克　白花蛇舌草30克　石韦15克　土贝母10克　马勃5克　怀牛膝10克　蝎尾1克（研面冲服，亦可用全蝎5克入煎）

【主治】泌尿系感染。属慢性顽固性，为湿浊下注引起者。症见尿液混浊，尿检白细胞持续不减。

【用法】上药用清水浸泡 30 分钟，再煎煮 30 分钟，每剂煎 2 次，将两煎药液混合。每日 1 剂，分 2 次服。

【注意】蝎尾化瘀通络止痛，其走窜力较强，故年老体弱者当慎用。

【来源】天津名中医柴彭年教授〔柴彭年．通淋化浊方．中医杂志，1989，30（9）〕。

肝　　炎

肝炎是感染肝炎病毒，引起肝脏损害的一种传染病。属中医"胁痛"等范畴。

一、清肝解毒方

【组成】柴胡 9 克　赤芍 15 克　当归 15 克　半夏 9 克黄芩 15 克　生牡蛎 30 克（先下）　板蓝根 15 克　土茯苓 30克　白茅根 30 克　蚤休 9 克　蒲公英 30 克

【功用】疏肝清热，养血柔肝。

【主治】乙型肝炎。

【用法】每日 1 剂，水煎 2 次分服。

【来源】北京中医学院印会河教授（印会河．中医内科新论．第 1 版．太原：山西人民出版社，1983）。

二、清胆解毒方

【组成】水牛角 15 克　广郁金 9 克　黄连面 3 克（冲服）黄芩 15 克　栀子 9 克　丹参 15 克　蒲公英 30 克　土茯苓 30克　白茅根 30 克　蚤休 9 克

【功效】清热解毒，化瘀和肝。

【主治】乙型肝炎。

【用法】每日 1 剂，水煎 2 次，分服。

【来源】北京中医学院印会河教授（印会河．中医内科新论．第 1 版．太原：山西人民出版社，1983）。

三、疏肝和络饮

【组成】北柴胡 9 克　生牡蛎 30 克　制香附 9 克　乌药 9 克　木香 6 克　白芍 9 克　当归 9 克　郁金 6 克　苍术 9 克　厚朴 6 克　枳壳 6 克　丝瓜络 9 克　冬瓜子 12 克

【功效】疏肝和络。

【主治】慢性肝炎。

【加减】潮热加银柴胡，香白薇，有汗用地骨皮，无汗用粉丹皮，食欲不振，无积滞者加大腹皮，鸡内金。有积滞者加焦山楂，炒麦芽。恶心呕吐，寒加半夏，陈皮，热加橘皮，竹茹，或加左金丸。肝区痛加延胡，金铃肉；如胀痛加姜黄，枳壳，灼痛加白薇，赤芍，甘草，刺痛加桃仁，红花。血流凝瘀，加蒲黄，五灵脂。肝肿大加青皮，当归。脾肿大加水红花子，炙鳖甲，地鳖虫。泄泻，无滞者加葛根，防风，白术，茯苓；有滞加炒六曲，焦山楂。属寒加炮姜，属热加黄连。便闭，虚闭加首乌，苁蓉；实闭加大黄，桃仁。积水加水红花子，泽兰。黄疸加茵陈，山栀。阳黄再加黄柏，黄芩，连翘，阴黄再加附子，桂枝，干姜。腹胀痛向周围放散者为气滞，加大腹皮，青皮，刺痛有定处者为瘀血，加桃仁，赤芍。

【用法】每日 1 剂，水煎 2 次，分服。

【来源】上海市中医文献馆陈苏生研究员（陈熠，等．难病辨治．第 1 版．上海：上海科学技术文献出版社，1987）。

四、五草汤

【组成】败酱草 62 克　鱼腥草 31 克　龙胆草 62 克　金钱草 31 克　车前草 31 克

【功效】清热解毒，利湿退黄。

【主治】急慢性肝炎。舌质红，苔黄或黄厚腻，脉沉弦或弦数。

【加减】黄疸明显者，方中加入茵陈 31 克　满天星 62 克；肝区胀痛甚者，加元胡 15 克　焦川楝 24 克；刺痛者，加五灵脂 15 克　蒲黄 15 克。

【用法】每日 1 剂，水煎 2 次，分服。

【来源】中国人民解放军第三军医大学大坪医院乔玉川（乔玉川．难病萃方．第 1 版．重庆：科学技术文献出版社重庆分社，1984）。

五、归芍和胁饮

【组成】当归　白芍　炒枳壳　甘草　香附　姜黄　黄芩青皮

【功效】行气和血。

【主治】无黄疸性肝炎，右胁胀痛，脘满少食，四肢无力，肝脏肿大，大便或干。

【加减】恶心欲吐加陈皮，竹茹，小便不利加通草；食入不化加六曲，麦芽。

【用法】每日 1 剂，水煎 2 次，分服。

【来源】山东省吴少怀老中医（王允升，等．吴少怀医案．第 1 版．山东：山东省科学技术出版社，1983）。

六、清肝凉胆汤

【组成】当归 川芎 白芍 柴胡 丹皮 山栀 胆草 枳壳 麦芽

【功效】行气调肝。

【主治】传染性肝炎，右胁胀满，烦躁，口苦，四肢倦怠，大便干，小便黄。

【加减】左胁痛加郁金；脘腹胀满加厚朴；口渴加花粉，麦冬；小腹痛加元胡，青皮。

【用法】每日 1 剂，水煎 2 次，分服。

【来源】山东省吴少怀老中医（王允升．等．吴少怀医案．第 1 版．山东：山东省科学技术出版社，1983）。

积　　聚

积聚是以腹内结块，或胀或痛为主要临床特征。多因正气亏虚，脏腑失和，气滞血瘀，痰浊蕴结腹内所致。包括西医的腹部肿瘤，肝脾肿大以及增生型肠结核，胃肠功能紊乱，不完全性肠梗阻等疾病。

一、软坚丸

【组成】皂矾（煅红醋浸）90 克　苍术（米泔水浸）15 克　甜酒曲 21 克　茵陈 60 克　鸡内金 15 克　郁金 15 克　金钱草 30 克　青蒿 45 克　鳖甲 100 克　黄芪 60 克　山甲珠 18 克　栀子 15 克　大黄（酒炒）9 克

【功效】消积散结。

【主治】肝区疼痛，肝大质硬，食欲不振，腹胀气撑，倦怠乏力，手足心热，胸、面部或有蜘蛛痣，黄疸等。舌质淡红，舌苔薄，或无苔，脉弦细。

【用法】先将鳖甲，黄芪，金钱草，茵陈，栀子，青蒿浓煎收膏至滴水成珠。再将皂矾，生鸡内金，郁金，苍术，大黄，甜酒曲，山甲珠，研极细混合伴上药使其均匀，蜂蜜炼为丸，每丸重 9 克，每日服 2 次，早晚各服 1 丸。

【来源】云南林业中心医院来春茂老中医（来春茂. 来春茂医话，第 1 版. 昆明：云南人民出版社，1984）。

二、肝硬化丸

【组成】柴胡 15 克　枳实 60 克　郁金 30 克　青陈皮各 15 克　当归 30 克　白芍 60 克　川芎 30 克　丹皮 30 克　桃仁 30 克　白人参 30 克　白术 60 克　茯苓 60 克　甘草 30 克　砂仁 15 克　苍术 30 克　川朴 30 克　三棱 30 克　莪术 30 克　木香 15 克　槟榔 30 克　半夏 30 克　乌药 30 克　牵牛子 30 克　地龙 30 克　上肉桂 15 克　川楝子 30 克　血竭 30 克　琥珀 30 克

【功效】行气消瘀，软坚散结。

【主治】慢性肝炎，早期肝硬化。

【用法】上药共研为末，水泛为丸，如绿豆大，每次服 9 克，每日 2~3 次，开水吞服。

【来源】北京施今墨老中医（陈熠，等. 难病辨治. 第 1 版. 上海：上海科学技术文献出版社，1987）。

三、化瘀益气方[△]

【组成】生大黄 6~9 克　桃仁 9 克　䗪虫（地鳖虫）9 克 炮山甲 9 克　丹参 9 克　鳖甲 12~15 克　黄芪 9~30 克　白术 15~60 克　党参 9 克

【功效】利气化瘀。

【主治】早期肝硬化。

【加减】湿热内蕴或湿热留滞，加茵陈、山栀、黄柏、龙胆草、蒲公英、大叶金钱草、大小蓟，大青叶、垂盆草、连翘、平地木、荷包草、全瓜蒌、丹皮、茯苓、砂仁、川朴等。气虚：加别直参 3 克或白参 9 克，方中党参、黄芪可加倍，并加黄精，黑大豆等。肝气郁滞：选加枳壳、柴胡、延胡、郁金、绿萼梅、苏罗子、青皮、陈皮、紫苏、木香等。阴虚选加生地、鳖甲、玄参、麦冬、瓜蒌仁、望江南、石斛、地骨皮、芦根等。脾肾阳虚：选加附子、桂枝、干姜、益智仁、厚朴、砂仁。

【用法】每日 1 剂，水煎 2 次，分服。

【来源】上海医科大学姜春华教授（陈熠，等．难病辨治．第 1 版．上海：上海科学技术文献出版社，1988）。

四、软坚散结汤△

【组成】绵茵陈 30 克　昆布 15 克　炒槐角 10 克　煨莪术 10 克　海藻 15 克　煨三棱 10 克　制鳖甲 15 克　赤芍 10 克　旋覆花 10 克（布包）　五灵脂 10 克　蒲黄 10 克　夏枯草 30 克　蒲公英 30 克

【功效】消坚散结。

【主治】肝炎日久，肝脏肿大，坚硬作痛，肝功能较差者。

【用法】水煎，两日 1 剂，分 4 次温服（1 日服 2 次）。

【注意】如无不良反应，可续服两月，至肝区不痛，肝脏变软，肝脏缩小停药。

【来源】湖北中医学院张梦侬教授（张梦侬．临证会要．第 1 版．北京：人民卫生出版社，1984）。

臌　胀

臌胀是因腹部胀大如鼓而命名。以腹部胀大，皮色苍黄，甚则腹水青筋暴露，四肢不肿或微肿为特征。多因酒食不节，情志所伤，感染血吸虫，劳欲过度，以积黄疸。积聚失治，使肝、脾、肾功能失调，气血水瘀积于腹内而成。主要见于西医的肝硬化腹水。

一、消臌利水汤

【组成】对坐草、白毛藤、白毛根、路路通各 30 克

【功效】化瘀利水。

【主治】肝硬化腹水，腹臌大坚硬，起青筋，四肢瘦，行动气喘急，面容瘦削，脉弦，或弦细，舌色深红，胃纳不佳，心情郁闷不乐。俗名臌胀实症。

【用法】水煎服，连服 10~20 剂。

【注意】若阳气衰弱，面白肢冷，大便溏薄，行动气促，腹臌大，按之软，此属虚证，忌服此方。

【来源】浙江省中医院魏长春主任医师（魏长春. 中医实践经验录. 第 1 版. 人民卫生出版社，1986）。

二、分水丹

【组成】甘遂 3 克　甘草 15 克

【功效】泻下逐水。

【主治】肝硬化腹水，第一次出现腹水体制尚未衰败者。

【用法】共为细末，醋糊为丸如黄豆大，每晨空腹服 15~30 粒，白水送下。

【注意】甘遂与甘草的用量比例是 1：5，用醋打面糊为

丸。若用药过程中患者出现恶心呕吐绿水时，则应停药。

【来源】北京中医医院关幼波教授（北京中医医院编．关幼波临床经验选．第1版．北京：人民卫生出版社，1979）。

三、化瘀通气排水方

【组成】柴胡9克　赤芍15克　丹参15克　当归15克　生牡蛎30克（先下）　广郁金9克　川楝子12克　桃仁9克　红花9克　桔梗9克　紫菀9克　䗪虫9克　椒目9克　葶苈子9克

【功效】化瘀软坚，通利三焦。

【主治】肝硬化腹水，腹大如鼓，胸胁胀满，其病多由气臌积渐而来。腹中水渍，转侧有声，鼓之则移动性浊音明显，下肢可见浮肿，面色萎黄，小便短少，大便时干，脉细数。

【加减】体虚加阿胶9克（化冲），便实加大黄9克。

【用法】每日1剂，水煎2次，分服。

【来源】北京中医学院印会河教授（印会河．中医内科新论．第1版．太原：山西人民出版社，1983）。

四、肿臌丸

【组成】醋甘遂24克　苦葶苈21克　川牛膝15克　广木香6克　南沉香3克　蟋蟀（焙干）2个　巴豆（去油）3个　人参6克

【功效】逐水消胀。

【主治】肝硬化腹水。

【用法】上药共为细末，炼蜜为丸，如梧桐子大（约0.5克）。每服15丸。日1次。

【来源】郑州市王其玉老中医（河南省卫生厅编．河南省名老中医经验集锦．第1版．河南：河南科学技术出版社，

1985）。

五、臌胀丸

【组成】苍白术各 60 克　川厚朴 60 克　炒枳实 60 克　旋覆花炭 60 克　煨三棱 60 克　莪术 60 克　醋炒鳖甲 90 克　绵茵陈 120 克　炒槐角 60 克　广陈皮 60 克　败酱草 90 克　赤白芍各 60 克　红豆 120 克　昆布 60 克　海藻 60 克　槟榔 60 克　干䗪虫（土鳖）30 个　干蝼蛄（土狗）30 个　蒲公英 120 克　地丁 120 克

【功效】疏肝理脾，活血消瘀，清热利湿，软坚散结。

【主治】肝硬化腹水，脘腹坚硬胀满如鼓，肝区时痛，腹壁静脉怒张，肢体出现明显蜘蛛痣及红斑掌，四肢干瘦，食少，溺短，神倦，体困，动则气短作喘，也有发生黄疸者，日久失治，则正气衰竭，发生肝昏迷而致死之。

【用法】共炒焦，研极细。另用：皂矾 120 克，入半斤醋中，加热熔化，再加入粟米 1000 克，拌匀，晒干，入锅内慢火炒成炭，待烟尽，俟冷，隔纸将粟米炭推地上，约两小时许，以去火气，研极细，再加入上药末中共研匀，后用白面粉750 克加醋与水各半，打成糊，和合为丸，如小豆大，晒干。每次服 30 粒，饭前糖化开水送下，每日三次。如服后胃中有嘈杂感，可只服 20 粒或 10 粒，待反应消失时，每日加服 5粒，逐渐加至每次 30 粒，最多每次不得超过 40 粒。如服一疗程后，病势减退，可照方配制继续多服，以愈为度。

【来源】湖北中医学院张梦侬教授（张梦侬．临证会要．第 1 版．北京：人民卫生出版社，1984）。

癫　狂

癫证以精神抑郁，表情淡漠，沉默痴呆，语无伦次，静而少动为特征，多由痰气郁结，蒙蔽心窍所致。狂证以精神亢奋，狂躁刚暴，喧扰不宁，毁物打骂，动而多怒为特征，多由痰火壅盛，迷塞心窍所致。类似于西医学的某些精神病。

一、豁痰定狂汤

【组成】生龙齿 30 克　生牡蛎 30 克　生石决明 30 克　生珍珠母 30 克　胆草 10 克　天竺黄 10 克　九菖蒲 10 克　矾郁金 10 克　旋覆花 10 克　代赭石 10~30 克　金礞石 10~30 克　沉香 3 克　黄芩 10 克　大黄 6 克

【功效】镇肝宁心，豁痰泻火。

【主治】狂妄打骂，不避亲疏，或登高而歌，或弃衣而走。

【用法】水煎 300 毫升，分两次服。另配：甘遂 1.5 克，朱砂 1.5 克，两味研细，每早空腹 1 次随汤药送下。

【来源】天津市长征医院王季儒老中医（王季儒．治疗癫狂经验点滴．北京中医，1984，1）。

二、加味温胆汤

【组成】清半夏 10 克　广陈皮 10 克　茯神 12 克　远志 10 克　竹茹 12 克　枳实 10 克　九节菖蒲 10 克　矾郁金 10 克　天竺黄 10 克　磁石 30 克　生龙齿 15 克　生牡蛎 15 克　胆南星 10 克　朱砂 1.5 克（冲）

【功效】疏肝宁心，化痰开窍。

【主治】沉默寡言，或喃喃自语，精神失常。

【用法】每日 1 剂，水煎 2 次，分服。

【来源】天津市长征医院王季儒老中医（王季儒．治疗癫狂经验点滴．北京中医，1984，1）。

三、清热涤痰治狂汤

【组成】大黄 10 克　元胡粉 10 克　枳实 10 克　川芎 10 克　生石膏 30 克　香附 10 克　青皮 10 克　郁金 10 克　菖蒲 10 克　合欢花 30 克　胆南星 10 克　清半夏 10 克　青礞石 10 克

【功效】清热涤痰，疏肝安神。

【主治】狂证发作不久，行为紊乱，弃衣而走，登高而歌，逾垣上屋，詈骂不避亲疏，大便秘结，舌苔黄燥厚，脉弦滑而数。

【用法】每日 1 剂，水煎 2 剂，分服。

【来源】沈全鱼老中医（沈全鱼，等．癫狂痫证治．第 1 版．北京：中医古籍出版社，1989）。

四、清热化痰治癫汤

【组成】郁金 10 克　枯白矾 10 克　半夏 10 克　茯苓 10 克　橘皮 10 克　竹茹 6 克　胆南星 10 克　天竺黄 10 克　石菖蒲 10 克　黄连 10 克　白芍 10 克

【功效】清热降逆，化痰开窍。

【主治】精神抑郁，表情淡漠，寡言呆滞，或多疑善虑，语无伦次，或喃喃自语，喜怒无常，舌苔白腻，脉象弦滑。中西相参，本方可治疗单纯型精神分裂症。

【用法】水煎服，每日 1 剂。

【来源】沈全鱼老中医（沈全鱼，等．癫狂痫证治．第 1 版．北京：中医古籍出版社，1989）。

五、加味三一承气汤

【组成】柴胡、厚朴、山栀仁、郁金、枳壳、生甘草各 10 克　苦参、丹参各 15 克　赭石粉、白茅根各 60 克　锦纹大黄（另用水煎，分三次兑服）　净芒硝（分三次冲入药中服）各 30 克

【功效】解郁、泻火、平肝、镇逆、安神、祛痰。

【主治】精神抑郁，表情淡漠，腹胀便结。

【用法】另用生铁落半斤（打铁时落下来的铁粉），入瓦钵中，加水用棒磨研成黑水，既用此水熬药，铁渣可加水再研，煎药渣时也加此水。以三剂为一疗程。服药后，大便泻，不必止，泻去火邪，则能止狂。

【来源】湖北中医学院张梦侬教授（张梦侬．临证会要．第 1 版．北京：人民卫生出版社，1984）。

癫　痫

癫痫是以突然仆倒，昏不知人，口吐涎沫，两目上视，肢体抽搐，或口中如作猪羊叫声等神志表现失常为主要临床表现的一种发作性疾病。又称痫证，癫疾，俗称"羊痫风"。

一、五石散

【组成】珍珠母 94 克　代赭石 62 克　青礞石 46 克　生明矾 94 克　琥珀 62 克　石菖蒲 125 克　僵蚕 110 克　蚱蜢 110 克

【功效】平肝化痰止痉。

【主治】癫痫。

【用法】代赭石，青礞石二味置砂锅内用烈火煅，烧红后

取出来醋淬之（3~7次），然后再用清水漂两天（中间换水两次），捞起晒干；生明矾（即白矾、酸矾），用猪牙皂角 62 克槌碎冷水浸泡后，搓揉汁去渣，将明矾入皂角汁中熬干；珍珠母洗净晒干；琥珀将粘连的洗土夹石去净，选质透明有光泽者。以上五味碾细过筛，随后放在盂钵中加水飞至极细，以放在舌上无渣淬为度，晒干听用。

僵蚕拣去茧衣，筛去屑子，用清水淘净晒干，麸皮拌炒至黄色为度，筛去麸皮。蚱蜢去翅微炒香；石菖蒲切片晒干生用。以上三味碾细过筛，和前药混合成散剂，收贮勿泄气即可。

1~3 岁小儿每次服 2~3 克，3~6 岁每次服 3~5 克，6~9 岁每次服 3~6 克，9~12 岁每次服 5~8 克，12 岁以上同成人量每次服 6~10 克。

【来源】云南林业中心医院来春茂老中医（来春茂．来春茂医话．第 1 版．昆明：云南人民出版社，1984）。

二、二虫定痫散△

【组成】蜈蚣、全蝎各等分

【功效】息风止痉。

【主治】癫痫，抽搐。

【加减】痰多者加川贝母，天竺黄；火盛者，加黄连，龙胆草。

【用法】共为细末，每服 1~3 克（按年龄、病情增减用量），一日三次，开水送下。

【来源】南通市中医院朱良春（朱良春．虫类药的应用．第 1 版．江苏：江苏科学技术出版社，1988）。

三、抵当汤加味

【组成】水蛭 12 克　　虻虫 9 克　　桃仁 12 克　　大黄 9 克

蟅虫9克 地龙15克 僵蚕9克 全蝎6克 蜈蚣两条 花蕊石20克

【功效】活血化瘀

【主治】外伤癫痫。有脑外伤史，发则昏眩倒仆，抽搐强直，口角流涎，有时发出不寻常的叫号声，舌红苔腻，脉弦数，大便干。

【用法】每日1剂，水煎2次，分服。

【来源】北京中医学院印会河教授（印会河．中医内科新论．第1版．太原：山西人民出版社，1983）。

四、抗痫散

【组成】太子参 茯苓 石菖蒲 胆南星 天麻 半夏 橘红 枳壳 沉香 青果 神曲 琥珀 川芎 羌活

【功效】息风化痰。

【主治】小儿癫痫。

【加减】风痰痫加钩藤，生铁落，代赭石，朱砂；痰浊痫加天竺黄，瓜蒌；风痰火痫加山栀，薄荷，黄连，大黄；风痰瘀痫加香附，牛膝，益母草；风痰惊痫加夜交藤，朱砂，生龙齿；风痰虚痫加党参，白术；伴肾虚者加服河车八味丸；对于发作频繁，症状较重者，将散剂改为汤剂。

【用法】上药共为细末，根据年龄用药，冲服。

【来源】天津中医学院李少川主任医师［马融．抗痫散为主治疗小儿痫证73例临床观察及实验研究．北京中医，1988，30（1）］。

五、镇痫丸△

【组成】丹参、茯苓、远志、龙齿粉、石菖蒲（盐水炒）、陈皮（盐水炒）、白术、枳实、木香、朴硝、煅青礞石、黄芩、酒炒大黄、法半夏、朱砂（另研极细，不见火，后上衣）各 60 克　甘草、胡黄连、胆南星各 30 克　沉香 15 克　煅磁石 90 克

【功效】息风化痰定痫。

【主治】癫痫：大叫一声，猝然昏倒，亦有不叫而昏倒者，人事不省，感觉全失，肢体抽搐，口吐泡沫，亦有因咬伤其舌，泡沫中带血液者。

【用法】共炒研末，打糊为丸，绿豆大，晒干，用朱砂上衣，打蜡，撞光，瓷瓶密贮。每次服 40 粒，每日两次，饭后开水送下。有的患者服药 5~7 日，可能泻下痰液样大便多次，则停药观察，以后可按法续服。

【来源】湖南中医学院张梦侬教授（张梦侬．临证会要．第 1 版．北京：人民卫生出版社，1984）。

心　悸

心悸是指患者自感心中急剧跳动，惊慌不安，不能自主，或脉见参伍不调的一种证候。包括西医各种原因引起的心律失常，如心动过速、心动过缓、过早搏动、心房颤动与扑动、房室传导阻滞、束支传导阻滞、病态窦房结综合征，预激综合征、心力衰竭、心肌炎、心包炎以及一部分神经官能症等。

一、整脉饮

【组成】生地 15 克　桂枝 6~12 克　麦冬 15 克　甘草 6 克　丹参 15 克　黄芪 15 克　大青叶 15 克　苦参 12 克　茶树根 15 克

【功效】助心气，养心阴，清邪热，整心脉。

【主治】病毒性心肌炎，及其后遗症伴见心律失常者。症

见胸闷心悸，心烦少寐，口干咽痛，舌质偏红，脉有歇止。

【加减】咽痛明显，病毒感染较重加蒲公英 15 克，地丁草 15 克。口腔溃疡，加野蔷薇根 25~30 克。若阴虚症状不明显而气虚症状突出，可去大青叶加党参 12 克，桂枝剂量亦可酌情加重。

【用法】每日 1 剂，水煎 2 次，分服。

【来源】上海中医学院附属岳阳医院朱锡祺主任医师（陈熠，等．难病辨治．第 1 版．上海：上海科学技术文献出版社，1987）。

二、宁心饮

【组成】太子参 15~30 克　麦冬 15 克　五味子 6 克　淮小麦 30 克　甘草 6 克　大枣 7 枚　丹参 15 克　百合 15 克　龙牡各 30 克　磁石 30 克

【功效】益气养阴，宁心调神。

【主治】心悸难宁，胸闷烦热，口干津少；少寐多梦，或伴汗出。苔少质红，脉细数或有间歇。多用于窦性心动过速、室上性心动过速、心脏神经官能症等。

【加减】心悸甚加生铁落 30 克，天王补心丹 12 克（吞）；多梦心烦加景天三七 30 克，柏子仁 12 克，莲子心 6 克；口干津少、苔少或光加石斛 15 克，天花粉 15~30 克；便秘加大黄 3~4.5 克。咽痛加玄参 12 克。

【用法】每日 1 剂，水煎 2 次，分服。

【来源】上海中医学院附属岳阳医院朱锡祺主任医师（陈熠等．难病辨治．第 1 版．上海：上海科学技术文献出版社，1987）。

三、渗湿逐饮汤

【组成】半夏 10 克　风化硝 10 克（冲）　茯苓 31 克

花槟榔 10 克　猪苓 31 克　郁李仁 16 克

【功效】渗湿逐饮。

【主治】痰饮心悸。症见心悸心慌，伴有失眠，头晕等。

【用法】每日 1 剂，水煎 2 次，分服。

【来源】北京中医医院秦厚生老中医（《北京市老中医经验选编》编委会．北京市老中医经验选编．第 1 版．北京：北京出版社，1981）。

四、心律失常方△

【组成】生地 12 克　丹皮 12 克　知母 9 克　黄柏 6 克黄连 6 克　龙眼肉 12 克　玉竹 12 克　莲子肉 12 克　枣仁 9克　夜交藤 15 克　珍珠母 15 克

【功效】滋阴养血，定心安神。

【主治】心悸（心律失常）。

【加减】失眠多梦加朱砂安神丸 1 粒；口苦、苔黄加龙胆草 12 克；血压高、头晕加玄参 12 克、钩藤 12 克；地龙 12克；五心烦热、面红、盗汗加地骨皮 12 克；月经失调加益母草 18 克；舌质有紫痕、瘀斑，胸部隐痛加丹参 15 克。

【用法】每日 1 剂，水煎 2 次，分服。

【来源】河北中医学院薛芳副教授〔薛芳，等．调养心神治疗心律失常 57 例临床分析．河北中医学院学报，1986，1（2）〕。

注：河北中医学院是现河北中医药大学，下同。

不　　寐

不寐，即失眠。由于外感或内伤等病因，致使心、肝、胆、脾、胃、肾等脏腑功能失调，心神不安而成本病。不寐在古代书籍中称为"不得眠"、"目不瞑",亦有称为不得卧者。可见于西医的神经官能症、高血压、脑动脉硬化、贫血、肝炎、更年期综合征以及某些精神病等。

一、除痰降火方

【组成】柴胡9克 黄芩15克 半夏12克 青皮9克 枳壳9克 竹茹9克 珍珠母50克（先下） 龙胆草9克 栀子9克 夜交藤15克

【功效】除痰降火。

【主治】痰火郁结型失眠。症见失眠,多梦,头脑昏涨而痛;心烦易怒,胁胀胃堵,白天困倦思眠,但不能睡,晚间精神倍增,无睡意。脉弦滑或数,舌略红,苔白腻或黄腻,便干,多思善虑。

【用法】每日1剂,水煎2次,分服。

【来源】北京中医学院印会河教授（印会河.中医内科新论.第1版.太原:山西人民出版社,1983）。

二、理消汤△

【组成】川厚朴 槟榔片 焦麦芽 藿香 广木香 陈皮 首乌藤 杭芍 神曲

【功效】理气消食,和中安眠。

【主治】肝胃不和,失眠多梦,中脘胀满疼痛,不思饮食,胸闷不舒,眩晕疲困,舌苔白厚,质红,脉弦,右关有力。

【加减】如伤肉食加山楂,白蔻。

【用法】每日1剂,水煎2次,分服。

【来源】北京市宣武区中医医院刘春圃老中医（《北京市老中医经验选编》编委会.北京市老中医经验选编.第1版.

北京：北京出版社，1981）。

三、百合夏枯草汤

【组成】百合 30 克　夏枯草 15 克

【功效】滋阴清热，泻火安神。

【主治】长时间失眠，神情不安，心悸，烦躁，脉弦，舌苔薄而舌质红。

【加减】肝肾不足，加枸杞子，制首乌；虚烦心悸不安，加柏子仁，酸枣仁；食欲不振，加广木香，红枣。

【用法】每日 1 剂，水煎 2 次，分服。

【注意】若肝阳炽盛，湿火内蕴，烦躁头痛失眠，舌质深红，苔黄，大便秘结，宜泻肝降火，非此方所能治。

【来源】浙江省中医院魏长春主任医师（魏长春．中医实践经验录．第 1 版．北京：人民卫生出版社，1986）。

四、复方丹参酒

【组成】丹参 50 克　石菖蒲 50 克　元胡 50 克　五味子 30 克

【功效】安神除烦，益心止悸。

【主治】心烦意乱，不能入睡，睡亦不深，多梦易醒者。

【加减】时易心悸，健忘神疲者加生晒参 50 克。

【用法】上药共研粗粉，加白酒 500 毫升，泡 2 周后，需要时睡前服 5~10 毫升。

【注意】对酒精过敏，有胃炎及溃疡病者忌服。

【来源】解放军总医院陈树森教授（陈树森．陈树森医疗经验集萃．第 1 版．北京：人民军医出版社，1989）。

五、枣仁安神散（丸）

【组成】酸枣仁 100 克　琥珀 50 克　玄胡 50 克

【功效】镇静安神。

【主治】心烦意乱，不能入睡，睡亦不深，多梦易醒，不能饮酒者。

【加减】神疲乏力者用人参叶 6 克，开水泡 1~2 小时后送服本方。

【用法】研细末，每服 2~3 克，睡前温开水和服，或研细末后炼蜜为丸，每粒 1 克，每服 2~3 粒，睡前温开水送下。

【注意】有效即停，不能久服。以后需要时再服仍效。

【来源】解放军总医院陈树森教授（陈树森．陈树森医疗经验集萃．第 1 版．北京：人民军医出版社，1989）。

六、痰饮不寐方△

【组成】法半夏、陈皮、炙甘草、炒枳壳、瓜蒌皮、炒薤仁、竹茹各 10 克　茯苓 10 克　苡仁 15 克　高粱米（秫米）60 克　生姜 3 片

【功效】化痰饮，决壅塞，通经络，和阴阳。

【主治】入夜张目不瞑，因而经常失眠，形体一般较胖，脉多弦滑寸大。虽常服安神镇静之剂，效均不显。

【用法】水煎，分三次服，五剂为一疗程。如病未痊愈，可续服五剂。

【来源】湖北中医学院张梦侬教授（张梦侬．临证会要．第 1 版．北京：人民卫生出版社，1984）。

七、惊恐不寐方△

【组成】炒枣仁、生甘草、麦冬、陈皮、郁李仁、远志肉、枳实、法半夏各 10 克　朱茯苓、丹参、龙牡粉、猪胆皮（酒炒）各 15 克

【功效】镇静安神，祛痰涤饮。

【主治】白日猝然受惊，入夜常不能寐，寐则惊悸而醒。故自日常感头目眩晕胀闷。

【用法】水煎，分3次温服，5剂为1疗程。

【来源】湖北中医学院张梦侬教授（张梦侬. 临证会要. 第1版. 北京：人民卫生出版社，1984）。

八、除痰安寐汤

【组成】北柴胡10克　法半夏10克　淡枯芩12克　炙青皮10克　枳实10克　制南星6克　竹茹12克　龙胆草10克　栀子10克　珍珠母60克（先下）　礞石30克（先下）　合欢皮15克　夜交藤30克　葛根30克

【功效】祛痰镇静，解郁疏肝，安神除烦。

【主治】由七情之郁而引起的：失眠、烦躁、乱梦、头痛昏晕、多愁善感、疑虑妄想、惊悸夜游、无端喜怒悲啼涕泣，以及幻睡等症。即现代医学所称之癔症及神经官能症。

【加减】头痛甚者，中医称为痰厥头痛者，加钩藤30克，菊花10克，白蒺藜15克，赤芍30克以舒挛镇痛；大便干结者，加瓜蒌仁12克，生大黄6克以润肠通便；抽搐动风者，加羚角面1克（分冲），以清肝息风。狂言乱语、躁动不安、幻视幻听者，则其病已由量变到质变，属于癫狂之症，即今之所谓"精神分裂症"类。本方须加菖蒲10克、远志6克，以豁痰开窍，补加"礞石滚痰丸"6～9克，上午一次服下，下午可得泻下两三次不等。慎不可睡前服用此丸，因此药起作用时，可见腹痛泻下，影响睡眠，反滋病变。

【用法】方中珍珠母，礞石两药，须先放入水中煎沸约半小时，然后纳入其余诸药，因此两味为介类及矿物药，非久煎不能。余可按常法煎取浓汁约150毫升，煎两次，服两次，距离吃饭约一小时，煎后均可。

【来源】北京中医学院印会河教授（中国中医药报．第 3 版．1990 年 3 月 30 日）。

眩 晕

眩晕是目眩与头晕的总称。目眩即眼花或眼前发黑，视物模糊；头晕即感觉自身或外界景物旋转，站立不稳。两者常同时并见，故统称为眩晕。可见于西医的美尼尔氏病、迷路炎、内耳药物中毒、前庭神经元炎、位置性眩晕、晕动病、脑动脉粥样硬化、高血压病、椎基底动脉供血不足、阵发性心动过速、房室传导阻滞、贫血、中毒性眩晕、眼原性眩晕、头部外伤后眩晕、神经官能症等。

一、黄精四草汤

【组成】黄精 20 克　夏枯草、益母草、车前草、豨莶草各 15 克

【功效】滋阴平肝泄热。

【主治】高血压病。

【用法】先将上药用水浸泡 30 分钟，再煎煮 30 分钟，每剂煎两次。将两次煎出的药液混合。每日 1 剂，早晚分服。

【来源】北京中医学院董建华教授［董建华．黄精四草汤．中医杂志，1989，30（9）］。

二、黄芩泻火汤

【组成】黄芩　山栀　大黄　白芍　甘草　生地　钩藤怀牛膝

【功效】清肝泻火。

【主治】高血压初起，患者体盛性刚，烦躁易怒，口苦烘

热，目赤，头痛，头胀，大便干结，脉弦劲，舌红，苔黄，血压常有波动，且以收缩压为主。

【用法】每日1剂，水煎2次，分服。

【来源】浙江省中医院魏长春主任医师［何任，等．高血压证治．中医杂志，1986，27（2）］。

三、降压调肝汤

【组成】谷精草　夏枯草　野菊花　钩藤　决明子　地龙旱莲草　桑寄生　怀牛膝

【功效】平肝降逆。

【主治】高血压，病已经年，头昏目眩欲仆，心烦，夜寐欠安，下肢酸软，面颊红赤发麻，脉弦，舌红，收缩压与舒张压均持续升高。

【用法】水煎2次，分服，每日1剂。

【来源】浙江省中医院魏长春主任医师［何任，等．高血压证治．中医杂志，1986，27（2）］。

四、降压膏

【组成】熟地30克　女贞子20克　牡丹皮15克　槐米15克　夏枯草30克　桑寄生24克　牛膝15克　生石决明30克

【功效】滋阴潜阳，降压止眩。

【主治】肝肾阴虚，髓海失充所引起的眩晕症。对年老阴阳失调而引起的高血压症，尤为适应，其降压效果可靠，且不易反复。

【用法】每日1剂，水煎2次，分服。

【来源】河南临汝县中医院桂清理老中医（河南省卫生厅编．河南省名老中医经验集锦．第1版．河南：河南科学技术出版社，1985）。

五、清泄肝胆方

【组成】柴胡 9 克　黄芩 15 克　半夏 12 克　青皮 9 克
枳壳 9 克　竹茹 9 克　龙胆草 9 克　栀子 9 克　蔓荆子 12 克
苍耳子 9 克　大青叶 15 克

【功效】清泄肝胆。

【主治】内耳性眩晕，症见头晕目眩，畏光，耳胀耳鸣，
口苦，甚则汗出呕吐，苔白腻，脉弦。

【用法】每日 1 剂，水煎 2 次，分服。

【注意】慎勿加入重镇潜阳之药。

【来源】北京中医学院印会河教授（印会河．中医内科新
论．第 1 版．太原：山西人民出版社，1983）。

六、降压 2 号丸

【组成】草决明　野菊花　黄芩

【功效】息风平肝。

【主治】肝阳或肝火头晕头痛，1～2 期高血压。

【用法】共研细末，水泛小丸，每日 3 次，每次 10 克。

【来源】西苑医院郭士魁老中医（翁维良，等．杂病证治．
第 1 版．北京：人民卫生出版社，1988）。

七、玉石汤

【组成】生石膏、玉竹、钩藤各 30 克　玄参 15 克　女贞
子 12 克　车前草 24 克（鲜草功效尤佳用 60 克）

【功效】平肝潜阳，泄热息风。

【主治】高血压病早期，肝阳偏亢，头部痛胀，面红目
赤，眩晕，腰楚，口苦咽干，气粗便秘，烦躁易怒，睡卧不安

或夜梦纷纭，小便短黄，舌红，苔黄干，脉弦数有力。

【加减】烦热甚者，加生地 15 克，粉丹皮 12 克或地骨皮 15 克，知母 9 克，以滋阴凉血；眩晕如处舟中，加珍珠母 30 克或石决明 30 克，以平肝潜阳；失眠肢楚，加酸枣仁 15 克，夜交藤 15 克，以养血安神；或加紫丹参 30 克，活血通络，引阳入阴，镇静催眠；便秘腹胀，加大黄 9 克，以涤垢泻火；痰多加胆星 6 克，竹沥 30 克（如无竹沥，可加天竺黄 9 克），以清热祛痰，除烦止晕；头痛目胀，指麻震颤，此热盛而内风萌动，可择加夏枯草 30 克，黑芝麻 12 克，桑叶 9 克，白菊花 9 克，天冬 15 克　麦冬 15 克，清热息风，养阴柔肝。

【用法】每日 1 剂，水煎 2 次，分服。

【来源】云南林业中心医院来春茂老中医（来春茂. 来春茂医话. 第 1 版. 昆明：云南人民出版社，1984）。

八、降压汤[△]

【组成】川芎 12 克　菊花 20 克　地龙 10 克　川牛膝 15 克　夏枯草 30 克　地骨皮 30 克　玉米须 30 克

【功效】平肝清热，通络止痛。

【主治】因肝阳上亢所致的眩晕头痛，耳鸣，脉弦实等证。

【用法】每日 1 剂，水煎 2 次，分服。

【来源】重庆市中医研究所研究员龚志贤（龚志贤. 龚志贤临床经验集. 第 1 版. 北京：人民卫生出版社，1984）。

头　痛

头痛是临床常见的症状之一，凡外感或内伤以头痛为主证者，皆属头痛。可见于传染性及感染性发热之疾病、高血压、颅内疾病、神经官能症、偏头痛等疾病中。

一、偏头痛熏方[△]

【组成】透骨草 30 克 川芎 15 克 细辛 15 克 白芷 15 克 白僵蚕 1 岁 1 个

【功效】祛风通络止痛。

【主治】偏头痛（血管神经性头痛，三叉神经痛）。

【加减】风寒加荆芥 10 克 防风 10 克；风热加菊花 12 克 薄荷 12 克。

【用法】将药置砂锅内，煮沸数分钟，取一厚纸，中孔约手指大，覆锅，熏痛侧耳孔及疼痛部位 10~20 分钟，日 2~3 次，每剂药用 2~3 天。

【注意】熏后避风 1 小时。

【来源】开封第二人民医院崔玉衡主任医师（河南省卫厅编．河南省秘验单方集锦．第 1 版．河南：河南科学技术出版社，1983）。

二、立愈汤

【组成】何首乌 9 克 土茯苓 30 克 天麻 6 克 当归 9 克 防风 6 克

【功效】养血祛风。

【主治】一切头痛，不拘正痛，或左或右偏痛皆效。

【用法】每日 1 剂，水煎 2 次分服。

【来源】河北中医学院附属医院李兰生副主任医师［吕志杰．立愈汤治疗头痛有效．河北中医，1988，10（2）］。

三、芎白散

【组成】川芎、白芷、黄芩各 15 克

【功效】祛风通络，清热止痛。

【主治】偏头痛。

【加减】血虚头痛加杞果 15 克　白菊 6 克；肝风上扰，血压高者加钩藤 30 克　石决明 30 克　怀牛膝 15 克；痰浊不化加胆南星 9 克或金礞石 15 克。

【用法】每日 1 剂，水煎 2 次，分服。

【来源】云南林业中心医院来春茂老中医（来春茂. 来春茂医话. 第 1 版. 昆明：云南人民出版社，1984）。

四、头痛嗅鼻散

【组成】白芷 10 克　冰片 1 克

【功效】通窍止痛。

【主治】偏头痛，神经血管性头痛发作，风痰上扰及血瘀头痛均可。

【用法】先将白芷研细末，再将冰片研细和匀，再研至极细末为度，瓷瓶收贮备用。每用少许嗅鼻，左痛嗅左鼻，右痛嗅右鼻，或用棉球蘸药粉少许塞鼻孔亦可，日 2~3 次。

【注意】有鼻炎者忌用。

【来源】解放军总医院陈树森教授（陈树森. 陈树森医疗经验集萃. 第 1 版. 北京：人民军医出版社，1989）。

五、天麻半夏汤

【组成】天麻 10 克　钩藤 15 克（后下）　制半夏 15 克白芷 10 克　藁本 10 克　玄胡粉 6 克（冲服）　川芎 15 克

【功效】化痰息风。

【主治】风痰上扰之头痛，头痛昏沉，纳呆恶心，甚至呕吐。

【加减】心烦不眠加知母 10 克　酸枣仁 15 克；痛甚不解

者，酌加全蝎粉 2 克，分 2~3 次冲服。

【用法】每天 1 剂，煎 2 遍和匀，日 3 次分服。

【注意】外感头痛忌用。

【来源】解放军总医院陈树森教授（陈树森. 陈树森医疗经验集萃. 第 1 版. 北京：人民军医出版社，1989）。

六、震消汤△

【组成】制首乌、制龟板、煅磁石各 25 克　女贞子、草决明、白芍、龙牡粉各 15 克　杭菊花、苦丁茶、白蒺藜、牛膝、石斛各 10 克　珍珠母粉 30 克

【功效】镇逆消瘀，活血通络。

【主治】脑震荡后遗头痛，头脑昏闷胀痛，呕逆，尤以颞部及后脑部为甚。

【用法】加水浓煎，分三次服。可连服五剂至十剂。以后再发按原方续服。可能每发服药 1 次，再发则症状减轻。如此反复治疗，可望得到根治。

【来源】湖北中医学院张梦侬教授（张梦侬. 临证会要. 第 1 版. 北京：人民卫生出版社，1984）。

七、霹雳汤

【组成】全蝎 2 克　制川乌 4.5 克　制草乌 4.5 克　白芷 12 克　川芎 9 克　白僵蚕 9 克　生姜 6 克　甘草 3 克

【功效】温经散寒，通络止痛。

【主治】偏头痛。

【用法】上药 1 剂，用 500 毫升清水，先入川乌、草乌煎煮 30 分钟，然后加入余药再煎 20 分钟，去渣，将 2 次煎出的药液混合。每日 1 剂，分 2 次温服。

【来源】中国人民解放军南京军区总医院沙星垣主任医师

［沙星垣. 中医杂志，1989，30（11）］。

自　汗

自汗是指不问朝夕，动或不动，醒时汗出。包括西医的甲状腺机能亢进、自主神经功能紊乱等。

一、固表育阴汤[△]

【组成】炙黄芪 30 克　黄精 30 克　当归 12 克　知母 9 克干生地 12 克　地骨皮 10 克　生龙骨 30 克　生牡蛎 30 克　浮小麦 30 克　玄参 30 克　麦冬 10 克　炙甘草 12 克

【功效】益气固表，育阴潜阳。

【主治】气阴两虚、自汗、盗汗并见者。

【加减】阴虚重用知母、生地、麦冬、地骨皮；气虚重用黄芪、甘草、黄精。

【用法】每日 1 剂，水煎 2 次，分服。

【来源】商丘地区郑惠民老中医（河南省卫生厅编. 河南省名老中医经验集锦. 第 1 版. 河南：河南科学技术出版社，1985）。

二、加味牡蛎散

【组成】煅牡蛎 100 克　生黄芪 100 克　麻黄根 50 克　五味子 50 克

【功效】实卫固表。

【主治】体常自汗，动则益甚，时易感冒者；夜寐盗汗，醒则汗止，气短神疲者；气虚表弱，卫阳不固之证。

【加减】久病气虚加人参须 6 克；阴虚燥热加生地 10 克，白芍 10 克；心悸眠差加酸枣仁 10 克，麦冬 10 克。

【用法】上药研粗末，瓶贮备用。每次 10~20 克，用浮小麦 15 克同煎，滤去渣热服，日 2 次。

【注意】本方对病后体虚之自汗、盗汗极为适宜，但对亡阳之大汗淋漓则不能胜任。

【来源】解放军总医院陈树森教授（陈树森. 陈树森医疗经验集萃. 第 1 版. 北京：人民军区出版社，1989）。

三、五倍子散

【组成】五倍子适量

【功用】敛表止汗。

【主治】自汗、盗汗。

【用法】研极细末，瓶贮备用。每次 2~3 克，用温开水调成糊状，临睡时敷肚脐窝，上盖纱布，以胶布固定，次晨除去。

【注意】脐部有湿疹或皮肤破损者勿用。用 5~6 次无效者停用。

【来源】解放军总医院陈树森教授（陈树森. 陈树森医疗经验集萃. 第 1 版. 北京：人民军医出版社，1989）。

四、补阳汤

【组成】人参　黄芪　白术　甘草　五味子

【功效】益气健脾，敛阴止汗。

【主治】自汗，卫气不固，津液外泄。

【用法】每日 1 剂，水煎 2 次，分服。

【来源】上海中医学院秦伯未教授（秦伯未，等. 中医临证备要. 第 2 版. 北京：人民卫生出版社，1986）

五、益气固表汤△

【组成】生黄芪 10 克　白术 10 克　炙甘草 10 克　熟附片

10 克　桂枝 5 克　炒白芍 10 克　当归 10 克　防风 10 克　玉竹 10 克　生姜 3 片　红枣 5 枚

【功效】扶阳益气，固表。

【主治】白日汗常自出，入夜熟睡则汗自止，异常畏寒，虽在盛夏，亦不去衣，甚则闭户塞牖，尤以汗出之后，恶寒更甚。

【用法】每日 1 剂，水煎 2 次，分服。

【来源】湖北中医学院张梦侬教授（张梦侬．临证会要．第 1 版．北京：人民卫生出版社，1984）。

腰　　痛

腰痛是指腰部一侧或两侧疼痛。包括脊柱疾患，如类风湿性脊柱炎，肥大性脊柱炎、结核性或化脓性脊柱炎等；脊柱旁软组织疾病，如腰肌劳损、纤维组织炎等；脊神经根受刺激所致的腰背痛，如脊髓压迫症、急性脊髓炎等；内脏疾病，如肾脏病（肾盂肾炎、肾炎、肾结石、肾结核、肾下垂、肾积水、肾积脓等)，以及急性胰腺炎、穿透性溃疡、胆囊炎、胆石症、子宫后倾后屈，慢性附件炎、慢性前列腺炎等。

一、补肾强腰方

【组成】金狗脊 12 克　川断 9 克　桑寄生 15 克　杜仲 9 克　牛膝 9 克　木瓜 9 克　薏苡仁 30 克　鲜猪腰子一个（切开去肾盂白色部分洗净先煎，取汤煎药，回民可以羊肾代）

【功效】补肾强腰。

【主治】肾虚腰痛，腰痛不举，但无压痛及敲击痛，气短，尿无力，脉虚细，苔少。

【加减】寒象明显加补骨脂 9 克，胡桃肉 9 克（连衣）。

【用法】每日 1 剂，水煎 2 次，分服。

【来源】北京中医学院印会河教授（印会河，中医内科新论．第 1 版．太原：山西人民出版社，1983）。

二、骨刺丸

【组成】川乌 草乌 羌活 独活 防风 防己 桃仁 红花 桂枝 赤芍 秦艽 白芷 草薢 五加皮 威灵仙 桑寄生

【功效】温经祛瘀。

【主治】腰椎骨刺，腰痛不能俯仰，动则痛甚，腰脊部有压痛，苔白脉细。痛甚可影响到下肢，发生酸痛。

【用法】上药各等分，炼蜜为丸，每丸重 10 克，每日服 2 次，每次 1 丸。

【来源】北京中医学院印会河教授（印会河．中医内科新论．第 1 版．太原：山西人民出版社，1983）。

三、舒筋止痛散

【组成】延胡索 肉桂 当归 牛膝 桃仁 乳香 没药

【功效】消瘀止痛。

【主治】强力举重，闪挫受伤引起的腰痛。

【用法】等分研末，黄酒炖温，送服二钱，并由伤科施行提端和按摩整复手术，勿使久延。

【来源】上海中医学院秦伯未教授（秦伯未，等．中医临证备要．第 2 版．北京：人民卫生出版社，1986）。

四、三两半

【组成】党参 31 克 黄芪 31 克 当归 31 克 牛膝 15 克 杜仲 24 克 川断 18 克 玄胡 15 克

【功效】补气养血，强腰补肾。

【主治】腰肌劳损。稍站即累，久坐即痛，休息略缓，疲劳加重。

【加减】肾阴虚型者，加生地62克，黄柏15克。有盗汗者加浮小麦31克。肾阳虚型者，加肉桂9克，制附片18克。脾肾两虚型者，加砂仁12克，炒谷芽31克，肉豆蔻24克，怀山药24克，白带多者加金樱子31克，荆芥穗18克。

【用法】每日1剂，水煎2次，分服。

【来源】中国人民解放军第三军医大学大坪医院乔玉川（乔玉川．难症萃方．第1版．重庆：科学技术文献出版社重庆分社，1984）。

遗　精

遗精是指不因性交而精液自行泄出的病证。有梦而遗者，名为梦遗；无梦而遗，甚至清醒时精自滑出者，名为滑精。包括西医的神经衰弱、前列腺炎、精囊炎等引起的遗精。

一、双补固精丸

【组成】人参　五味子　杞子　金樱子　石菖蒲

【功效】益气涩精。

【主治】屡犯手淫后时有梦遗或滑精，发作频繁，腰酸乏力。头晕，记忆力差，属心肾两虚精关不固者。

【加减】心烦眠差加炙远志，安神定志，交通心肾。

【用法】研细末，炼蜜为丸，每粒10克，每服1粒，日2次。

【注意】切戒手淫，清心寡欲，注意锻炼身体。

【来源】解放军总医院陈树森教授（陈树森．陈树森医疗经验集萃．第 1 版．北京：人民军医出版社，1989）。

二、固精丸[△]

【组成】菟丝子 60 克　刺猬皮 60 克　五味子 30 克　补骨脂 30 克

【功效】补肾涩精。

【主治】遗精、滑精、早泄。

【用法】共研细末，每次 3~6 克，每日 3 次，温开水送服。

【来源】河南省中医研究院翟明义研究员（河南省卫生厅编．河南省秘验单方集锦．第 1 版．河南：河南科学技术出版社，1983）。

三、五子固精丸[△]

【组成】熟地、黄芪、山萸肉、煅龙骨、莲须、韭子、益智仁、覆盆子、金樱子、五味子、黄柏炭各 60 克　五倍子250 克　白茯苓 120 克　山药 120 克　砂仁 30 克

【功效】培元固本，涩精补气。

【主治】肾虚遗精。

【用法】共炒研末，炼蜜为丸如梧桐子大，每次 50 丸，每日 3 次，空腹开水送下。

【来源】湖北中医学院张梦侬教授（张梦侬．临证会要．第 1 版．北京：人民卫生出版社，1984）。

精子不液化

在正常情况下，精液排出体外 30 分钟左右即自行液化，若一小时不液化则称为精液不液化。

化精汤

【组成】生薏仁 30 克　生地 10 克　麦冬 15 克　女贞子 10 克　滑石 20~30 克　茯苓 10 克　虎杖 12 克

【功效】滋阴清热，健脾渗湿。

【主治】精子不液化症。

【加减】热盛加知母 10 克、玄参 10 克，湿邪盛加猪苓 10 克、泽泻 10 克、木通 10 克。

【用法】每日 1 剂，水煎服。15 日为 1 疗程，服 1~2 疗程可效。

【来源】北京中医学院第一附属医院施汉章主任医师（中国中医药报．第 3 版．1990，1）。

精子缺乏症

精子缺乏症是指精子稀少，多次精液检查精子数均在每毫升 0.6 亿以下；或无精子，多次精液检查，均未发现精子。可以造成不育。

一、通精煎

【组成】丹参 15 克　莪术 15 克　牛膝 15 克　柴胡 10 克生牡蛎 30 克　生芪 20 克

【功效】祛瘀通窍。

【主治】精索静脉曲张造成的少精症。

【加减】睾丸偏坠，胀痛不舒，脉弦等肝经郁滞加橘叶、橘核各 10 克，荔枝核 15 克，小茴香 10 克。阴囊湿痒，小溲黄赤，苔黄腻等湿热者，加车前子 15 克，知柏各 10 克。阴囊睾丸下坠不收，气虚者加党参 10 克，白术 10 克；睾丸阴冷阳虚加附子 10 克，桂枝 10 克。舌干，舌红，五心烦热，加生地 15 克，白芍 10 克，炙鳖甲 10 克。

【用法】水煎服。3 个月 1 疗程，1~2 疗程见效。

【注意】戒烟酒，节制房事，每月查 1 次精液。

【来源】全国中医男科协会常务理事戚广崇〔戚广崇. 通瘀煎治疗精索静脉曲张合并不育症 102 例临床观察. 中西医结合杂志，1988，8（10）〕。

二、补肾生精丸

【组成】生晒参、鹿茸、五味子、淫羊藿各 30 克

【功效】温肾壮阳，益气涩精。

【主治】阳痿阴冷，精子减少或性交不能射精，男子不能生育，肾阳虚弱等症。

【用法】上药研细末，炼蜜为丸，每粒 2 克，每服 1 粒，每日 2~3 次。或用白酒 500 毫升泡 2 周后，每服 5~10 毫升，每日 2~3 次。

【注意】服药期间适当减少房事。阴虚燥热者勿服。

【来源】解放军总医院陈树森教授（陈树森. 陈树森医疗经验集萃. 第 1 版. 北京：人民军医出版社，1989）。

三、补肾生精汤△

【组成】熟地　菟丝子　覆盆子　枸杞子　淫羊藿　肉苁蓉　补骨脂　蛇床子　女贞子

【功效】益肾生精。

【主治】精子数减少或精子活动力减低者。

【加减】阴虚加生地，知母，黄柏；阳虚加仙茅，韭子，肉桂；兼气滞血瘀者，加香附，佛手，川芎，赤芍。

【用法】每日 1 剂，水煎 2 次，分服。

【注意】如兼有前列腺炎，并有湿热内蕴证者，必须先清热利湿，药用川草薢、萹蓄、银花、连翘、苍术、黄柏、野菊花、车前子、泽泻及金莲花，待湿热尽，再以辨证补肾治疗。

【来源】北京医院刘沈秋主任医师（刘沈秋，等．男性不育证治研讨．北京中医，1988，2）。

四、男子不育 1 号

【组成】菟丝子　覆盆子　五味子　车前子　枸杞子　女贞子　沙苑子　紫河车　黄精　制首乌　桑螵蛸　当归　鹿角胶（霜）　肉苁蓉

【功效】填精益髓。

【主治】精子减少症，腰膝酸软，神疲乏力，精液稀薄，性欲淡漠，舌淡红，苔薄白，脉象沉细。

【用法】每日 1 剂，水煎 2 次分服。

【来源】中国中医研究院广安门医院万如忱副主任医师（刘沈秋，等．男性不育证治研讨．北京中医，1988，2）。

五、五子衍宗丸加减△

【组成】制首乌 120 克　菟丝子、枸杞子、五味子、覆盆子、车前子、女贞子、蛇床子、韭子、桑椹子、地肤子、决明子、楮实、石莲子、金樱子、益智仁、潼蒺藜、胡芦巴、补骨脂、苏芡实、红参须、淫羊藿、远志肉、阳起石（火煅）各 60 克

【功效】益肾生精。

【主治】无精症，结婚多年，女方不孕，但媾接能力及射精均正常。检查精液中无精子。

【用法】除阳起石另用火煅水飞外，石莲子可带壳共炒熟，合研极细，过筛，炼蜜为丸，如梧桐子大。每次 50 丸，

每日于早晚饭前 1 小时以淡盐汤送下各 1 次。如因事不能按时
照服，每日至少或早或晚服 1 次，不能急于求成，须坚持常服
1~2 年。

【来源】湖北中医学院张梦侬教授（张梦侬．临证会要．
第 1 版．北京：人民卫生出版社，1984）。

阳　痿

阳痿是指男子青壮年时期，由于虚损、惊恐或湿热等原
因，致使宗筋失养而弛纵，引起阴茎痿弱不起，临房举而不坚
的病证。包括现代医学的性神经衰弱和某些慢性疾病表现以阳
痿为主者。

一、补肾壮阳丸

【组成】人参 30 克　淫羊藿 30 克　肉苁蓉 30 克　枸杞子
30 克

【功用】温肾助阳。

【主治】阳痿阴冷，性欲减退，未老先衰，神疲乏力。

【加减】早泄加五味子 50 克。

【用法】5 药研细末，炼蜜为丸，每粒 2 克，每服 1 粒，
日 2~3 次。或用白酒 500 毫升泡 2 周后，每服 5~10 毫升，日
2~3 次。

【注意】适当节制房事，加强体格锻炼。

【来源】解放军总医院陈树森教授（陈树森．陈树森医疗
经验集萃．第 1 版．北京：人民军医出版社，1989）。

二、蜘蜂丸

【组成】花蜘蛛 30 只（微焙）　炙蜂房 60 克　熟地黄 90

克　紫河车、淫羊藿、淡苁蓉各60克

【功效】补肾填精，化瘀通窍。

【主治】劳倦伤神，思虑过度，精血暗耗，下元亏损，而致阳痿不举者。

【用法】共研细末，蜜丸如绿豆大。每服6~9克，早晚各一次，开水送下。

【注意】个别患者在高度疲劳或情绪抑郁之后，偶有复发现象，但续服该丸，仍可收效。

【来源】南通市中医院朱良春主任医师（朱良春.虫类药的应用.第1版.江苏：江苏科学技术出版社，1988）。

三、补肾丸

【组成】蛤蚧一对、熟地、菟丝子、金樱子、巴戟天、淡苁蓉各45克　紫河车30克

【功效】补肾填精。

【主治】阳痿、滑精由肾阳虚衰而致者。

【用法】研末为丸。

【注意】苔黄质红，下焦有湿热或相火炽盛者，不宜使用。

【来源】南通市中医院朱良春主任医师（朱良春.虫类药的应用.第1版.江苏：江苏科学技术出版社，1988）。

四、二至百补丸

【组成】鹿角胶　黄精　杞子　熟地　菟丝子　金樱子天冬　麦冬　牛膝　楮实　龙眼肉　鹿角霜　人参　黄芪　茯苓　生地　生萸肉　五味子　芡实　山药　知母

【功效】滋阴补肾。

【主治】阳痿。

【用法】研末为丸。

【来源】上海中医学院秦伯未教授（秦伯未，等．中医临证备要．第2版．北京：人民卫生出版社，1986）。

五、赞化血余丹

【组成】血余炭　熟地　杞子　当归　鹿角胶　菟丝子　杜仲　巴戟天　小茴香　茯苓　肉苁蓉　核桃　首乌　人参

【功用】滋阴补肾，温肾壮阳。

【主治】阳痿。

【用法】每日1剂，水煎2次，分服。

【来源】上海中医学院秦伯未教授（秦伯未，等．中医临证备要．第2版．北京：人民卫生出版社，1986）。

六、补肾涩精强阳丸△

【组成】制首乌、山药各120克　淫羊藿（羊脂炙）、蛇床子、阳起石（煅透）各90克　菟丝子、远志肉、益智仁、补骨脂、当归、茯苓、续断、石莲子（带壳炒）、芡实、金樱子、红参须、韭子、小茴香、枸杞子各60克

【功效】补肾涩精壮阳。

【主治】阳痿。

【用法】共炒研末，炼蜜为丸，梧桐子大。空腹时每服50丸，盐开水送下，每日2次。

【注意】本方如加入高丽红参60克、酥炙海狗肾两支，共研极细，加入上药中研和为丸，其功效更为显著。

【来源】湖北中医学院张梦侬教授（张梦侬．临证备要．第1版．北京：人民卫生出版社，1984）。

盗　汗

入眠出汗，醒后汗止，谓之盗汗。祖国医学认为多属阴虚。

一、补阴止汗方△

【组成】大熟地24克　怀山药24克　山萸肉10克　五味子10克　芡实米24克　菟丝饼24克　沙苑子24克　桑螵蛸10克　金樱子10克　远志肉10克　茯神10克　首乌藤30克　生龙骨10克（先煎）　生牡蛎15克（先煎）

【功效】滋元阴而交心肾。

【主治】盗汗，属心肾不交，阴分亏损者。

【用法】每日1剂，分2次煎服。

【来源】北京名老中医白啸山医案（白啸山. 北京市老中医经验选编. 第1版. 北京：北京出版社，1980）。

二、滋阴敛汗方△

【组成】石斛9克　麦冬9克　连翘15克　栀子9克　黄芪15克　浮小麦30克　龙骨9克　牡蛎30克　白芍9克　五倍子9克　川续断9克　桑寄生30克　十大功劳叶12克　甘草3克

【功效】滋阴益气，敛表止汗。

【主治】盗汗，属阴虚内热者。治1例，9剂告愈。

【用法】水煎服，每日1剂，分2次服。

【来源】河南名老中医孙一民主任医师医案［孙一民. 临证医案医方（修订本）. 第1版. 河南：河南科技出版社，1985］。

三、止汗汤

【组成】生地6克 玄参15克 沙参9克 石斛9克 麦冬9克 山栀9克 连翘9克 竹叶9克 龙骨9克 牡蛎30克 浮小麦30克 五倍子9克

【功效】养阴、清热、止汗。

【主治】阴虚内热之汗出。

【用法】水煎，每日1剂，分2次服。

【来源】同上。

四、归连汤[△]

【组成】当归、生地、熟地、黄芩、黄连、黄柏各10克黄芪20克

【功效】养阴清热。

【主治】盗汗，证属阴虚者。

【用法】水煎，每日1剂，分2次服。

【来源】贾河先，等．百病良方第一集（增订本）．第3版．重庆：科学技术文献出版社重庆分社，1989。

五、敛汗方[△]

【组成】牡蛎30克 黄芪、麻黄根各20克

【功用】涩津止汗。

【主治】盗汗。

【用法】水煎，每日1剂，分2次服。

【来源】同上。

六、桑叶饮

【组成】桑叶适量

【主治】夜汗。

【用法】焙末，米汤每次送 2 钱（6 克）。

【来源】名老中医魏龙骧教授（卢祥之. 名中医治病绝招. 第 1 版. 北京：中国医药科技出版社，1988）。

七、加味牡蛎散

【组成】煅牡蛎 100 克　生黄芪 100 克　麻黄根 50 克　五味子 50 克

【功效】益气固表止汗。

【主治】夜寐盗汗，体常自汗，属气虚表弱，卫阳不固之证者。

【加减】久病气虚加人参须 6 克；阴虚燥热加生地 10 克、白芍 10 克；心悸眠差加酸枣仁 10 克、麦冬 10 克。

【用法】上药研粗末，瓶贮备用。每次 10~20 克，用浮小麦 15g 同煮，滤去渣热服，每日 2 次。

【注意】本方对病后体虚之自汗盗汗极为适宜，但对亡阳的大汗淋漓则不能胜任。

【来源】解放军总医院陈树森教授（陈树森. 陈树森医疗经验集萃. 第 1 版. 北京：人民军医出版社，1989）。

八、五倍子散

【组成】五倍子适量。

【主治】盗汗，自汗。

【用法】研极细末，瓶贮备用。每次 2~3 克，用温开水调成糊状，临睡时敷肚脐窝，上盖纱布，以胶布固定，次晨除去。

【注意】脐部有湿疹或皮肤破损者不用。用 5~6 次无效者停用。

【来源】同上。

九、外敷止汗散

【组成】郁金粉 0.24 克　牡蛎粉 0.06 克

【主治】小儿各种疾病（不包括肺结核）伴有盗汗。

【用法】以米汤适量调匀，分 2 份敷于患儿左右乳中穴，每日更换 1 次（如有皮肤过敏者，可隔日 1 次）。

【来源】吴宜澄，等．止汗散外敷治疗小儿盗汗．中医杂志，1985，26（6）。

十、外敷敛汗散[△]

【组成】五倍子粉 2~3 克　飞辰砂 1~1.5 克

【主治】肺结核盗汗。

【用法】加水调成糊状，涂在塑料薄膜上敷于脐窝，用胶布固定，24 小时为 1 次。

【来源】刘敬东．五倍子飞辰砂敷脐治肺结核盗汗．浙江中医学院学报，1989，13（3）。

注：浙江中医学院是现浙江中医药大学，下同。

十一、补虚止汗方[△]

【组成】生熟地各 15 克　仙茅 12 克　淫羊藿 12 克　苁蓉 12 克　五味子 3 克　菟丝子 24 克　枸杞子 12 克　浮小麦 12 克　炙鳖甲 12 克　稽豆衣 24 克　阳起石 15 克　白芍 15 克　蛇床子 12 克

【功效】滋阴固涩，益肾助阳。

【主治】盗汗并阳痿。

【用法】水煎，每日 1 剂，分 2 次服。

【来源】衡少白．阳痿盗汗可同治．上海中医药杂志，

1985，4。

虚　劳

虚劳又称虚损。是由多种原因所致的，以脏腑亏损，气血阴阳不足为主要病机的多种慢性衰弱证候的总称。

一、珠母补益方

【组成】珍珠母 60 克　龙骨 30 克　酸枣仁 9 克　五味子 6 克　女贞子 15 克　熟地黄 15 克　白芍 12 克

【功效】育阴潜阳，养血宁神，益肾固精。

【主治】临床常见心、肝、肾虚损诸证，如失眠证，阴虚阳亢的高血压，水少火旺头痛证，癫痫病，诸痛证，瘿瘤病，瘰疬病，肝虚血少的肝炎病，盗汗证，肾虚证等病。

【用法】水煎，每日 1 剂，分 2 次服。

【来源】名老中医张阶平（卢祥之．名中医治病绝招续编．第 1 版．北京：中国医药科技出版社，1989）。

二、干血劳 I 号方△

【组成】生地 12 克　地骨皮 12 克　玄参 9 克　麦冬 9 克杭白芍 9 克　生首乌 9 克　桑椹子 9 克　蒺藜 12 克　穞豆衣 12 克　炒谷芽 12 克

【功效】滋补肝肾，养阴清热。

【主治】肝肾精血亏竭，口干舌燥，形瘦骨立，毛发枯槁。

【用法】水煎，每日 1 剂，分 2 次服。

【来源】上海名医唐锡元副主任医师经验（周志东．治干血劳一得．上海中医药杂志，1985，6）。

三、干血劳Ⅱ号方[△]

【组成】大生地 12 克　地骨皮 12 克　玄参 9 克　麦冬 9 克　杭白芍 9 克　生首乌 9 克　川续断 9 克　菟丝子 9 克　太子参 15 克　制黄精 15 克　当归 9 克　丹参 10 克

【功效】滋养肝肾，佐以益气养血，调理月经。

【主治】经闭。

【用法】水煎，每日 1 剂，分 2 次服。

【来源】同上。

四、干血劳Ⅲ号方[△]

【组成】当归 9 克　生地 10 克　川芎 5 克　香附 9 克　丹参 10 克　茺蔚子 9 克　广郁金 9 克　日日红 3 克　生首乌 10 克　六神曲 12 克

【功效】养血滋阴。

【主治】干血劳。

【用法】水煎，每日 1 剂，分 2 次服。

【来源】同上。

五、补肝益肾汤[△]

【组成】女贞子 30 克　旱莲草 30 克　生地 15 克　熟地 15 克　枸杞 15 克　山茱萸 12 克　桑椹子 30 克　黄精 12 克　菟丝子 12 克　首乌 15 克

【功效】滋养肝肾。

【主治】再生障碍性贫血肝肾阴虚型。

【用法】水煎，每日 1 剂，分 2 次服。

【来源】贾河先．百病良方．第一集（增订本）．第 3 版．重庆：科学技术文献出版社重庆分社，1989。

六、温阳益精汤△

【组成】熟地 15 克　鹿角胶 15 克　补骨脂 12 克　肉桂 6 克　肉苁蓉 12 克　巴戟天 12 克　黄芪 30 克　当归 12 克

【功效】益肾填精。

【主治】再生障碍性贫血，脾肾阳虚型。

【用法】水煎，每日 1 剂，分 2 次服。

【来源】同上。

七、补虚丸△

【组成】生地 100 克　熟地 100 克　黄芪 100 克　党参 100 克　当归 60 克　首乌 100 克　枸杞 100 克　女贞子 100 克　旱莲草 100 克　胎盘粉 200 克　巴戟天 60 克　仙鹤草 100 克　赤芍 60 克　三七粉 30 克

【功效】益气养血，滋阴填精。

【用法】共研细末，加牛骨髓 1000 克及炼蜜为丸，每丸重 10 克，早中晚各服 2 丸。

【来源】同上。

八、利水止血汤△

【组成】生地 20 克　木通 6 克　竹叶 10 克　白茅根 30 克　小蓟 10 克

【功效】滋阴利水，清热止血。

【主治】慢性肾炎，尿中红细胞持续存在者。

【用法】水煎，每日 1 剂，分 2 次服。

【来源】贾河先．百病良方．第一集（增订本）．第 3 版．重庆：科学技术文献出版社重庆分社，1989。

九、补气活血汤[△]

【组成】黄芪 30 克 当归 15 克 赤芍 15 克 枸杞 15 克 怀牛膝 15 克 桃仁 10 克 红花 10 克 车前子 15 克 益母草 30 克 丹参 30 克 白茅根 30 克

【功效】益气活血，利水消肿。

【主治】水肿型肾炎患者，长期浮肿不退，尿中蛋白和红细胞长久不消失者。

【加减】急性发作合并上感、皮肤感染者，本方加银花 30 克 紫花地丁 30 克 板蓝根 30 克

【用法】水煎，每日 1 剂，分 2 次服。

【来源】同上。

十、养心补血汤[△]

【组成】红参 10 克（嚼服） 麦冬 30 克 五味子 20 克 酸枣仁 15 克 柏子仁 15 克 黄精 30 克

【功效】益气养阴，宁心安神。

【主治】失血性贫血属心血虚者。

【用法】水煎，每日 1 剂，分 2 次服。

【来源】贾河先等．百病良方．第五集．第 1 版．重庆：科学技术文献出版社重庆分社，1989。

痹 证

痹证是以肌肉、筋骨、关节发生酸痛，麻木，重着、屈伸不利甚或关节肿大，灼热等为主要表现的病证。现代医学中的风湿、类风湿性关节炎，风湿热等病属此范畴。

一、祛风通痹汤[△]

【组成】独活 9 克　防风 9 克　桂枝 9 克　制川乌 6 克

【功效】解表祛风镇痛。

【主治】周身关节游走性疼痛。曾治 1 例患者，3 剂药痊愈。

【用法】每日 1 剂，煎 2 次分服。

【来源】名老中医姜春华教授（戴克敏．姜春华教授治疗痹证经验．中医药学报，1988，4）。

二、活络祛瘀汤[△]

【组成】葛根 9 克　麻黄 9 克　桂枝 9 克　鸡血藤 30 克　当归 9 克

【功效】解表活血通络。

【主治】痛自肩背传至颈侧至巅。治 1 例，12 剂治愈，随访 1 年未发。

【用法】每日 1 剂，煎 2 次分服。

【来源】同上。

三、温经镇痛汤[△]

【组成】制附子 9 克　桂枝 9 克　生地 50 克　灵仙 15 克　蚕砂 30 克　蕲蛇 9 克　秦艽 9 克　当归 9 克　赤芍 9 克

【功效】温经活血镇痛。

【主治】腰、膝、腿痛，得暖痛减。

【用法】每日 1 剂，煎 2 次分服。

【来源】同上。

四、清热除痹方[△]

【组成】生地 60 克　黄柏 9 克　知母 9 克　苍术 9 克　牛

膝 9 克　地骨皮 12 克　五加皮 12 克　茯苓 15 克　车前子
15 克

【功效】清化湿热利水。

【主治】膝关节游走性疼痛，灼热红肿。治 1 例，7 剂后
肿消痛减，续服三妙丸而愈。

【用法】每日 1 剂，煎 2 次分服。

【来源】同上。

五、通痹丸

【组成】桂枝 30 克　当归 60 克　红花 20 克　山奈 90 克
白芷 13 克　细辛 15 克　羌、独活各 30 克　桑寄生 60 克　广
木香 30 克　补骨脂 30 克　骨碎补 30 克　络石藤 60 克　陈皮
30 克　牛膝 30 克　威灵仙 30 克　炙乳香、没药各 15 克　片
姜黄 30 克　神曲 30 克　参三七 15 克

【功效】祛风除湿，活血通络。

【主治】关节炎并劳损，腰椎肥大等症。

【用法】上药共研细末，用鸡血藤 150 克　鹿衔草 150 克，
二味煎汤泛丸，丸如梧桐子大，每日 18 克，早晚分服。

【来源】名老中医黄一峰经验（卢祥之．名中医治病绝招
续集．第 1 版．北京：中国医药科技出版社，1989）。

六、五藤饮

【组成】忍冬藤、络石藤、青风藤、海风藤、鸡血藤各 15
克　制川乌 3 克

【功效】温经散寒，活血通络。

【主治】痹证。治疗 135 例，总有效率 94.1%。

【加减】热甚加石膏；肢麻加桑叶；风毒盛加乌梢蛇；气
虚甚加黄芪。

【用法】先煎川乌 30 分钟，后纳他药再煎 20 分钟，日 1 剂，晚间顿服。病重者日 2 剂，早晚各 1 剂。

【来源】河北省名老中医张从善经验［王一贤．五藤饮治疗痹证 135 例．四川中医，1987，5（2）］。

七、桑枝苡仁汤

【组成】老桑枝 30 克　生苡仁 30 克　竹茹 15 克　丝瓜络 15 克　芦根 30 克　冬瓜仁 30 克　寮刁竹 15 克　豨莶草 15 克　滑石 30 克

【功效】渗湿清热，通络止痛。

【主治】痹证，湿热与痰火互结，痹于关节，症见关节红肿剧痛或关节游走性疼痛不止、高热、烦渴者，用之可效。

【用法】水煎，每日 1 剂，分 2 次服。

【来源】广州名老中医刘赤选教授（黄文东．著名中医学家的学术经验．第 1 版．长沙：湖南科学技术出版社，1981）。

八、玉竹汤

【组成】玉竹 30 克　桑寄生 30 克　鹿衔草 15 克　白术 15 克　茯苓 15 克　怀牛膝 15 克　白芍 15 克　炙甘草 9 克

【功效】健脾除湿，补肾通络。

【主治】用治一臂或两臂痹痛而致不能高举或转动不灵者，不论新旧病，均有效。

【用法】水煎，每日 1 剂，分 2 次服。若能再另用玉竹 30 克爆兔肉或老母鸡佐膳，疗效尤为巩固。

【来源】同上。

癌 性 疼 痛

癌性疼痛，见于各种癌证晚期，可参考中医"胁痛"、"黄疸"、"胃脘痛"、"腹痛"等证治疗。

一、退黄消肿方

【组成】石见穿 30 克　白花蛇舌草 30 克　丹参 15 克　八月札 15 克　平地木 15 克　广郁金 9 克　小金钱草 15 克　半枝莲 30 克

【功效】清热解毒利湿，消坚散结。

【主治】肝癌出现黄疸，肝区胀痛者。

【用法】每日 1 剂，煎 2 次分服。

【来源】浙江中医学院潘国贤教授〔潘国贤．肝癌证治．中医杂志，1985，26（2）〕。

二、消肿止痛膏

【组成】制乳香、没药各 30 克　龙胆草 15 克　煅寒水石 60 克　铅丹 15 克　冰片 15 克　密陀僧 30 克　干蟾皮 30 克　公丁香 15 克　雄黄 15 克　细辛 15 克　大黄 30 克　姜黄 50 克　生南星 20 克

【功效】消除肿块、止痛。

【主治】肝癌、肝肿大、肝区疼痛。

【用法】各为细末，和匀。用时取酌量药粉调入凡士林内，摊于纱布上，贴敷肿块部位，隔日一换。

【注意】如局部出现丘疹或水泡则停止使用，待皮肤正常后再用。

【来源】同上。

三、化瘀止痛散[△]

【组成】生鳖甲 18 克　人参 18 克　花椒 9 克

【功效】益气化瘀止痛。

【主治】宫颈癌腹痛。

【用法】共为细粉，分为 6 包，每晚服 1 包，开水送下。连服 3 包后腹痛可减轻，连服 24 包为 1 疗程。

【来源】河北省名老中医王鸿儒［常敏毅．当代名医疗癌方选介．福建中医药，1887，18（2）］。

四、消疼方[△]

【组成】茄根、川椒、马兰花、蛤螺草各 15 克　生枳壳、大戟各 30 克　大黄、五倍子、苦参、皮硝、瓦松各 9 克

【功效】攻坚散结，行气止痛。

【主治】宫颈癌腹痛。

【用法】水煎后熏洗阴道，每天 1 次。其有效成分可借蒸气直接熏至病灶。

【注意】若配合前内服（化痰止痛散）方，坚持使用，可收事半功倍之效。

【来源】同上。

五、抑癌散

【组成】白术 30 克　半夏 30 克　木香 9 克　血竭 9 克雄黄 6 克　瓦楞子 30 克

【功效】健脾化瘀。

【主治】晚期胃癌疼痛。曾治疗胃癌 3 例，均服上药 2~5剂后疼痛缓解。

【用法】将上述六味混和研粉，分成 30 份，每次 1 份，用

开水冲服，每日 3 次。每次同时服蛋白吸附斑蝥素 1 剂（蛋白吸附斑蝥素的制备：取鲜鸡蛋 1 个，将蛋一端打一个约 0.5 厘米直径的小洞，将一只筷子插入洞内把蛋内容物搅散，后放入 7 只去足斑蝥虫，用潮湿草泥把整个蛋包裹，然后再包上一层黄土浆，最后置炭火上烘，估计烘到黄土干裂蛋熟为度。服用时打开蛋、去掉斑蝥虫，服蛋内容物，每日 3 次，每次 1 个）

【来源】陈孝明．抑癌散等治疗晚期胃癌疼痛三例．福建中医药，1987，1。

六、淋巴腺瘤方

【组成】川贝母、炒丹皮、浙贝母、炒丹参、山慈菇、炮甲珠、海藻、昆布、川郁金、忍冬花、忍冬藤、小蓟各 10 克 桃仁、杏仁、大力子、皂角刺各 6 克 桔梗 5 克 酒玄参 12 克 夏枯草 15 克 三七末 3 克（冲服）

【功效】软坚散结，化痰消瘀。

【主治】淋巴腺瘤及各种肿瘤。施老以该方曾治愈 1 名 19 岁女性患者，笔者曾试用多例，效果甚为满意。

【用法】每日 1 剂，煎 2 次分服。

【来源】名老中医施今墨经验〔常敏毅．当代名医疗癌选介．福建中医药，1987，18（2）〕。

七、推气散加味

【组成】姜黄、枳壳、桂心、当归、红藤、厚朴、蜈蚣、郁金、柴胡、丹参各 30 克 制南星、半夏、大黄各 18 克 白芍 60 克 炙甘草 12 克

【功效】理气化郁。

【主治】各种癌症引起之疼痛。治疗 44 例患者，服上药 2~6 日后疼痛均消失。

【用法】共研细末，用白参、生姜各 6 克　白术、桃仁各 9 克　大枣 9 枚，水煎送服本品，每日 3 次，每次 12~16 克。

【来源】胡安黎．推气散加味治疗肝癌晚期疼痛 44 例．浙江中医杂志，1987，22（3）。

八、镇疼汤

【组成】干燥鼠妇 60 克

【功效】破瘀止痛。

【主治】肝癌剧痛。

【用法】加水适量，煎 2 次，取汁 240 毫升，口服每日 4 次，每次 60 毫升。

【注意】服药期间忌酸、辣。

【来源】宁波市姚善业［大剂量单味鼠妇止肝癌剧痛六例．云南中医杂志，1986，7（5）］。

紫　　癜

紫癜，通常为血管外因素、血管因素及血小板因素所致出血性疾病的主要表现。临床常见有过敏性紫癜、血小板减少性紫癜等，可归属祖国医学的"血证"、"发斑"范畴。

一、藕节地黄汤

【组成】藕节　生地黄　麦冬　玄参　甘草

【功效】养阴清热，凉血止血。

【主治】血小板减少性紫癜、属热伤阳络者。

【加减】热病日久，阴亏热盛者可加白芍、丹皮、炒黄芩、黑栀子；久病阴亏，加龙骨牡蛎、大、小蓟。

【用法】水煎服，每日 1 剂，分 2 次服。

【来源】名老中医郑侨（卢祥之．名中医治病绝招续编．第 1 版．北京：中国医药科技出版社，1989）。

二、过敏煎

【组成】防风、银柴胡、乌梅、五味子各 10 克

【功效】疏风清热，凉血滋阴。

【主治】过敏性紫癜。

【加减】可酌加藕节、血余炭、荆芥炭、茜草根、旱莲草、仙鹤草。

【用法】水煎，每日 1 剂，早晚服。

【来源】名中医祝谌予主任医师（卢祥之．名中医治病绝招．第 1 版．北京：中国医药科技出版社，1988）。

三、紫癜汤

【组成】生地 15 克　白茅根 60 克　丹皮 9 克　白芍 9 克　仙鹤草 15 克　黑山栀 9 克　小蓟 30 克　藕节 15 克　金银花 15 克　荷叶 9 克　龟板 9 克　三七粉 3 克（冲）

【功效】凉血止血，养阴清热。

【主治】血小板减少或过敏性紫癜。

【来源】河南名老中医孙一民主任医师（孙一民．临证医案医方修订本．第 1 版．河南：河南科学技术出版社，1985）。

四、Ⅰ号祛癜合剂△

【组成】生地　茜草　赤芍　荆芥　甘草　红枣

【功效】清营解毒。

【主治】过敏性紫癜初期。

【加减】有衄血或血尿者可加阿胶；脐腹阵发绞痛者，去荆芥加白芍、延胡索；关节疼痛者加防己、秦艽、忍冬藤。

【用法】每日 1 剂，分 2 次服。

【来源】浙江名中医潘澄濂研究员（陈泽霖，等．名医特色经验精华．第 1 版．上海：上海中医学院出版社，1987）。

五、Ⅱ号祛癜合剂△

【组成】生地　羊蹄根　丹皮　赤芍　水牛角　杜秋石　蒲黄炭　怀牛膝　炙甘草

【功效】清热凉血。

【主治】原发性血小板减少性紫癜，属血热妄行者。

【加减】出血倾向严重者去水牛角，加广犀角、云南白药；妇女月经过多者，加益母草、艾叶、阿胶；消化不良者加焦山楂。

【用法】每日 1 剂，分 2 次服。

【来源】同上。

六、Ⅲ号祛癜合剂△

【组成】熟地　当归　黄芪　山萸肉　鹿角片　阿胶　补骨脂　陈皮　红枣　炙甘草

【功效】益气养营，填精补髓。

【主治】原发性血小板减少性紫癜属气营两虚者。

【用法】每日 1 剂，分 2 次服。

【来源】同上。

七、犀角地黄汤加减

【组成】广犀角 10 克（分冲）　生地 20 克　丹皮 10 克　赤白芍各 10 克　鸡血藤 30 克　紫草 12 克　侧柏叶 12 克　藕节 20 克　茅根 20 克

【功效】清热凉血止血。

【主治】紫癜病，属血热型者。

【用法】每日 1 剂，煎 2 次分服。

【来源】北京名中医李英林副教授（陈泽霖，等．名医特色经验精华．第 1 版．上海：上海中医学院出版社，1987）。

八、育阴化斑汤[△]

【组成】生熟地各 10 克　丹皮 10 克　女贞子 10 克　旱莲草 12 克　枸杞子 10 克　阿胶 10 克　赤白芍各 10 克　鸡血藤 30 克　茜草 10 克　藕节 10 克

【功效】滋阴凉血。

【主治】紫癜病属阴虚型者。

【用法】每日 1 剂，煎 2 次分服。

【来源】同上。

九、益气化斑汤[△]

【组成】炙黄芪 20 克　党参 15 克　炒白术 10 克　当归 10 克　赤白芍各 10 克　阿胶 10 克　血余炭 10 克　陈皮炭 10 克　煅龙牡各 30 克　鸡血藤 30 克　三七粉 3 克（冲服）

【功效】养血祛瘀　止血生血。

【主治】紫癜病属气虚型者。

【用法】每日 1 剂，水煎分 2 次服。

【来源】同上。

十、祛瘀化斑汤[△]

【组成】当归 10 克　赤芍 15 克　川芎 12 克　鸡血藤 30 克　益母草 12 克　蒲黄 10 克　五灵脂 10 克　桃仁 10 克　红花 10 克　香附 10 克　炙黄芪 20 克

【功效】活血化瘀。

【主治】紫癜病，血瘀型。

【用法】每日 1 剂，煎 2 次分服。

【来源】同上。

十一、活血止血方[△]

【组成】当归　赤芍　丹参　鸡血藤　益母草　血余炭　景天三七　蒲黄炭　花蕊石　三七粉（适量冲服）

【功效】化瘀止血。

【主治】血小板减少性紫癜，瘀血型。

【用法】每日 1 剂，煎 2 次分服。

【来源】西苑医院周霭祥主任医师（周霭祥．专题笔谈．中医杂志，1985，9）。

十二、化斑汤加减方

【组成】生石膏 30 克（先煎）　肥知母 15 克　大青叶 30 克　净连翘 10 克　粉丹皮 10 克　京赤芍 10 克　白茅根 15 克　芦苇根 15 克　紫草根 10 克　黑玄参 15 克　淡竹叶 10 克　川连面 5 克（分冲）

【功效】气营两清，解毒化斑。

【主治】热病发斑。

【用法】水煎，每日 1 剂，日 2 次服。

【来源】蔺友良．北京市老中医经验选编．第二集．第 1 版．北京：北京出版社，1986。

十三、消斑饮[△]

【组成】黄芪 60 克　当归 30 克　党参 30 克　三七粉 3 克（冲服）　丹参 30 克　赤芍 50 克　生地 30 克　山萸肉 15 克　茜草 12 克　阿胶 15 克　首乌 15 克

【功效】补气摄血。

【主治】老年性紫癜。

【用法】水煎服，每日1剂。

【来源】贾河先，等．百病良方．第5集．第1版．重庆：科学技术文献出版社重庆分社，1989。

十四、凉血五根汤

【组成】白茅根30克 瓜蒌根15克 茜草根15克 紫草根30克 板蓝根15克

【功效】凉血活血，解毒化斑。

【主治】过敏性紫癜，血热型。症见：突然发生，皮疹稍高出皮面，有时皮疹可融合成片，自觉瘙痒，常有疲乏、身热、口干、咽痛，亦可有关节疼痛或腹痛或血尿等症伏。

【加减】关节痛加豨莶草、络石藤、汉防己；腹痛加元胡、五灵脂、木香；血尿加小蓟、蒲黄炭、藕节。

【用法】水煎，每日1剂，分2次服。

【来源】赵炳南，等．简明中医皮肤病学．第1版．北京：中国展望出版社，1983。

十五、凉血活血汤

【组成】生槐花30克 紫草根15克 赤芍15克 白茅根30克 生地30克 丹参15克 鸡血藤2克

【功效】滋阴，清热，凉血止血。

【主治】急性过敏性紫癜、过敏性皮炎，银屑病（血热型）。

【用法】水煎，每日1剂，分2次服。

【来源】同上。

三叉神经痛

三叉神经分布区内反复发作的、阵发性短暂剧烈疼痛，称三叉神经痛。属祖国医学"偏头风"证。

一、息风止痛汤[△]

【组成】生石膏 24 克　葛根 18 克　黄芩 9 克　赤芍 12 克　荆芥穗 9 克　钩藤 12 克　薄荷 9 克　甘草 9 克　苍耳子 12 克　全蝎 6 克　蜈蚣 3 条　柴胡 12 克　蔓荆子 12 克

【功效】祛风，清热，通络解痉。

【主治】三叉神经痛。屡试屡验。

【加减】目痛甚者加桑叶、菊花；牙痛甚者加细辛、生地、牛膝。

【用法】每日 1 剂，煎 2 次分服。

【来源】名老中医赵锡武经验（卢祥之．名中医治病绝招续集．第 1 版．北京：中国医药科技出版社，1989）。

二、泻肝解痉汤

【组成】大生地 20 克　生白芍 20 克　黄芩 10 克　地龙 20 克　细辛 2.5~5 克　全蝎 5 克　白芷 10 克　龙胆草 10 克

【功效】泻肝凉血，息风解痉。

【主治】三叉神经痛或自觉面部麻木等。

【加减】痛重兼眩晕者加天麻、钩藤、菊花。

【用法】每日 1 剂，煎 2 次分服。

【来源】吴惟康副教授经验（李群，等．吴惟康副教授治疗三叉神经痛的经验．中医药学报，1985，4）。

三、四味芍药汤

【组成】白芍、生牡蛎各 30 克　丹参、甘草各 15 克

【功效】柔肝潜阳，和络息风。

【主治】三叉神经痛。

【用法】每日 1 剂，煎 2 次分服。

【来源】名老中医夏度衡经验（卢祥之．名中医治病绝招．第 1 版．北京：中国医药科技出版社，1988，93）。

四、龙蝎饼

【组成】地龙五条　全蝎 20 个　路路通 10 克　南星、半夏、白附子各 50 克　细辛 5 克

【功效】息风止痉通络。

【主治】三叉神经痛。治疗 45 例，治愈 12 例，好转 3 例，疗程 2~6 天。

【用法】上药共为细末，加一半面粉，用酒调成饼，摊贴于太阳穴，用敷料固定，每日换药 1 次。

【来源】李志文．龙蝎饼治疗三叉神经痛 45 例．陕西中医，1989，10（5）。

雷 诺 氏 病

又称肢端动脉痉挛病，是由于血管神经功能紊乱所引起的肢端小动脉痉挛性疾病。其临床特点是阵发性四肢肢端（主要是手指）对称性间歇发白与紫绀。情绪激动或受寒常可诱发。属于祖国医学的"寒厥"范畴。

一、补气止痉方[△]

【组成】生芪 25 克　党参 20 克　白术 15 克　桂枝 15 克
白芥子 10 克　当归 20 克　玄参 15 克　菟丝子 15 克　女贞子
15 克　白芍 10 克　元胡 10 克　升麻 10 克

【功效】补益脾肾，温经通络。

【主治】雷诺氏病，气虚型。症见四肢末端发凉、发绀疼痛、全身畏寒、无力。

【加减】肢凉寒重者加附子、干姜、细辛；肢端肿痛重者加丹参、川楝子、乳香、没药。

【用法】水煎，每日 1 剂，分 2 次服。

【来源】赵炳南，等．简明中医皮肤病学．第 1 版．北京：中国展望出版社，1983。

二、补血止痉方[△]

【组成】生芪 25 克　当归 10 克　熟地 10 克　白芍 15 克
甘草 10 克　桂枝 20 克　细辛 3 克　鸡血藤 30 克　路路通
10 克

【功效】补血温经。

【主治】雷诺氏病，血虚型。症见四肢末端发凉，指尖变细、僵硬，面色苍白，全身无力，少气懒言。

【加减】发于上肢者加姜黄，发于下肢者加牛膝；肢冷明显者加麻黄、附子；病久肢端萎缩者加何首乌、川芎、透骨草。

【用法】水煎，每日 1 剂，分 2 次服。

【来源】同上。

三、通阳Ⅰ号方[△]

【组成】附片 30 克（先熬 2 小时）　干姜 15 克　葱白

10 克

【功效】温中通阳，散寒通络。

【主治】雷诺氏病。

【用法】水煎，每日 1 剂，分 2 次服。

【来源】贾河先，等．百病良方第二集（增订本）．第 2
版．重庆：科学技术文献出版社重庆分社，1989。

四、通阳Ⅱ号方△

【组成】熟地 20 克　黄芪 30 克　丹参 30 克　麻黄 10 克
甘草 10 克　肉桂 6 克　干姜 10 克　附片 15 克（先熬）　地
龙 10 克　当归 10 克

【主治】雷诺氏病。

【用法】水煎，每日 1 剂，分 2 次服。

【来源】同上。

五、通阳Ⅲ号方△

【组成】桂枝 20 克　怀牛膝 30 克　丹参 30 克　豨莶草
30 克　当归 12 克　红花 10 克　桃仁 12 克　木瓜 15 克　制川
乌 15 克（先熬两小时）　制草乌 15 克（先熬两小时）　三
七 3 克　羌活 12 克

【功效】温经散寒，活血通络。

【主治】雷诺氏病。

【用法】水煎，每日 1 剂，分 2 次服。

【来源】同上。

六、补阳还五汤加味

【组成】丹参 30 克　炒黄芪、红花各 25 克　地龙 20 克
赤芍、全当归各 15 克　川芎 12 克　桃仁、炒谷芽、炒麦芽、

川桂枝、干姜各 6 克　　制半夏、苍术各 9 克　　制附片 5 克

【功效】益气活血，温经通络。

【主治】雷诺氏病（肢端动脉痉挛病）。

【用法】水煎，每日 1 剂，分 2 次服。

【来源】张绍利．补阳还五汤加味治疗雷诺氏病．上海中医药杂志，1985，12。

七、活络祛寒汤

【组成】黄芪 15 克　　白芍 15 克　　当归 10 克　　丹参 12 克　桂枝 9 克　　乳香、没药各 6 克　　生姜 3 克

【功效】补气活血，温经止痛。

【主治】雷诺氏病。治疗 12 例，治愈 10 例，好转 2 例。

【加减】瘀重加红花、王不留行；血热加生地、丹皮；气滞加香附、乌药。

【用法】每日 1 剂，水煎 2 次服。

【来源】游开私．活络祛寒汤治疗雷诺氏病 12 例．辽宁中医杂志，1988，11（10）。

八、虎参胶丸

【组成】壁虎 50 克　　丹参 50 克

【功效】活血搜络。

【主治】早期雷诺氏病（治 14 例，痊愈 11 例）。

【用法】焙干研极细末，拌匀装胶丸内。每日 3 次，每次 10 丸。

【来源】陈学连，等，自拟虎参胶丸治疗早期雷诺氏病 11 例．黑龙江中医药杂志，1987，1。

坐骨神经痛

坐骨神经痛是指坐骨神经通路上，即腰、臀部、大腿后、小腿后外侧和足外侧的疼痛症状群。可按中医"痹证"、"腰胯痛"等论治。

一、坐骨神经痛方

【组成】制川、草乌各6克　当归9克　灵仙15克　晚蚕砂15克　川续断9克　秦艽9克　蕲蛇15克

【功效】镇痛祛湿通络。

【主治】坐骨神经痛，天寒痛甚者。曾治1例，7剂痛减，续方14剂治愈。

【用法】每日1剂，分2次服。

【来源】姜春华教授经验（戴克敏. 姜春华教授治疗痹证经验. 中医药学报，1988，4）。

二、乌头汤加减

【组成】制川乌30克　黄芪15克　白芍15克　麻黄6克桂枝10克　川芎10克　红花6克　牛膝10克　蜈蚣2条炙甘草10克

【功效】祛风散寒，活血通经。

【主治】坐骨神经痛。治疗120例，总有效率90%。

【用法】制川乌先煎2小时，每日1剂，分2次服。

【来源】周虎. 乌头汤加减治疗坐骨神经炎. 中西医结合杂志，1985，5（1）。

三、止痛饮[△]

【组成】老鹤草 30 克

【功效】除湿散寒。

【主治】坐骨神经痛。

【用法】水煎，1 日服完。

【来源】名中医朱良春主任医师（王应模．朱良春老中医治痹证经验．浙江中医杂志，1983，12）。

四、温经止痛汤

【组成】黄芪 15 克　熟地 15 克　附子 12 克　淫羊藿 15 克　巴戟天 15 克　杜仲 15 克　桑寄生 15 克　当归 15 克　赤芍 15 克　白芍 15 克　川芎 9 克　怀牛膝 15 克　鸡血藤 30 克

【功效】温肾通络。

【主治】急性坐骨神经痛（曾治 50 例，痊愈 24 例，好转 25 例）。

【加减】痛剧者加川乌、草乌；日久不愈加全蝎、蜈蚣、乌梢蛇。

【用法】每日 1 剂，煎 2 次分服。

【来源】任邦定．温肾通络法治疗急性坐骨神经痛．上海中医药杂志，1985，11。

五、祛瘀止痛方[△]

【组成】当归 15 克　丹参 30 克　乳香 10 克　没药 10 克黄芪 30 克　牛膝 12 克　鸡血藤 30 克　蜈蚣 2 条　全蝎 6 克桃仁 10 克

【功效】益气活血，通络止痛。

【主治】坐骨神经痛，证属气滞血瘀型：痛有定处，痛如针刺，舌质紫暗，舌有瘀点或瘀斑。

【用法】水煎，每日 1 剂，分 2 次服。

【来源】贾河先．百病良方．第 1 集（增订本）．第 3 版．重庆：科学技术文献出版社重庆分社，1989。

六、祛湿活络方[△]

【组成】川芎 10 克　红花 10 克　肉桂 6 克　独活 12 克防风 12 克　木瓜 20 克　炮山甲 15 克　苡仁 60 克　桑枝 30克　地龙 12 克

【功效】祛湿清热，通络止痛。

【主治】坐骨神经痛，证属风湿阻络型：腰腿痛呈游走性，关节屈伸不利。

【用法】水煎，每日 1 剂，分 2 次服。

【来源】同上。

七、温经止痛方[△]

【组成】麻黄 10 克　熟地 30 克　鹿角霜 15 克　干姜 12克　白芍 30 克　甘草 10 克　制川乌 15 克（先煎）　黄芪 30克　白芥子 10 克

【功效】温肾益气，逐寒通络。

【主治】坐骨神经痛，寒湿内闭型：腰腿冷痛，麻木沉重。

【用法】水煎，每日 1 剂，分 2 次服。

【来源】同上。

红斑性肢痛症

红斑性肢痛症是以肢体远端（特别是两足）阵发性血管

扩张、伴烧灼样痛，皮肤温度升高和肤色变红为临床特征的自主神经系统疾病。目前西医尚无特效药物。本病从症状分析，可归属祖国医学"痹证"范畴，尤与"血痹"相类似。

一、活络祛湿汤[△]

【组成】苏叶 12 克　吴萸 10 克　桔梗 10 克　木瓜 15 克　槟榔 12 克　元胡 12 克　苍术 10 克　黄柏 5 克　川牛膝 10 克　生姜三片

【功效】宣化湿热。

【主治】红斑性肢痛症。

【用法】每日 1 剂，分 2 次服。

【来源】河南名中医和贵章主任医师（和贵章. 痛证的辨证经验. 中医杂志，1987，11）。

二、解毒化瘀汤

【组成】乳香　没药　桃仁　红花　当归　黄芪　银花　赤芍　黄柏　玄参　丹参

【功效】清热解毒，活血通络。

【主治】红斑性肢痛症（治疗 33 例，治愈率 81.8%）。

【加减】麻木胀痛甚者加白芍、甘草；舌质瘀斑重者加苏木、刘寄奴；舌苔黄腻加苍术、苡米。

【用法】上药加水 1000 毫升，煎取 400 毫升，过滤；再加入 500 毫升，煎至 200 毫升，过滤；第三煎加水 500 毫升，煎至 200 毫升，过滤。三煎兑于一起，混匀，分三次服。10 岁以下小儿减半。

【来源】唐祖宣，等. 中医药治疗红斑性肢痛症 33 例观察. 中医杂志，1988，29（2）。

三、乌头汤加减

【组成】制川乌 9 克　赤芍 12 克　炙甘草 9 克　黄芪 15 克　麻黄 9 克　桂枝 12 克　当归 12 克　独活 12 克　桑枝 30 克

【功效】散寒祛风，活血补血。

【主治】红斑性肢痛症，痛痹型。

【用法】水煎服，每日 1 剂，外用红斑 1 号洗方。

【来源】聂祯祥．红斑性肢痛症 34 例治验．中医杂志，1988，29（10）。

四、红斑 1 号洗方

【组成】豨莶草 30 克　桂枝 12 克　当归尾 12 克　大黄 15 克　蕲艾叶 12 克　防风 12 克　苍术 12 克　生姜皮 15 克

【功效】通经散寒。

【主治】红斑性肢痛症，痛痹型。

【用法】加清水适量，煎汁，乘热浸洗患部，每次半小时，必要时，可将药渣再煎 1 次浸洗。

【来源】同上。

五、白虎加桂枝汤加减

【组成】生石膏 30 克　知母 12 克　甘草 9 克　桂枝 12 克　忍冬藤 30 克　桑枝 30 克　桃仁 12 克　赤芍 12 克　汉防己 12 克　牛膝 12 克

【主治】红斑性肢痛症，热痹型。

【用法】水煎服，每日 1 剂。外用红斑 2 号洗方。

【来源】同上。

六、红斑 2 号洗方

【组成】川红花 6 克　黄柏 12 克　苍术 12 克　当归尾 12 克　大黄 15 克　豨莶草 30 克　冬瓜皮 30 克　苍耳子 30 克

【功效】清热利湿，活血通络。

【主治】红斑性肢痛症，热痹型。

【用法】上药加清水适量，煎汁，待冷却后浸洗患部，每次约半小时；必要时，可将药渣再煎一次浸洗。

【来源】同上。

七、三妙丸合芍药甘草汤加味

【组成】黄柏 20 克　薏仁 30 克　苍术 20 克　泽泻 12 克　川牛膝 15 克　知母 12 克　白芍药 30 克　甘草 10 克

【功效】利湿清热，缓急止痛。

【主治】红斑性肢痛症。（治疗 10 例，有效率 100%）

【用法】水煎服，每日 1 剂，分次服。

【来源】李光复. 三妙丸合芍药甘草汤加味治愈红斑性肢痛 10 例. 河南中医，1986，6。

八、罩捞藤饮△

（一）内服法：罩捞藤 15～20 克　加水 200～300 毫升，煮沸 30 分钟，分 2～3 次内服。

（二）外洗法：将罩捞藤生药切碎，加洗米水煎沸半小时后，滤渣，待水温适度后，将患处放入药液中浸泡 20～30 分钟，早中晚各 1 次。

【主治】红斑性肢痛症.（治疗 79 例，疗程 2～5 天，平均 3.5 天治愈）

【来源】沈柏台，等. 罩捞藤治疗红斑性肢痛症 140 例观察. 中医杂志，1985，4。

九、解毒止痛汤[△]

【组成】金银花 15 克　公英 15 克　地丁 10 克　木瓜 5 克
赤芍 10 克　鸡血藤 30 克　鬼箭羽 10 克　乳香 3 克　没药 3
克　黄柏 10 克

【功效】清热解毒，活血通络。

【主治】红斑性肢痛症。

【用法】犀黄丸 3g，随汤剂送服。

【来源】赵炳南，等. 简明中医皮肤病学. 第 1 版. 北京：
中国展望出版社，1983。

面 肌 痉 挛

面肌痉挛症，以一侧面肌的阵挛性收缩为特点，以中年后
妇女为多，病因未明，似属祖国医学"筋惕肉瞤症"范畴。

一、平肝止痉汤

【组成】白芍 15 克　当归身 9 克　麦冬 15 克　石斛 12 克
远志 6 克　白附子 9 克　白僵蚕 9 克　白蒺藜 15 克　钩藤 15
克　夜交藤 20 克　地龙 15 克　丝瓜络 15 克　栀子 9 克　连
翘 15 克　甘草 3 克

【功效】养血滋阴，祛风通络。

【主治】面肌痉挛。

【用法】每日 1 付，水煎服。

【来源】河南名老中医孙一民主任医师（孙一民. 临证医
案医方（修订本）. 第 1 版. 河南：河南科技出版社，1985）。

二、镇挛 I 号合剂[△]

【组成】秦艽　防风　白芷　白附子　僵蚕　白花蛇肉

【功效】散风祛痰，活络止痉。

【主治】原发性面肌痉挛症，属外风合痰型。多兼头痛鼻塞、恶风、肢体痛楚，苔薄白腻，脉浮滑。

【加减】痉挛甚者加蜈蚣；气虚甚加黄芪。

【用法】每日 1 剂，煎 2 次分服。

【来源】朱广仁，等．原发性面肌痉挛 22 例中医治疗分析．中医杂志，1988，9。

三、镇挛 II 号合剂[△]

【组成】生熟地　枸杞　白芍　钩藤　白附子　僵蚕　生龟板　生龙齿　生牡蛎　地龙　全蝎

【功效】育阴平肝，祛痰息风解痉。

【主治】原发性面肌痉挛症，属风阳夹痰型者。常兼眩晕、头痛、耳鸣、肢麻震颤，舌红苔腻，脉弦细而滑。

【加减】痉挛甚者加蜈蚣。

【用法】每日 1 剂，煎 2 次分服。

【来源】同上。

四、镇挛 III 号合剂[△]

【组成】龙胆草　黛蛤散　柴胡　郁金　竹茹　胆南星　僵蚕　全蝎

【功效】清泻胆火，祛痰止痉。

【主治】面肌痉挛，痰火痰扰型。常兼眩晕头痛、耳鸣、口苦、呕恶、烦躁、小便热赤、大便秘结，舌红苔黄腻，脉弦数。

【用法】每日1剂，煎2次分服。

【注意】上述3方服用时，均需配合针灸。

【来源】同上。

五、止痉Ⅰ号方△

【组成】白芍60克　木瓜30克　甘草15克　黄芪30克　桂枝12克　茯苓10克　丹参30克

【功效】益气平挛。

【主治】面肌痉挛。

【用法】每日1剂，煎2次分服。

【来源】贾河先．百病良方第三集．第1版．重庆：科学技术文献出版社重庆分社，1986。

六、止痉Ⅱ号方△

【组成】生石膏30克　苍术10克　黄柏10克　槟榔10克　僵蚕10克　蝉衣10克　钩藤15克　制川乌10克（先煎）　制白附子10克（先煎）　甘草3克

【功效】清热燥湿，止痉温经。

【主治】面肌痉挛。

【加减】久病体虚者加党参、黄芪、白术、茯苓；阴液不足者加生地、天冬、麦冬、玄参、石斛；头涨脑鸣，肝阳上亢者加草决明、青葙子、夏枯草、菊花；小便短赤者加车前草、木通、滑石；大便秘结者加芒硝、大黄、蜂蜜、草决明。

【用法】每日1剂，煎2次分服。

【来源】同上。

肥　胖　症

　　超过标准体重 20% 时，称肥胖症。可参考中医"痰湿"、"脾虚"、"瘀滞"等证施治。

一、加味防己黄芪汤

　　【组成】黄芪 30 克　防己 12 克　白术 10 克　甘草 4 克　生姜 10 克　大枣 3 枚　草决明 20 克　黄芩 10 克

　　【功效】健脾清热利湿。

　　【主治】单纯性肥胖并高脂血症。

　　【用法】每日 1 剂，分 2 次服。

　　【来源】西苑医院李春生副主任医师（李春生．金匮防己黄芪汤治疗单纯性肥胖病合并高脂血症两例．传统老年医学研究论文第二辑．西苑医院，1984）。

二、消肥除湿方△

　　【组成】陈皮 6 克　制半夏 6 克　茯苓 12 克　炒苡仁 30克　制苍术 6 克　大腹皮 10 克　冬瓜皮 10 克　制香附 10 克　泽泻 10 克　车前草 10 克

　　【功效】燥湿化痰，行气化湿。

　　【主治】单纯性肥胖。

　　【用法】每日 1 剂，分 2 次服。

　　【来源】名老中医杨树千（卢祥之．名中医治病绝招续编．第 1 版．北京：中国医药科技出版社，1989）。

三、麻荷饮

　　【组成】麻子仁丸每次 6 克

【功效】清宣脾热。

【主治】胃热脾约型肥胖症。

【用法】用焦荷叶煎水送下，每晨 1 次，以微利为度。

【来源】岳美中教授（刘文成，等．治疗肥胖症中药方剂的探讨．中成药研究，1982，1）。

四、清消饮

【组成】荷叶 12 克　泽泻 15 克　茯苓 15 克　草决明 15 克　薏米 15 克　防己 15 克　白术 12 克　陈皮 10 克

【功效】健脾利湿，祛痰化浊。

【主治】肥胖脾湿痰浊者。

【用法】每日 1 剂，分 3 次服。

【来源】西苑医院翁维良等．中医治疗单纯性肥胖 44 例疗效观察．中医杂志，1988，29（1）。

五、清通饮

【组成】胡黄连 10 克　番泻叶 10 克　生大黄 10 克　生地 10 克　夏枯草 12 克　草决明 12 克

【功效】清胃通腑，凉血润肠。

【主治】肥胖以多食，大便秘结为主者。

【用法】每日 1 剂，分 3 次服。

【来源】同上。

六、清降饮

【组成】生大黄 10 克　乳香 10 克　生蒲黄 10 克　川芎 12 克　红花 12 克

【功效】理气活血。

【主治】肥胖易怒，月经不调或经闭。

【用法】每日 1 剂，分 3 次服。

【注意】以上三型患者，凡兼有乏力、气短症重加黄芪或党参 15 克；口干舌燥加麦冬 10 克、黄精 10 克；头晕头痛加菊花或野菊花 15 克；小便不利加车前草 15 克、猪苓 12 克；痰湿重加杏仁 10 克、枇杷叶 10 克；胃满加玫瑰花 10 克；腰酸腿软加女贞子 15 克、枸杞子 10 克。

用上述三法治疗 44 例肥胖患者，总有效率为 79.5%。

【来源】同上。

七、减肥 I 号方△

【组成】黄芪 15 克　党参 15 克　防己 15 克　白术 15 克首乌 30 克　泽泻 60 克　山楂 30 克　茵陈 30 克　水牛角 30克　淫羊藿 30 克　大黄 10 克

【功效】燥湿化痰，消食理气。

【主治】单纯性肥胖症。

【用法】水煎，每日 1 剂，分 2 次服。

【来源】贾河先，等. 百病良方（增订本）. 第 2 版. 重庆：科学技术文献出版社重庆分社，1989。

八、减肥 II 号方△

【组成】三七 3 克　补骨脂 12 克　番泻叶 10 克　大黄 10 克

【主治】单纯性肥胖症。

【用法】水煎，每日 1 剂，分 2 次服。

【来源】同上。

九、减肥 III 号方△

【组成】首乌 30 克　当归 30 克　鸡血藤 30 克　茯苓

20 克

【功效】益阴活血，通络除湿。

【主治】单纯性肥胖症。

【用法】水煎，每日 1 剂，分 2 次服。

【来源】同上。

高 血 压 病

高血压病，又称原发性高血压。是以动脉血压升高，尤其是舒张压持续升高为特点的全身性、慢性血管疾病。可参考中医"眩晕"、"头痛"、"中风"等证治疗。

一、三草汤

【组成】夏枯草　龙胆草　益母草　芍药　甘草

【功效】清肝泻火。

【主治】各期高血压病。

【加减】加牛膝引水下行；加石决明、珍珠母平肝潜阳；加黄芩、栀子清肝火；加大黄泻实热；加石斛、玄参以养肝阴。

【用法】每日 1 剂，煎 2 次分服。

【来源】名老中医刘渡舟教授（陈恳．刘渡舟教授治疗高血压的经验．北京中医学院学报，1984，3）。

二、益母降压汤

【组成】益母草 60 克　桑寄生 20 克　杜仲 20 克　甘草5 克

【功效】潜阳活血。

【主治】高血压病。产后血压高尤有效验。

【加减】头痛甚加夏枯草 12 克、钩藤 20 克、生白芍 25 克、生牡蛎 30 克；阳虚甚加女贞子 12 克、川石斛 15 克、大生地 15 克。

【用法】每日 1 剂，煎 2 次分服。

【来源】名老中医朱良春主任医师（卢祥之．名中医治病绝招．第 1 版．北京：中国医药科技出版社，1988）。

三、平衡汤

【组成】肥玉竹 15 克　制首乌 15 克　丹皮 6 克　杭菊 12 克　连翘心 10 克　竹卷心 10 克　煅石决明 15 克　黑山栀 10 克　竹沥夏 10 克　抱木神、黑玄参、生白芍各 12 克

【功效】益肝平肝敛阳，清心化痰宁神。

【主治】高血压病症见头晕脑热、烦躁火升、神倦者。

【用法】每日 1 剂，煎 2 次分服。

【来源】名中医曹惕寅（卢祥之．名中医治病绝招．第 1 版．北京：中国医药科技出版社，1988）。

四、平肝降压汤[△]

【组成】生石决明 30 克（先煎）　夏枯草 16 克　滁菊花 15 克　黄芩 9 克　钩藤 12 克（后下）　桑寄生 15 克　炒白芍 9 克　牛膝 9 克　杜仲 12 克　地龙 9 克　川芎 5 克

【功效】潜阳活血。

【主治】高血压病属肝阳上亢者。连服 15 剂，舒张压与收缩压可下降 15~30 毫米汞柱。

【加减】口燥咽干，加生地 18 克，玄参 12 克。

【用法】每日 1 剂，煎 2 次分服。

【来源】浙江中医学院陆芷青教授（陈泽霖，等．名医特色经验精华．第 1 版．上海：上海中医学院出版社，1988）。

五、高血压食疗方（三则）

1. 方一

【组成】杭州黄菊花　绿茶

【功效】平肝息风，利尿降压。

【主治】血压升高，头痛增强者。

【用法】泡浓茶饮服。

【来源】名老中医李仲宋主任医师（卢祥之．名中医治病绝招续集．第 1 版．北京：中国医药科技出版社，1989）。

2. 方二

【组成】山楂肉或紫背天葵

【功效】消积降脂。

【主治】高血压患者胆固醇偏高。

【用法】煎汤加糖调服。

【来源】同上。

3. 方三

【组成】花生秧和花生叶（鲜品）各 30 克

【功效】益水潜阳。

【主治】高血压，对降低舒张压有良效。

【用法】水煎服，每日 3 次。

【来源】张问渠，等．老年常见病简易食疗方．大众医学，1985，11。

六、高血压 I 号方△

【组成】龙胆草 12 克　栀子 10 克　草决明 30 克　白芍 30 克　生地 20 克　泽泻 20 克　白术 20 克

【功效】清泻肝热。

【主治】高血压病，证属风阳上扰者。

【用法】水煎，每日 1 剂，分 2 次服。

【来源】贾河先．百病良方第 1 集（增订本）．第 3 版．重庆：科学技术文献出版社重庆分社，1989。

七、高血压 II 号方[△]

【组成】生牡蛎 30 克　怀牛膝 15 克　桑椹 30 克　白芍 30 克　玄参 15 克　珍珠母 30 克　丹参 30 克　麦冬 20 克　天麻 10 克　钩藤 20 克（后下）

【功效】育阴潜阳。

【主治】高血压病，阴虚阳亢型。

【用法】水煎，每日 1 剂，分 2 次服。

【来源】同上。

八、高血压 III 号方[△]

【组成】附片 15 克（先煎）　熟地 39 克　泽泻 20 克　山萸肉 12 克　丹皮 10 克　山药 20 克　黄芩 15 克

【功效】滋肾阴，补肾阳。

【主治】高血压病，阴阳俱虚型。

【用法】水煎，每日 1 剂，分 2 次服。

【来源】同上。

糖　尿　病

糖尿病是一种由于体内胰岛素的绝对或相对的分泌不足而引起的以糖代谢紊乱为主的全身性疾病，属祖国医学消渴证。

一、自拟消渴方

【组成】山药　龙骨　牡蛎　天花粉　知母　麦冬　党参

玄参

【功效】生津益气，滋阴潜阳，收敛。

【主治】阴虚下消证。

【用法】每日 1 剂，分 2 次服。

【来源】名老中医郑侨（卢祥之．名中医治病绝招续编．第 1 版．北京：中国科技出版社，1989）。

二、滋肾明目汤

【组成】当归、川芎、干地黄、熟地黄、芍药各 3 克　桔梗、人参、山栀子、黄连、白芷、蔓荆子、菊花、甘草、灯心草、细茶各 1.5 克

【功效】滋阴养血，清热明目。

【主治】糖尿病性白内障。

【用法】每日 1 剂，煎 2 次服。

【来源】日本著名汉方医家矢数道明博士经验（卢祥之．名中医治病绝招续编．第 1 版．北京：中国医药科技出版社，1989）。

三、消渴基本方

【组成】生黄芪 30 克　淫羊藿 15 克　杭白芍 30 克　生甘草 10 克　乌梅 10 克　葛根 10 克

【功效】补肾益气，生津敛阴。

【主治】消渴症。

【加减】肺热甚可选加石膏、川连、石斛、花粉、玉竹、麦冬、沙参；夜尿频数者选加川断、补骨脂、五味子、芡实等；气血虚者选加党参、黄精、当归、生熟地等。

【用法】每日 1 剂，煎 2 次服。

【来源】名老中医关幼波经验（高益民．北京市老中医经

验选编第 2 集. 第 1 版. 北京：北京出版社，1986）。

四、祛瘀降糖方[△]

【组成】木香 10 克　当归 15 克　益母草 30 克　川芎 15
克　葛根 30 克　丹参 30 克　赤芍 12 克　黄芪 30 克　山药 30
克　苍术 12 克

【功效】健脾益气，活血化瘀。

【主治】糖尿病血瘀型。

【用法】水煎服，每日 1 剂。

【来源】贾河先. 百病良方增订本. 第 3 版. 重庆科：学
技术文献出版社重庆分社，1989。

五、天花散

【组成】天花粉 50 克　葛根 30 克　生地 15 克　麦冬 15
克　五味子 6 克　甘草 6 克

【功效】滋阴清热。

【主治】老年糖尿病。治疗 26 例，总有效率为 88.46%。

【加减】口渴多饮加沙参、地骨皮、石斛各 15 克；多食
善饥，大便秘结者加知母、玉竹、火麻仁各 15 克，制大黄 10
克；口渴喜饮，尿频量多者加枸杞 15 克，首乌、山药各 20
克；阴虚过甚者加麦冬 15 克，玄参 20 克；气虚者加人参 10
克，黄芪 15 克。

【用法】每日 1 剂，煎 2 次分服。

【注意】服药同时配合饮食节制，忌辛辣刺激食物。

【来源】赵开元. 天花散治疗老年糖尿病 26 例疗效观察.
中西医结合杂志，1937，7（11）。

六、降糖茶[△]

【组成】炒苍术 20～40 克　炒白术 15～30 克　淮山药

30~50 克 生黄芪 30~50 克 玄参 15~30 克 北沙参 30~
40 克 玉竹 20~40 克 五味子 15~25 克 桑螵蛸 10~15 克

【功效】健脾实胃，止渴抑饥，降糖。

【主治】糖尿病。

【用法】每日 1 剂，煎 3 次当茶饮。

【注意】如早期没有用胰岛素不必再用；如已用胰岛素和
降糖药，服上方后视情况逐步减少，直至停用。

【来源】张孟林，从脾胃证治糖尿病．中医药学报，
1987，3。

七、食疗方两则

1. 方一

【组成】鲜菠菜根 90 克 干鸡内金 15 克

【主治】糖尿病。

【用法】水煎 1 日分 2 次服。

【来源】张问渠，等．老年常见病简易食疗方．大众医
学，1985，11。

2. 方二

【组成】五加皮、五味子各 6 克

【主治】糖尿病。

【用法】开水冲泡代茶，每日 1 剂。

【来源】同上。

八、清热养阴汤

【组成】生石膏 30 克 黄精 30 克 黄芪 30 克 人参叶
10 克 知母 10 克 生地 15 克 熟地 15 克 玄参 10 克 枸杞
子 10 克 山药 10 克

【功效】清热养阴，兼补肾肺。

【主治】糖尿病。

【加减】阴虚津少者加用黄精、玉竹、天花粉、天冬等，以养阴生津；若口渴甚者，重用生石膏、知母、石斛等。兼有瘀血阻滞脉络，常用天仙子、紫草根、川芎、丹参、赤芍、桃仁、红花等；若疮痈化脓，则清热解毒为主，用银花、连翘、黄芩、黄连、白花蛇舌草之类，或以蒲公英、野菊花，内服外用均见功效；久病肾阳亦虚者，加淫羊藿以助肾阳，阳生则阴长；由于脾为后天之本，且滋腻之品大多碍胃，故在方中可加上苍术以醒脾健胃，使诸药尽其效。

【用法】每日 1 剂，水煎 2 次，分服。

【来源】解放军总医院陈树森教授（中国中医药报第 3 版，1990，1）。

痛　　风

痛风是一种嘌呤代谢紊乱的疾病。与祖国医学中"热痹"症状有相似之处。

一、痛风验方

【组成】三角风 6 克　八角风 6 克　九节风 6 克　鸡血藤 6 克　白通草 6 克　黑马草 6 克　花椒根 6 克

【功效】祛风通络。

【主治】痛风。

【用法】好白酒半斤浸 7 天可服，服完后加白酒半斤浸，每次服 9~15 克，能饮酒者可服 30 克。

【来源】已故名老中医蒲辅周经验（黄文东．著名中医学家的学术经验．第 1 版．湖南科学技术出版社，1981）。

二、祛风饮△

【组成】生地 90 克 玉竹 15 克 羌活、独活各 9 克 细辛 3 克 制川乌 9 克 苍术 9 克 当归 9 克 白花蛇 9 克

【功效】养阴祛风除湿。

【主治】痛风。发于产后者尤佳。

【用法】每日 1 剂，煎 2 次分服。

【来源】名老中医姜春华教授（戴克敏．姜春华教授治疗痹证经验．中医药学报，1988，4）。

三、镇痛消风汤

【组成】车前子 15 克 秦艽、灵仙、川牛膝、忍冬藤、地龙各 12 克 黄柏、山慈菇各 10 克 甘草 6 克

【功效】祛风除湿，通络止痛。

【主治】痛风症（治疗 18 例，全部治愈，2~4 周后血尿酸值降至正常）。

【加减】痛甚加制川乌 9 克 元胡 12 克；热盛加野菊花 15 克 黄地丁 30 克；活血加丹参 15 克；利尿加滑石 15 克。

【用法】每日 1 剂，煎 2 次分服。

【注意】如红肿较甚者，局部可用紫金锭调醋外搽。

【来源】韦家杰．镇痛消风汤治疗痛风 18 例．安徽中医学院学报，1989，8（2）。

四、痛风 I 号方△

【组成】昆布 30 克 海藻 30 克 生龙骨 30 克 生牡蛎 30 克 浙贝 10 克 赤芍 10 克 太子参 30 克 茯苓 12 克 熟地 12 克 山药 30 克 淫羊藿 30 克

【功效】软坚化痰，健脾补肾。

【主治】痛风，有痛风不沉积者。

【用法】水煎服，每日 1 剂分 2 次服。

【注意】并同时服豨莶丸（成药），每日 2 次，每次 10 克。

【来源】贾河先．百病良方第三集．第 1 版．重庆：科学技术出版社重庆分社，1986。

五、痛风Ⅱ号方[△]

【组成】木瓜 30 克　桑枝 30 克　知母 10 克　生石膏 30 克　桂枝 10 克　苍术 12 克　怀牛膝 15 克　银花藤 30 克　络石藤 30 克　海风藤 30 克　黄柏 10 克

【功效】利湿清热，活络通经。

【主治】痛风石沉积者。

【用法】每日 1 剂，分 2 次分服。

【来源】同上。

六、痛风Ⅲ号方[△]

【组成】地龙 12 克　山甲 12 克　蜈蚣 3 条　桂枝 12 克生石膏 30 克　苡仁 30 克　生地 30 克　怀牛膝 30 克　萆薢 15 克　丹皮 12 克　银花藤 30 克

【功效】祛风通络。

【主治】痛风石沉积。

【用法】水煎服，每日 1 剂。

【来源】同上。

七、痛风Ⅳ号方[△]

【组成】当归 20 克　羌活 12 克　党参 30 克　苦参 15 克升麻 6 克　葛根 30 克　苍术 10 克　黄芩 12 克　茵陈 30 克

防风 15 克　　知母 12 克　　泽泻 20 克　　猪苓 12 克　　甘草 6 克

【功效】益气养血，祛风通络。

【主治】痛风石沉积。

【用法】水煎服，每日 1 剂。

【来源】同上。

蛲　虫　病

蛲虫病是蛲虫寄生于人体所致的一种寄生虫病。蛲虫病的流行极广，在儿童集体机构中更易传播，10 岁以下儿童感染率最高。本病属于祖国医学的"虫积"、"虫疳"等范畴。

一、复方使君子散

【组成】使君子仁　雷丸等分

【功效】驱蛲虫。

【主治】蛲虫病。

【加减】内服本方的同时可用百部 30 克　乌梅 15 克　加水 300 毫升煎到 100 毫升去渣，每晚保留灌肠，7 天为 1 个疗程。

【用法】先将使君子仁炒微黄，和雷丸同研细，瓶装备用。同时按年龄每岁 1 克，早晚分服。最大量 1 天不超过 20 克，连服 7 天为一个疗程。如不愈，隔 1 周后再用第二疗程。

【来源】解放军总医院陈树森教授（陈树森．陈树森医疗经验集萃．第 1 版．北京：人民军医出版社，1989）。

二、复方百部散△

【组成】百部 10 克　　苦楝皮 10 克　　槟榔 10 克　　鹤虱 10 克

【功用】驱蛲蛔虫。

【主治】蛲虫病。

【用法】煎服。同时也可将上药共研细末，装入胶囊，每晚睡前纳入肛门，每次 1 个，连续 1 周。

【来源】贾河先，等．百病良方第二集．第二版（增订本）．重庆：科学技术文献出版社重庆分社，1989。

三、槟榔饮△

【组成】槟榔 30 克

【功用】驱虫。

【主治】蛲虫病。

【用法】击碎后加水 500 毫升，浸泡 1 夜，浓煎一小时，空腹一次服，连服 2~3 天。

【来源】同上。

四、便方两则

（一）使君子，去壳，每于饭前半小时嚼碎服之，一岁小儿每次 1~5 粒，每日 3 次。

【主治】小儿蛲虫病。

【来源】同上。

（二）每晚睡前用脱脂棉花蘸好醋，塞入肛门。

【主治】蛲虫病。

【来源】同上。

蛔　虫　病

蛔虫病是蛔虫寄生于人体所造成的疾病，除肠道症状外，有时蛔虫可钻入胆道引起胆道蛔虫病。本病属于祖国医学的

"虫证"范畴。

一、驱蛔汤 I 号方[△]

【组成】使君子 6 克（炒香）　炒榧子 9 克　乌梅 3 克　鹤虱 6 克　胡黄连 6 克　槟榔 9 克　香附 6 克　厚朴 6 克　甘草 3 克

【功效】驱虫理气，解痉止痛。

【主治】肠道蛔虫症。

【用法】水煎，每日 1 剂，分 2 次服。

【注意】上为 5 岁儿童用量。

【来源】河南名老中医孙一民主任医师［孙一民. 临证医案医方（修订本）. 第 1 版. 河南：河南科技出版社，1985］。

二、驱蛔汤 II 号方[△]

【组成】苦楝根皮 15 克　槟榔 24 克　使君子 15 克（炒香）　炒榧子 9 克　枳壳 9 克　木香 6 克　陈皮 9 克　香附 9 克

【功效】驱虫，理气止痛。

【主治】胆道蛔虫症（治 1 例患者，服两剂后便蛔而愈）。

【用法】水煎，每日 1 剂，分 2 次服。

【来源】河南名老中医孙一民主任医师［孙一民. 临证医案医方（修订本）. 第 1 版. 河南：河南科技出版社，1985］。

三、驱蛔汤

【组成】美舌藻 30～50 克

【主治】蛔虫病。有吐蛔史，或便蛔虫史，或大便化验蛔卵阳性者。

【加减】有习惯性便秘者加番泻叶 6 克同煎；如为胆道蛔

虫加乌梅 30 克同煎。

【用法】煎汤晚睡前或早晨空腹 1 次服下，连用 3 天为 1 个疗程，小儿用量酌减。

【来源】解放军总医院陈树森教授（陈树森. 陈树森医疗经验集萃. 第 1 版. 北京：人民军医出版社，1989）。

四、楝根皮汤

【组成】鲜苦楝根皮 1.5~2 克/公斤体重　干品量减半

【主治】蛔虫病。

【加减】如为胆道蛔虫者可加茵陈 30 克。

【用法】取鲜苦楝根皮，刮去表面粗皮用白皮，煎汤睡前或晨起空腹 1 次服完。

【来源】同上。

五、乌梅汤加减

【组成】乌梅 15 克　苦楝子 15 克　使君子 15 克　槟榔 12 克　川椒 6 克　细辛 3 克　干姜 6 克　大黄 9 克（后下）

【功效】安蛔止痛。

【主治】蛔虫处于十二指肠及蛔虫嵌于括约肌口者。

【用法】加水 500 毫升，煎成 200 毫升，两次分服，每日 1 剂。

【来源】辽宁省中研院急腹症研究室贺瑞麟［贺瑞麟. 胆道蛔虫病的诊断与治疗. 中西医结合杂志，1984，4（4）］。

六、胆道排蛔汤

【组成】木香 15 克　金钱草或茵陈 30 克　郁金 9 克　苦楝皮 15 克　槟榔 9 克　枳壳 9　乌梅 12 克　黄芩 9 克　使君子 15 克　大黄 9 克（后下）

【功效】利胆排虫。

【主治】胆道蛔虫，蛔虫已钻入胆道，并形成病理变化者。

【用法】水煎，每日 1 剂，分 2 次服。

【注意】若以 33% 硫酸镁 10 毫升口服，每日 2~3 次与上方间隔服用，则效果更好。

【来源】同上。

七、利胆合剂

【组成】半边莲、茵陈、柴胡、十大功劳叶、栀子各 30 克 大黄、枳壳、木香、黄芩、金银花各 15 克

【功效】疏肝利胆。

【主治】胆道蛔虫。

【用法】每日 1 剂，分 2 次煎服。

【来源】汤辉焕，等．利胆合剂治疗胆道蛔虫症 31 例．中西医结合杂志，1987，7（4）。

八、酸敛安蛔汤△

【组成】乌梅 30 克 胡黄连 10 克 黄柏 10 克 川椒 10 克 细辛 6 克 苦楝皮 10 克 延胡索 10 克 白芍 12 克 使君子 15 克 槟榔 15 克

【功效】安蛔止痛。

【主治】胆道蛔虫病。

【用法】水煎，每日 1 次，分 2 次服。

【来源】贾河先．百病良方第一集（增订本）．第 3 版．重庆：科学技术文献出版社，1939。

九、通下止痛汤△

【组成】茵陈 60 克 生大黄 30 克 木香 15 克 枳实

10 克

【功效】行气利胆。

【主治】胆道蛔虫病。

【用法】水煎，每日 1 剂，分 2 次服。

【来源】同上。

十、清热安蛔汤[△]

【组成】茵陈 30 克　黄芩 10 克　银花 30 克　柴胡 10 克
白芍 16 克　延胡索 10 克　槟榔 10 克　苦楝皮 10 克　板蓝根
30 克　黄连 10 克

【功效】清热解毒，利湿退黄。

【主治】胆道蛔虫病继发感染，伴发烧，严重时可出现黄
疸者。

【用法】水煎，每日 1 剂，分 2 次服。

【来源】同上。

绦　虫　病

　　绦虫病，属于寄生虫病的一种，大多由于吃了没有煮熟的
含有囊尾蚴（绦虫的幼虫）的猪肉或牛肉所引起。患者可有
轻度肛痒，约有半数患者有上腹部或全腹隐痛。祖国医学中归
属于"虫证"。

一、复方槟榔煎

【组成】槟榔 60~80 克　南瓜子仁粉 50~90 克（如带皮
则用 80~125 克）

【功效】驱下绦虫。

【主治】绦虫病（寸白虫）。

【用法】先服南瓜子仁粉，2 小时后服槟榔煎剂（60~80 克，打碎或切片，加水 500 毫升煎至 150~200 毫升），再过半小时服玄明粉 20 克，开水和服。一般 3~4 小时内即有完整活动的虫体排出。

【注意】如体质虚弱，恐服药后有头晕、恶心呕吐或腹痛等反应，可于上煎液中加阿胶 10 克，烊化后搅匀，放数分钟后滤净去渣及沉淀而后服之，可减小反应，提高效率。

【来源】解放军总医院陈树森教授（陈树森．陈树森医疗经验集萃．第 1 版．北京：人民军医出版社，1989）。

第三章　外　科

疖

疖是一种生于皮肤浅表的急性化脓性疾患，随处可发。表现为局部红、肿、热、痛，突出根浅，肿势局限（直径多在1~2寸左右）。脓出即愈。相当于现代医学的单个毛囊及其皮脂腺或汗腺的急性化脓性炎症。轻者仅外治即可，严重者需内外同治。

一、清热凉血解毒方

【组成】黄连6克　黄芩6克　黄柏9克　山栀9克　广犀角3克　鲜生地30克　赤芍6克　粉丹皮9克　白术6克

【功效】清热凉血解毒。

【主治】多发性疖肿。

【用法】每日1剂，水煎2次分服。

【来源】上海中医研究所夏少农研究员（夏少农．中医外科心得．第1版．上海：上海科技出版社，1985）。

二、藿香解毒汤

【组成】藿香　香薷　银花　连翘　土茯苓　蕺菜　马齿苋　佩兰　赤芍　防风　白芷　夏枯草　蒲公英　钩藤（原方无剂量）

【功效】清热除湿，解毒消肿。

【主治】夏日暑热疖疮。

【加减】热毒炽盛者可加栀子、黄连、黄柏、黄芩、龙胆草等；湿邪甚者可加萆薢、车前草、木通；脓水多浸淫成湿疹者可加地肤子、白鲜皮、桑白皮、苍术、焦柏等；若已成多发性疖疮者可加大剂量野菊花；大便秘结者可加大黄、芒硝；小便赤灼者可加车前草、六一散；脾胃有热者可加石膏、知母、玄参等。

【用法】每日1剂，水煎分3次服。

【来源】成都中医学院文琢之教授（艾儒棣．文琢之中医外科经验论集．第一版．四川：科技出版社重庆分社，1982）。

三、疏风清解汤

【组成】金银花24克　连翘12克　黄连10克　防风10克　当归30克　赤芍30克　甘草6克（原方无剂量，本剂量是依其病案酌加）

【功效】疏风活血，清热解毒。

【主治】上焦风热所致之疮疡、缠绵难消者尤宜。

【服法】每日1剂，水煎2次分服。

【来源】山西名中医赵尚华副主任医师（赵尚华．中医外科心得集．第一版．山西：山西人民出版社，1983）。

四、一号四物汤

【组成】当归、川芎、白芍、生地、荆芥、防风、牛蒡子、连翘、陈皮、丹皮、金银花各9克　乳香6克

【功效】清热凉血，祛风解毒。

【主治】疖疮，外伤感染，有头疽初期。

【用法】每日1剂，水煎2次分服。

【来源】李在明．张八卦外科新编．第一版．河南：河南人民出版社，1979。

五、清解片

【组成】大黄、黄芩、黄柏、苍术各等分

【功效】清热解毒，化湿通便。

【主治】疮疡湿热内盛，便秘里实者。

【用法】上药共研细末和匀轧片，每片含量 0.3 克，每日 2~3 次，每次 5 片。

【来源】上海中医学院曙光医院顾伯华教授（黄文东．著名中医学家的学术经验．第一版．长沙：湖南科技出版社，1981）。

六、疖疮消 △

【组成】银花 18 克　连翘 15 克　苍术 18 克　黄柏 18 克　归尾 9 克　赤芍 9 克　猪苓 9 克　茵陈 30 克　车前子 9 克

【主治】疖疮。

【用法】每日 1 剂，水煎 2 次分服。

【来源】北京中医医院房芝萱教授（北京中医医院．房芝萱外科经验．第一版．北京：北京出版社，1980）。

痈

"痈"，气血为毒邪壅塞不通之义，有内痈与外痈之分。本节仅讨论外痈。外痈是一种发生于皮肉之间的急性化脓性疾患，其特点是局部光软无头，红肿疼痛（少数初起皮色不变），结块范围多在 3~4 寸左右，发病迅速、易肿、易脓、易溃、易敛，可有寒热等全身症状，一般不会损伤筋骨，也不会造成陷证。大多属于现代医学和皮肤浅表脓肿和发生在各部位的急性化脓性淋巴结炎。

一、消肿定痛丸

【组成】制乳没各 30 克　血竭 30 克　飞朱砂 3 克　罂粟壳 30 克

【功效】消散定痛。

【主治】痈疽疔疮，发背流注等未溃作痛者。

【用法】上药共为细末，烧酒为丸，朱砂为衣，如黄豆大，日服 2 次，每次 2~3 粒温开水送服。

【来源】上海中医研究所张赞臣研究员。

二、加减仙方活命饮

【组成】银花　菊花　防风　白芷　木香　陈皮　赤芍　乳香　没药　浙贝　花粉　薄荷　瓜壳　夏枯草　蒲公英　山药　甘草

【功效】疏风清热，活血解毒。

【主治】痈未溃已溃及后期皆可应用。

【加减】风热重者加荆芥、大青叶；湿热重者加苍术、焦黄柏、萆薢、马齿苋；肝郁重者加台乌、郁金、建曲；痰郁重者加白芥子；热毒重者加栀子、枯芩、黄连、大青叶；毒邪重者加土茯苓、蕺菜、紫花地丁；体虚者加泡参；患处在身体上部者加荆芥；在身体下部者加牛膝；若溃后气虚而致脓清稀者加黄芪、当归；津液干枯而大便秘结者加大麻仁、郁李仁。

【用法】每日 1 剂，水煎 3 次分服。

【来源】成都中医学院文琢之教授（艾儒棣．文琢之中医外科心得集．第 1 版．四川：科技出版社重庆分社，1982）。

三、蟾酥退毒丸

【组成】制香附、羌活、全当归、川断各90克　生远志肉60克　明腰黄、白明矾各30克　广地龙（去净泥垢炒松勿焦）、滴乳香、没药（各去油净）各18克　穿山甲片（炙透）藏红花、上麒麟竭、胆矾各15克　上西牛黄、大梅冰片、麝香各9克

【功效】宣通经络，行气活血，消散退肿，解毒定痛。

【主治】疡患初起，不论大小均可。

【用法】上各为细末和匀，另用真杜蟾酥7克，汾酒浸化同杵丸如绿豆大，辰砂为衣，重证需3~4.5克，黄酒或当归、木香煎汤送服，须囫囵吞，不可嚼碎。

【来源】已故浙江名医张山雷方（浙江省中医药研究所．浙江省兰溪县医科所．张山雷专辑．第一版．北京：人民卫生出版社，1983）。

四、清热消肿膏

【组成】芙蓉叶30克　赤小豆30克　制乳香18克　制没药18克　炙山甲15克　全蝎6克

【功效】清热消肿，活血化瘀。

【主治】痈肿坚硬未成脓期。

【用法】共研细末，以凡士林调成20%的软膏，外敷患处。

【来源】北京名中医凌云鹏祖传方（凌云鹏．临诊一得录．第1版．北京．人民卫生出版社，1982）。

五、疔毒复生汤

【组成】乳没、皂刺各6克　栀子、木通、牛蒡子、大

黄、天花粉各 9 克　牡蛎、银花、连翘、地骨皮各 12 克

【功效】解毒消肿，通里泻热，凉血。

【主治】痈肿疔毒、头面发肿、毒气内攻、外伤感染等。

【用法】每日 1 剂，水煎 2 次分服。

【来源】李在明．张八卦外科新编．第 1 版．河南：河南人民出版社，1979。

六、消痈汤

【组成】金银花、公英、鲜生地各 15 ~ 30 克　连翘、赤芍、花粉、川贝母、陈皮、蚤休、龙葵各 9 ~ 15 克　白芷 6 ~ 9 克

【功效】清热解毒，散瘀消肿，活血止痛。

【主治】蜂窝组织炎，痈证初起，深部脓肿等化脓性感染。

【用法】每日 1 剂，水煎 2 次分服。

【来源】北京中医医院赵炳南教授（北京中医医院．赵炳南临床经验集．第一版．北京：人民卫生出版社，1971）。

七、治痈二方

1. 方一

【组成】银花 18 克　蒲公英 24 克　连翘 15 克　茵陈 30 克　生黄柏 15 克　防己 12 克　猪苓 9 克　茯苓 9 克　白芷 9 克　桔梗 9 克　归尾 9 克　赤芍 9 克　车前子 9 克　甘草 3 克

【功效】托里解毒，利湿化瘀。

【主治】痈成脓期。

2. 方二

【组成】黄芪 18 克　党参 18 克　白芷 9 克　桔梗 7 克　甘草 3 克　茯苓 15 克　白术 12 克　陈皮 6 克　当归 9 克　赤

芍 9 克　　连翘 15 克　　银花 15 克　　红花 9 克

【功效】托里生肌，清除余毒。

【主治】痈溃破期。

【来源】北京中医医院房芝萱教授（北京中医医院．房芝萱外科经验．第一版．北京：北京出版社，1980）。

八、熊氏外用方

【组成】大黄 50 克　　天花粉 50 克　　白芷 30 克　　黄芩 40 克　　乳没各 20 克　　苍术 40 克　　黄柏 40 克　　甘草 30 克　　生南星 30 克　　山栀 30 克　　薄荷 20 克　　陈皮 30 克　　蚤休 40 克　　防风 30 克　　厚朴 30 克　　樟脑 30 克　　赤芍 30 克　　丹皮 30 克　　姜黄 30 克　　桃仁 40 克

【主治】痈、疖、疮、疡症见红肿热痛，脓未成或已成未溃者。

【用法】共研细末，红肿微痛而痒甚者，米醋调敷患处；红肿灼痛而不痒，浓茶调敷；红肿溃破者，麻油调敷。尽量暴露患处，1 日局部敷擦 4~5 次。

【来源】熊魁梧教授方［卜平．介绍一张外治方．湖南中医杂志，1987，3（2）］。

疽

疽是气血为毒邪阻滞而不行之义。发于筋骨，病变部位较深，病情较重。临床分为有头疽和无头疽两类，有头疽多属阳证，相当于现代医学的"痈"；无头疽大多属阴证，相当于现代医学的化脓性骨髓炎，化脓性关节炎，骨关节结核等。本节主要讨论有头疽。无头疽另篇讨论。

一、阳证铁箍散

【组成】降香 240 克　生大黄 1000 克　乳香 120 克　没药 120 克　赤小豆 1500 克　生黄芩 240 克　木鳖子 500 克　生南星 120 克　山慈菇 120 克　陈小粉 1000 克（炒焦）　芙蓉叶 240 克

【功能】清热消肿。

【主治】痈疽，疔毒红肿散漫者。

【用法】共研细末，用茶汁，蜂蜜调敷。

【来源】上海中医研究所张赞臣研究员（上海中医研究所．张赞臣临床经验选编．第 1 版．北京：人民卫生出版社，1984）。

二、疏气消肿汤

【组成】炒柴胡 4 克　川芎 4 克　当归 6 克　赤芍 4 克　青皮 6 克　忍冬藤 12 克　制香附 9 克　炒枳壳 6 克　全蝎 1 克

【功效】理气和络，活血散结。

【主治】胁疽，肋疽。

【用法】每日 1 剂，水煎 2 次分服。

【来源】北京名老中医凌云鹏（凌云鹏．临诊一得录．第一版．北京：人民卫生出版社，1987）。

三、消肿化毒膏

【组成】露蜂房、杏仁各 30 克　黄芪 22.5 克　蛇蜕（盐水洗净）、玄参各 15 克　乱发如鸡蛋大一团（去油垢）　菜油 300 克　黄丹 150 克

【功效】消肿散结，拔毒生肌。

【主治】痈疽发背及各种疮疖，已溃未溃均可贴敷。

【用法】先将菜油、乱发入锅中熬，候发烊尽，加杏仁，待杏仁黑色，布滤去渣，加黄芪，玄参，熬 1～2 小时，再加蜂房、蛇蜕，搅熬至紫黑色，滤去渣，用慢火熬；最后下黄丹，急搅千余转，滴水不散，膏即成。摊于牛皮纸或黄蜡油纸上，贴于患处。

【来源】南通市中医院朱良春主任医师（朱良春．虫类药的应用．第一版．江苏：江苏科技出版社，1988）。

四、阳症大发散

【组成】炙甲片 6 克　白及 6 克　南星 6 克　樟脑 6 克皂矾 4.5 克　青黛 4.5 克　火硝 4.5 克　冰片 1 克　麝香 1 克

【功效】软坚散结消肿。

【主治】痈疽结块，肿胀散漫。

【用法】除麝香、冰片外，先将皂矾研细，再和入余药共研极细，过筛，最后加入冰片、麝香研匀。外敷。

【来源】上海中医研究所张赞臣研究员（上海中医研究所．张赞巨临床经验选编．第一版．北京：人民卫生出版社，1984）。

五、加味三金汤

【组成】玄参 15 克　焦山栀 9 克　银花 30 克　蒲公英 15克　生甘草 9 克

【功效】清热解毒。

【主治】阳实型发疽。

【用法】每日 1 剂，水煎 2 次分服。

【来源】北京名老中医凌云鹏（凌云鹏．临诊一得录．第一版．北京：人民卫生出版社，1982）。

红 丝 疔

红丝疔，疔毒之一，以有红丝可见故名。好发于手臂或小腿内侧等四肢部位，尤以手指或足趾为多见。初起时其形与一般疔疮无别，有局部肿痛、麻木、皮色转红及根脚较坚等，继则在其上侧可出现一条红色细丝，开始不过寸许，迅速向躯干部分延伸，往之可长达赢尺。重者可伴有头痛，胸闷，恶心甚至神昏，毒散走黄等症。该病类似于现代医学的急性淋巴管炎。

一、加味七星剑△

【组成】野菊花　苍耳头　豨莶草　半枝莲　地丁草　麻黄　草河车　蒲公英　金银花　生甘草（原方无剂量）

【功效】清热解毒。

【主治】红丝疔。

【加减】血热壅滞，肿痛麻木者可酌加丹皮、赤芍、乳没以活血化瘀，消肿止痛；疔毒已化脓者加芙蓉花、皂角刺以托毒外泄。对毒散走黄者，当以大剂犀角地黄汤方能解救危急。

【用法】每日1剂，水煎2次分服。

【来源】上海中医学院张赞臣教授（上海中医研究听. 张赞臣临床经验选集. 第一版. 北京：人民卫生出版社，1984）。

二、雄黄膏

【组成】雄黄500克　如意金黄散300克　蟾酥6克　生白矾300克　冰片6克　凡士林6000克

【功效】消肿止痛。

【主治】急性淋巴结炎，带状疱疹。

【用法】上药共研细末，调匀成膏，外敷患处。

【来源】北京中医院赵炳南教授（北京中医医院．赵炳南临床经验集．第一版．北京：人民卫生出版社，1975）。

疔　疮

疔疮是指发病迅速而危险性较大的疾病。《医宗金鉴·发无定处·疔疮》云：“盖疔者，如丁钉之状，其形小，其根深，随处可生。”但多发于颜面手足等处，如处理不当，发于颜面的疔疮很容易走黄而导致生命危险。疔的范围很广，包括现代医学所称的疖、痈、瘰疽，坏疽的一部分，皮肤炭疽及急性淋巴管炎等在内（急性淋巴管炎相当于红丝疔，另成一篇）。

一、菊花解毒汤

【组成】野菊花　银花　连翘　竹心　土茯苓　蕺菜　夏枯草　紫花地丁　黄花地丁　丹皮　赤芍　生地　黄连　甘草（原方无剂量）

【功效】清热解毒，凉血活血。

【主治】一切疔疮。

【加减】热退病减者可去黄连，加淮山药，以益脾胃促其愈合；壮热者加知母，石膏以泄阳明经热；实者可加山栀子以泄三焦之热；便秘者可加大黄，玄明粉以泄阳明腑热；疔疮坚硬不易化脓者可加山甲珠、皂刺以攻托，促其早溃；口渴者可加花粉生津；在手者可加桑枝；在足者可加牛膝。

【用法】每日 1~2 剂，水煎分 3 次服。

【来源】成都中医学院文琢之教授（艾儒棣．文琢之中医外科经验论集．第一版．四川：科技出版社重庆分社，1982）。

二、消疔丸

【组成】明雄黄 30 克　生锦纹 60 克　巴豆霜（拣取白肉纸包压去油净）12 克

【功效】泻火解毒。

【主治】治疔疮大毒，火炎方张，大便不行者。

【制法及用法】上三味各为细末，少加飞面 15~18 克，米醋同杵为丸如凤仙籽大。每服 3~5 丸，最多不过 9 丸，不可多用。温开水吞，泻 1~2 次，预备绿豆汤冷饮数口即止。

【注意】虚人，孕妇忌用。

【来源】浙江已故名老中医张山雷（浙江省中医药研究所.浙江省兰溪县医科所.张山雷专辑.第一版.北京：人民卫生出版社，1983）。

三、七味治疔汤

【组成】夏枯草、菊花、地丁、银花、蒲公英各 9~15 克　蚤休 6 克　生甘草 3 克

【功效】清热解毒。

【主治】颜面疔疮，手部疔疮，多发性疖肿。

【用法】每日 1 剂，水煎 2 次分服。

【来源】北京名老中医凌云鹏主任医师（凌云鹏.临诊得录.第一版.北京：人民卫生出版社，1982）。

四、解毒追疔汤

【组成】黄连 2 克　黄芩 6 克　银花 12 克　连翘 12 克　蚤休 6 克　山萸肉 9 克　丹皮 6 克　牛蒡子 9 克　菊花 12 克　生甘草 6 克

【功效】清热解毒，凉血散结。

【主治】疫疔。

【用法】每日 1 剂，水煎 2 次分服。

【来源】李在明．张八卦外科新编．第一版．河南：河南人民出版社，1979。

五、解毒清热汤

【组成】蒲公英 30 克　野菊花 30 克　大青叶 30 克　紫花地丁 15 克　蚤休 15 克　花粉 15 克　赤芍 9 克

【功效】清热解毒。

【主治】疔、疖、痈、急性丹毒初期及一切体表感染初起。

【用法】每日 1 剂，水煎 2 次分服。

【来源】北京中医院赵炳南教授（北京中医医院．赵炳南临床经验集．第一版．北京：人民卫生出版社，1975）。

六、疔毒方△

【组成】银花 30 克　蒲公英 30 克　地丁 18 克　野菊花 15 克　连翘 24 克　车前子 9 克　花粉 9 克　猪苓 9 克　白芷 9 克　桔梗 9 克　归尾 9 克　赤芍 9 克　甘草 9 克　陈皮 6 克　川军 3 克

【功效】清热解毒，活血通利。

【主治】一切疔毒。

【用法】日 1 剂，水煎 2 次分服。

【来源】北京中医院房芝萱教授（北京中医医院．房芝萱外科经验．第一版．北京：北京出版社，1980）。

七、解毒清营汤

【组成】金银花、连翘、蒲公英、干生地、白茅根、绿豆

衣各 15~30 克 生玳瑁、茜草根、丹皮、赤芍各 9~15 克 川连 3~9 克 生栀子 6~12 克

【功效】清营解毒，凉血护心。

【主治】疔、疖、痈肿毒热炽盛，气营两燔及一切化脓性感染所引起的毒血症早期。

【用法】每日 1 剂，水煎 2 次分服。

【来源】北京中医院赵炳南教授（北京中医医院．赵炳南临床经验集．第 1 版．北京：人民卫生出版社，1975）。

八、甲字提毒粉

【组成】什净轻粉 30 克 京红粉 30 克 朱砂 9 克 血竭花 12 克 琥珀面 9 克 麝香 0.6~1.5 克 冰片 6 克

【功效】化腐提毒，生肌长肉，消肿止痛。

【主治】凡疔疮、痈疽，不论疮面大小，均可使用。

【用法】上药研极细末，混合后再研，用时干撒或以棉捻蘸药面送入疮底。

【注意】对汞过敏者忌用。

【来源】北京中医医院房芝萱教授外科祖传秘方（北京中医医院．房芝萱外科经验．第 1 版．北京：北京出版社，1980）。

丹 毒

丹毒为急性炎症病变，以突然皮肤鲜红成片、色如涂丹得名。多发生于下肢、头面，初起伴有寒热，头痛，骨楚等症，局部为小片红斑，继则很快蔓延成大片鲜红，高出皮面，境界清楚，压之色减，放之又显鲜红，摸之灼手，触痛。严重者可神昏，有一定危险性。

一、蝎甲散

【组成】生全蝎30克　炮山甲45克

【主治】下肢丹毒，一般服药第1次后寒热即可趋清鲜，随后局部肿痛及鼠蹊部之焮核亦渐消退，至多于3日左右缓解乃至痊愈。

【用法】共研细末，每服4.5克，日1次。

【来源】南通市中医院朱良春主任医师（朱良春．虫类药的应用．第一版．江苏：江苏科技出版社，1988）。

二、加减普济消毒饮△

【组成】净银花12克　连翘9克　活芦根（去节）1支　生甘草3克　荆芥、防风各9克　玄参9克　黄连3克　黑山栀9克　冬桑叶9克　黄菊花9克　生地黄12克　马勃2.4克　苏薄荷4.5克（后下）　板蓝根30克

【功效】疏风，解表，清热解毒。

【主治】面部丹毒。

【用法】每日1剂，水煎2次分服。

【来源】上海中医学院曙光医院张羹梅教授（张天，等．临证偶拾．第一版．上海：上海科技出版社，1979）。

三、丹毒熏洗方△

【组成】苦参30克　黄柏30克　白芷24克　地肤子30克　大黄30克　白矾30克　雄黄18克　蛇床子30克　花椒30克　甘草30克

【功效】清热解毒，利湿祛风。

【主治】丹毒由湿热毒邪所致者。

【用法】上药水煎，热罨渍溃。对湿热毒邪所致丹毒，屡

用皆效。

【来源】河南有名老中医廉振三（河南省卫生厅．河南省名老中医经验集锦．第一版．河南：河南科技出版社，1983）。

四、紫色消肿粉

【组成】紫草15克 赤芍30克 当归60克 贯众6克升麻30克 白芷60克 荆芥穗15克 紫荆皮15克 草红花15克 儿茶15克 红曲15克 羌活15克 防风15克

【功效】散风活血，化瘀消肿。

【主治】慢性丹毒肿胀、红斑性结节性疾患。

【用法】共为细末，用蜂蜜或荷叶煎水调和外用。

【来源】北京中医医院赵炳南教授（北京中医医院．赵炳南临床经验集．第一版．北京：人民卫生出版社，1975）。

五、丹毒三方

1. 火丹灵

【组成】银花25克 蒲公英30克 连翘20克 地丁15克 川军3克 野菊花15克 归尾10克 赤芍10克 红花10克 猪苓10克 陈皮6克 车前子10克（包） 甘草10克

【功效】清热解毒。

【主治】火丹。

【用法】每日1剂，水煎2次分服。

2. 水丹灵

【组成】银花20克 蒲公英25克 连翘15克 条芩10克 猪苓10克 茯苓15克 川军3克 生地15克 归尾10克 赤芍10克 红花10克 牛膝10克 生苡米30克 车前子10克（包）

【功效】清热解毒利水。

【治主】水丹。

3. 湿丹灵

【组成】麻黄 3 克　桂心 10 克　杏仁 10 克　生芪 15 克
当归 10 克　茯苓皮 20 克　赤芍 10 克　冬瓜皮仁 30 克　猪苓
10 克　泽泻 10 克　苍白术 25 克　胆草 10 克　甘草 3 克　车
前子 10 克（包）

【功效】温化寒湿，活血益气。

【主治】湿丹。

【来源】北京中医院房芝萱主任医师（北京中医医院．房
芝萱外科经验．第一版．北京：北京出版社，1980）。

臁　疮

臁疮是发生在下三分之一胫骨嵴两旁（臁部）、踝部皮肤
和肌肉之间的慢性溃疡，每每长年不敛、敛而又发。既是现代
医学的"小腿慢性溃疡"好发于长期从事站立工作而患静脉
曲张的患者，亦有因损伤而致者。

一、臁疮膏

【组成】净轻粉 25 克　铅丹 25 克　真铜绿 15 克　炙乳没
各 15 克（以上共为细末）　血余 50 克（清水洗净后晒干）
蜂蜡 50 克　香油 100 克

【功效】祛腐生肌。

【主治】臁疮。

【用法】将香油倒入大勺内，用炭火熔化待开滚后，将血
余零星投入油内，用新柳枝搅拌，待血余炸至白丝线状，即捞
出余渣，将药锅离火置于地上，趁热撒下细末，极力搅拌，并

将小块蜂蜡随搅随入油中，待药油能滴水成珠而不散，即可放置冷水中凝膏。用前先将患处用温水或艾叶水洗净其污秽，再按患部大小敷以本膏药适量。

【注意】敷药后宜安静坐卧，忌食腥辣刺激食品。

【来源】国内著名中医梁静山祖传秘方（韦挥德，等．全国名老中医验方选集．第 1 版．北京：学术期刊出版社，1988）。

二、加减黄芪丸

【组成】生黄芪 30 克　当归 15 克　银花藤 30 克　地龙 10 克　红花 9 克　乌药 15 克　丹参 15 克　土茯苓 15 克　苍术 9 克　黄柏 9 克　牛膝 9 克　甘草 3 克

【功效】清利湿热，调和营卫。

【主治】臁疮。

【用法】每日一剂，水煎 3 次分服。

【来源】成都中医学院文琢之教授（艾儒棣．文琢之中医外科经验论集．第一版．四川：科技出版社重庆分社，1982）。

三、七层膏

【组成】樟丹 12 克　银朱 6 克　铜绿 3 克　松香 24 克

【治主】静脉曲张及损伤性下肢溃疡。

【用法】上四药各研极细末，加香油半两搅成糊状，换药前先局部清洁消毒创面，然后摊一层较厚的七层膏于消毒纱布垫上，于其表面再复一层纱布，令药物不与皮肤直接接触，敷好固定。3~7 日换药一次。

【来源】中国中医研究院已故名老中医阎效然祖传秘方（中国中医研究院．中国中医研究院三十年论文选，1985）。

四、臁疮方[△]

【组成】黄柏、归尾、赤芍、红花、桃仁、防己、独活、白芷、槟榔各 10 克　苍术 6 克　蒲公英、地丁各 30 克　银花、忍冬藤各 15 克

【功效】清热燥湿，和血通络。

【主治】臁疮。

【用法】每日 1 剂，水煎 3 次饭前分服。

附：外治方

【组成】白芷 60 克　飞净黄丹 120 克

【用法】上药共为细末　用麻油调和。先用陈茶水洗净疮面，拭干后用消毒棉签蘸药涂布溃疡全部，后用有针刺密孔的油纸盖上，上下只用线系住，令透气，不须包扎。每日早晚各换药 1 次，不可间断。

【来源】上二方均为湖北中医学院已故名老中医张梦侬方（张梦侬．临证会要．第一版．北京：人民卫生出版社，1981）。

五、六和散

【组成】海螵蛸 9 克　煅龙骨 9 克　象皮 6 克　乳香 6 克　轻粉 6 克　血竭 6 克

【功效】生肌长肉。

【主治】臁疮、褥疮、冻疮及溃疡面腐去而新肌不生者。

【用法】先将海螵蛸、血竭研细后加入全部药物，共研成极细末，用少许药面直接散布疮面、再盖敷料。

【来源】北京名老中医凌云鹏（凌云鹏．临证一得录．第一版．北京：人民卫生出版社，1982）。

六、黄连甘乳膏

【组成】黄连粉 30 克 乳香粉 30 克 炉甘石粉 60 克 去湿药膏（或凡士林）210 克

【功效】解毒收敛，止痛生肌。

【主治】臁疮、女阴溃疡、脓疱疮等后期。

【用法】调匀成膏，外敷患处。

【来源】北京中医院赵炳南教授（北京中医医院．赵炳南临床经验集．第一版．北京：人民卫生出版社，1975）。

褥 疮

褥疮又称"席疮"，以久着褥席生疮而名之。多见于昏迷、偏枯、截瘫或卧床不起的患者，好发于被压迫部位，如背脊、尾骶、足跟等处。初起局部皮肤暗红，继则破损，色黑肉腐，形成溃疡，可痛可不痛。严重者黑腐漫延不止，肿势日重，或溃出脓臭稀薄，四周形成空壳，伴精神委靡等全身症状，预后较差。

一、三味散

【组成】升丹 30 克 生石膏 30 克 青黛 3 克

【功效】拔毒祛腐。

【主治】褥疮初期，腐肉未尽，并与四周皮肉相粘连者。

【用法】共研细末，撒布溃疡面，待腐肉去则改用它药。

【来源】北京名中医凌云鹏主任医师方（凌云鹏．临诊一得录．第一版．北京：人民卫生出版社，1982）。

二、海马拔毒生肌散

【组成】海马、广丹、炮山甲、黄柏、姜黄各 60 克　蜈蚣 40 条　飞雄黄、甘草各 45 克　大黄、淡全蝎各 30 克　冰片 9 克　麝香 6 克

【主治】用于 Ⅱ、Ⅲ 度褥疮。

【用法】上药共研极细末备用。搽于疮面，以纱布敷盖。

【来源】南通市中医院副主任医师陈鸿宾方（朱良春．虫类药的应用．第一版．江苏：江苏科技出版社，1988）。

三、和合丹

【组成】煅石膏 30 克　飞车丹 30 克　三梅片 2 克

【功效】生肌收口。

【主治】诸疮久不收口及褥疮等症。

【用法】先将石膏、车丹共研极细末过筛，加入冰片研匀、麻油调成糊状外敷。

【来源】上海中医研究所张赞臣老中医（上海中医研究所．张赞臣临床经验选编．第 1 版．北京：人民卫生出版社，1984）。

痔　　疮

　　直肠下端黏膜下或肛管皮肤下静脉丛发生扩大、曲张，所形成的静脉团称为痔。位于齿线以上者为内痔，以下者为外痔；一部分在齿线上，另一部分在齿线下者为混合痔。痔的治疗方法很多，祖国医学有丰富的治疗经验。

一、加减凉血地黄汤[△]

【组成】地丁草 12 克　野菊花 6 克　银花 9 克　赤芍 6 克
半枝莲 15 克　草河车 9 克　蒲公英 30 克　生草 3 克

【功效】清热凉血。

【主治】血栓外痔。

【用法】每日 1 剂，水煎 2 次分服。

【来源】上海中医学院曙光医院柏连松教授（柏连松．实
用中医肛肠病学．第一版．上海：上海科技出版社，1988）。

二、化痔片

【组成】槐米 50 克　三七 10 克　三棱 40 克　茜草 40 克
枳实 40 克

【功效】凉血行气，止血散瘀。

【主治】各期内痔，血栓外痔。

【用法】水煎浓缩制成片剂，每次 6 片，一日三次。

【来源】沈阳市痔瘘医院李润庭主任医师（李润庭．肛门
直肠病学．第一版．辽宁：辽宁科技出版社，1987）。

三、三黄二地汤

【组成】生地、熟地、当归、党参、白术、苍术、陈皮、
厚朴、防风、泽泻、地榆、乌梅各 9 克　黄芩 6 克　黄柏 12
克黄连、甘草各 3 克

【功效】健脾养血，清热止血。

【主治】肠风诸痔，便血不止，面色萎黄，四肢无力。

【用法】日 1 剂，水煎 2 次分服。

【来源】李在明．张八卦外科新编．第一版．河南：河南
科技出版社，1979。

四、防风秦艽汤

【组成】当归、川芎、白芍、生地、防风、秦艽、枳壳、地榆、连翘、槟榔、栀子、苍术、赤苓各 9 克　槐角 12 克　白芷 6 克　甘草 3 克

【功效】凉血祛风，疏利湿热。

【主治】内痔、肛裂、漏管炎症期。

【用法】每日 1 剂，水煎 2 次分服。

【来源】李在明．张八卦外科新编．第一版．河南：河南科技出版社，1979。

五、祛毒洗剂

【组成】黄柏 30 克　川椒 15 克　防风 15 克　芒硝 15 克　地榆 15 克　甘草 15 克

【功效】消肿止痛，收敛止血，祛腐生肌，抑菌消炎。

【主治】痔瘘等肛门直肠疾病，不论手术后或非手术者，凡有疼痛、下坠、便血、肛缘水肿、肛缘肿硬、伤口不净等症状者。

【用法】水煎煮，熏洗患处，每日 1~2 次。

【来源】唐山中医院廖荫元副主任医师［瘳荫元，等．祛毒洗剂熏洗治疗痔瘘等 400 例疗效观察．中国肛肠病杂志，1989，9（3）］。

六、痔疮脱管丸

【组成】炒猬皮 60 克　泽泻、麻仁、猪苓、郁李仁、白芷、生地、赤芍各 15 克　炒胡连、炒山甲、煅决明、炒槐花各 30 克　防风、酒大黄、甘草各 9 克　麝香 3 克

【功效】脱管化痔，消肿止痛。

【主治】痔疮，瘘管。

【用法】共为细末，水泛为丸，每次9克，每日服2次。

【来源】北京中医院名老中医房芝萱祖传秘方（北京中医医院．房芝萱外科经验．第一版．北京：北京出版社，1980）。

七、痔疮熏洗方

【组成】白芷12克　五倍子30克　木瓜18克　川椒12克　生白矾9克　槐蘑30克　马齿苋60克　甘草12克

【功效】祛湿解毒，杀虫止痒。

【主治】痔疮初起肿痛或津水流血。

【用法】水煎先熏后洗。

【来源】同上。

附：消痔灵等6种注射剂处方

1. 新六号枯痔注射液（重庆中医研究所）

【组成】硇砂（药用氯化铵）150克　石灰（精制氢氧化钙）100克

【制法】将药混合，加水搅拌，在水浴上加热逐铵。过滤后，滤液蒸发浓缩，炒干，配成15%溶液，消毒后备用。

2. 消痔灵（中医研究院广安门医院方）

【组成】五倍子（鞣酸）明矾（硫酸钾铝）枸橼酸钠低分子右旋糖酐　甘油　三氯叔丁醇　蒸馏水

3. 消痔液（南京中医学院附属医院方）

【组成】乌梅（枸橼酸）　奴夫卡因　蒸馏水

4. 曙光一号（上海中医学院曙光医院方）

【组成】鞣酸0.15克　硫酸钾铝3克　枸橼酸钠1.5克低分子右旋糖酐10毫升　新霉素0.5克　蒸馏水加至100毫升

5. 明矾枯痔液（沈阳市痔瘘医院方）

【组成】胆矾2克 明矾10克 食盐2克 氯化钙2克 盐酸普鲁卡因2克 加水至100毫升

6. 痔全息（杨里颖方，锦州第二制药厂产）

【组成】硫氢化钠 硫化钠 薄荷冰 冰片 氟化钠 苯甲醇 甘油 乙醚 氯仿 乙醇 注射用水。

瘿 病

瘿是发生在颈部结喉处的疾病，因其如璎珞之状而名之。它类似现代医学所称的单纯性甲状腺肿（气瘿）、甲状腺瘤或囊肿（肉瘿）、甲状腺癌（石瘿）等甲状腺疾患。

一、甲状腺腺瘤及囊肿方

【组成】白芍15克 玄参9克 夏枯草30克 海浮石30克 制香附12克 白芥子12克

【功效】养阴疏气化痰。

【主治】甲状腺腺瘤及囊肿。

【用法】每日1剂，水煎2次分服。

【加减】本方加僵蚕12克、泽泻15克、七叶一枝花20克则疗效更好。

【来源】上海中医研究所夏少农研究员（夏少农.中医外科心得.第一版.上海：上海科技出版社，1985）。

二、消核浸膏片（消核散）

【组成】玄参 牡蛎粉 山慈菇 夏枯草 漏芦根 郁金 白花蛇舌草 木香 半枝莲 淡昆布 淡海藻 浙贝 陈皮 台乌 甘草 白芥子 丹参（原方无剂量）

【功效】行气活血，软坚散结，清热解毒，豁痰开窍。

【主治】甲状腺瘤及男性乳腺增殖症、乳腺小叶增生症、淋巴结核。

【用法】汤剂每日1剂，水煎分3次服；或制成片剂。

【来源】成都中医学院文琢之教授（艾儒棣．文琢之中医外科经验论集．第一版．四川：科技出版社重庆分社，1982）。

三、甲亢一号

【组成】黄芪30克　党参20克　鳖甲15克　龟板12克　首乌12克　生地12克　白芍12克　淮山药12克　夏枯草30克　制香附12克

【功效】益气养阴，化痰疏气软坚。

【主治】甲亢伴甲状腺肿大。症见颈部肿块，消谷善饥，口干烦热，心悸震颤，形体消瘦等。

【用法】每日1剂，水煎2次分服。

【来源】上海中医研究所夏少农研究员（夏少农．中医外科心得．第一版．上海：上海科技出版社，1985）。

四、治瘿方 △

【组成】银柴胡13克　昆布15克　海藻15克　夏枯草12克　陈皮12克　川贝10克　当归12克　半夏10克　生龙骨30克　生牡蛎30克

【功效】化痰解郁，软坚散结。

【主治】瘿病属痰气郁结者。症见颈部肿大，胸闷腹胀，恶心呕吐，大便溏薄，苔腻脉弦滑者。

【用法】每日1剂，水煎2次分服。

【来源】中国中医研究院郭士魁教授方（翁维良，等．杂病证治．第一版．北京：人民卫生出版社，1983）。

五、消瘿汤[△]

【组成】牡蛎粉 24 克　夏枯草 60 克　蒲公英、地丁各 30 克　昆布、天葵子、海藻各 15 克　黄药子、炒橘核、浙贝母、银柴胡、野菊花、甘草各 10 克

【功能】清热化痰，软坚散结。

【主治】瘿瘤，症见颈前一侧或两侧肿大、心慌烦热，汗多口渴，消谷善饥，甚则眼球作胀，外观明显突出者。

【用法】水煎日 1 剂，分 3 次服。

【来源】湖北中医学院已故名老中医张梦侬（张梦侬．临证会要．第一版．北京：人民卫生出版社，1981）。

烧　烫　伤

烧烫伤为外科常见病。祖国医学治疗烧烫伤经验丰富，成绩显著。治疗一般烧烫伤的中成药较多，疗效肯定。现仅介绍部分治疗严重烧伤的方药，以供参考。

一、生津解毒汤

【组成】银花　连翘　生地　丹皮　赤芍　知母　水牛角　玄参　石斛　郁金　夏枯草　黄芩　黄连　黄柏　淮山药　鸡内金

【功效】清热解毒，养阴生津，调和营卫。

【主治】烧伤初期（因烧伤初期失去大量水分，伤阴耗气，热毒传心，故易出现休克。此疗法可减轻患者痛苦、防止邪毒传变，缩短疗程）。

【用法】每日 1 剂，水煎分 3 次服。重证者可每日 2 剂。

【来源】成都中医学院文琢之教授（艾儒棣．文琢之中医

外科经验论集．第一版．四川：科技出版社重庆分社，1982）。

二、收干生肌药粉

【组成】乳香面 30 克 没药面 30 克 琥珀面 6 克 血竭面 12 克 儿茶面 15 克 水飞甘石面 21 克

【功效】收敛止痛，固皮生肌。

【主治】烫灼伤、女阴溃疡、臁疮、疮面脓毒已尽者均可用。

【用法】薄撒于疮面上，或制成药捻用。

【来源】北京中医院赵炳南教授（北京中医医院．赵炳南临床经验集．第一版．北京：人民卫生出版社，1975）。

三、烫烧伤方

【组成】银花 24 克 川连 6 克 伏龙肝 9 克 连翘 24 克 黄柏 15 克 灯心炭 9 克 陈皮 6 克 半夏 9 克 绿豆衣 9 克 归尾 9 克 赤芍 9 克 车前子 9 克（包） 猪苓 9 克 川军 6 克（单包） 六一散 18 克 竹茹 9 克

【功效】清热解毒，利湿通下。

【主治】烧烫伤。

【用法】每日 1 剂，水煎 2 次分服。

【来源】北京中医院房芝萱教授（北京中医医院．房芝萱外科经验．第一版．北京：北京出版社，1980）。

附：

1. 上海第二医学院瑞金医院严重烧伤方：

【组成】生黄芪 30 克 全当归 15~30 克 炒赤芍 9 克 紫丹参 12 克 杜红花 9 克 桃仁泥 9 克 金银花 30 克 净连翘 15 克 鲜生地 30 克 鲜石斛 30 克

【功效】益气托毒，和营活血，佐以养阴清热。

【主治】烧伤。

【加减】休克期去银花、连翘，加人参、麦冬、五味子、枣仁；如低体温，脉微细，精神委顿，嗜睡，肢体厥逆等加人参、附子；尿少加白茅根、车前草；症见高热口渴、烦躁不安、神昏谵语、斑疹及出血倾向等加玄参、炒丹皮、黄连、栀子；高热抽搐加用紫雪丹；昏迷者加至宝丹；休克期过后水肿回收阶段，有高热和精神症状者加用安宫牛黄丸。

2. 安徽医学院烧伤研究协作组方

抗休克合剂

【组成】红花 6 克　当归、赤芍、丹皮、山萸肉、五味子、远志、淡竹叶、泽泻各 9 克　党参、生地、石斛（先煎）麦冬、枣仁各 15 克　黄芪、金银花各 30 克

【主治】烧伤休克期。

【用法】水煎浓缩为 100 毫升，口服每日 3 次，每次 30 毫升，首次加倍。

3. 武汉医学院第一医院湿敷方

【组成】枯矾 7.5 克　冰片 2.5 克　羟甲基纤维素钠 3 克生理盐水 1000 毫升

【用法】浸渍消毒纱布作创面湿敷。

注：武汉医学院是现华中科技大学同济医学院，下同。

瘰　疬

本病多生于颈项，甚至连及胸腋，常结块成串，累累如贯珠之状，故名瘰疬。其急性者属风热痰毒，治同颈痈；慢性者多因气郁虚劳所致，即为目前临床所称瘰疬。本病病程较长，发病缓慢，初起结核如豆，皮色不变，不痛；以后逐渐增大，相互融合成串，溃后脓水清稀，并夹有败絮样物，往往此愈彼

溃，形成窦道。即现代医学所称的颈部淋巴结核。

一、消疬散

【组成】炙全蝎 20 只　炙蜈蚣 10 条　穿山甲 20 片（壁土炒）　火硝 1 克　核桃 10 枚（去壳）

【功效】化郁通络。

【主治】颈淋巴结核，不论已溃、未溃均可，一般连服半月即可见效。

【用法】上药共研细末，每晚服 4.5 克（年幼体弱者酌减）陈酒送下。见效后可改为间日 1 次，直至痊愈。

【来源】南通中医院朱良春主任医师方（朱良春. 虫类药的应用. 第一版. 江苏：江苏科技出版社，1988）。

二、加味消瘰丸

【组成】玄参　牡蛎　浙贝　白芥子　淡海藻　淡昆布　木香　郁金　夏枯草　甘草

【功效】疏肝解郁，化痰软坚。

【主治】颈淋巴结核不红肿者。

【用法】每日 1 剂，水煎 3 次分服。

【来源】成都中医学院文琢之教授（艾儒棣. 文琢之中医外科经验论集. 第一版. 四川：科技出版社重庆分社，1982）。

三、瘰疬方[△]

【组成】炒橘核（打）、天葵子、煨莪术、浙贝母、炒枳实、法半夏各 10 克　海藻、昆布各 15 克　地丁、牡蛎粉、蒲公英各 30 克　夏枯草、白花蛇舌草各 60 克

【功效】行气散结，化痰软坚，清热解毒。

【主治】瘰疬，无论已溃未溃均可服用。

【用法】水煎 1 剂，2 日分 6 次服，10 剂为 1 疗程。

【来源】湖北中医学院已故名老中医张梦侬（张梦侬．临证会要．第一版．北京：人民卫生出版社，1981）。

四、回阳软坚汤

【组成】上肉桂 3～9 克　白芥子 9～15 克　炮姜 6～12 克　熟地 15～30 克　白僵蚕 6～12 克　橘红 9～15 克　三棱 9～15 克　麻黄 3～6 克　莪术 9～15 克　全丝瓜 6～15 克

【功效】回阳软坚，温化痰湿。

【主治】腋窝淋巴结核、胸壁结核、胸前疽、腋疽及一切表面皮色不变，肿硬聚结的阴疽证。

【用法】每日 1 剂，水煎 2 次分服。

【来源】北京中医医院赵炳南教授（北京中医医院．赵炳南临床经验集．第一版．北京：人民卫生出版社，1975）。

五、紫色溃疡膏

【组成】轻粉 9 克　红粉 9 克　琥珀 9 克　血竭 9 克　乳香 45 克　青黛 9 克　黄连 30 克　蜂蜡 90 克　香油 500 克　煅珍珠面 0.3 克

【功效】化腐生肌，煨脓长肉。

【主治】淋巴腺结核，下肢溃疡，女阴溃疡。

【用法】上药前八味共研细面，将香油置于火上见数开后，加入蜂蜡搅匀，离火冷却再加药粉搅匀成膏，直接涂抹在疮面部位。

【来源】同上

六、活血化坚汤

【组成】当归、川芎、赤芍、银花、天花粉、桔梗、陈

皮、厚朴、防风各 9 克 皂角刺、贝母、僵蚕、灵脂、乳香、白芷各 6 克 甘草 3 克

【功效】活血化坚。

【主治】一切瘰疬及瘿瘤痰核初起未溃者。

【用法】每日 1 剂，水煎 2 次分服。

【来源】李在明．张八卦外科新编．第一版．河南：河南人民出版社，1979。

七、瘰疬消△

【组成】柴胡 6 克 生芪 18 克 赤白芍各 18 克 当归 12 克 知母 12 克 夏枯草 12 克 炒僵蚕 12 克 生牡蛎 24 克 玄参 15 克 连翘 15 克 陈皮 6 克

【功效】疏肝解郁，软坚散结。

【主治】瘰疬初起。

【用法】每日 1 剂，水煎 2 次分服。

【来源】北京中医医院房芝萱主任医师（北京中医医院．房芝萱外科经验．第一版．北京：北京出版社，1980）。

乳 痈

乳痈是乳房部最常见的急性化脓性感染疾病，多发生于产后尚未满月的哺乳期妇女，也可发生于妊娠期。初起乳房肿痛、可有结块，或伴有寒热、头痛、恶心等症，继则局部皮肤焮红、酿脓、破溃。若久不收敛，可形成窦道。相当于现代医学的急性乳腺炎。

一、瓜蒲通络汤

【组成】全瓜蒌 30 克 丝瓜络 9 克 鹿角霜 24 克 浙贝

母12克　柴胡9克　青皮9克　夏枯草18克　乳香9克　没药9克　制香附9克　青木香9克　炒甲珠6克　大木通9克蒲公英30克

【功效】疏通乳络，调和营卫，消肿散结。

【主治】急性乳腺炎。

【加减】若有表邪者，加荆芥、防风；便秘者，加麻仁、蜂蜜；热重者，加银花、连翘；硬结甚者，加金铃子，并加重青皮、木香剂量；血结者，加当归、川芎；乳汁壅迫乳络者，加王不留行；脓成未溃者，加皂刺；气滞者，加防风、陈皮、白芷以通络理气。

【用法】每日1剂，水煎分3次服。

【来源】成都中医药学院文琢之教授（艾儒棣．文琢之中医外科经验论集．第一版．四川：科技出版社重庆分社，1932）。

二、瓜蒌汤

【组成】瓜蒌皮仁各15克　生甘草3克　当归9克　乳香3克　没药3克　银花9克　白芷9克　青皮3克　蒲公英24克　红花6克

【功效】清热解毒，化瘀消痈。

【主治】乳房红肿成痈，胀痛或坚硬作痛，舌红苔黄腻。

【加减】乳汁壅遏者加羊乳12克、王不留行9克、穿山甲6克，炒透为末吞服；恶寒者用银花，加防风6克、浙贝母9克。

【用法】每日1剂，水煎2次分服。

【来源】浙江省中医院魏长春主任医师（魏长春．中医实践经验录．第一版．北京：人民卫生出版社，1986）。

三、芍药瓜蒌甘草汤

【组成】赤芍 30 克　甘草 10 克　瓜蒌 15 克　蒲公英 30 克　王不留行 10 克　路路通 10 克　乳香 3 克　没药 3 克

【功效】清热解毒，通络散瘀。

【主治】乳痈初起。

【用法】每日 1 剂，水煎 2 次分服。

【来源】山西名中医赵尚华副主任医师（赵尚华．中医外科心得集．第一版．山西：山西人民出版社，1983）。

四、乳痈汤△

【组成】橘叶　瓜蒌　归尾　赤芍　川芎　王不留行　路路通　青陈皮　蒲公英　生甘草

【功效】清热解毒，散瘀通乳。

【主治】乳痈。

【加减】若伴有热盛者，酌加连翘、银花或黄芩、牛蒡子；肿块硬者加山甲、皂刺、蚤休或夏枯草；有明显热象者酌加生石膏、大黄或生山栀；伴肝气郁滞者加香附、金铃子。

【用法】每日 1 剂，水煎 2 次分服。

【来源】中国中医研究院教授赵永昌方（中国中医研究院．中国中医研究院三十年论文选，1985）。

五、平疡止痛膏

【组成】生川乌、生草乌各 50 克　乳没各 25 克　桃仁 90 克　大黄 100 克　白芷、黄药子、黄柏各 75 克　蜈蚣、全蝎各 20 克　山柰 180 克　樟脑 500 克

【功效】温化散瘀。

【主治】乳痈。

【用法】山奈、乳没、樟脑研细末用适量 95% 酒精伴成糊，生川草乌、白芷、桃仁、大黄、黄柏、黄药子用植物油 2000 克炸至白芷焦黄，再加入全蝎、蜈蚣，继续炸至白芷焦黑，过滤后取黄丹 700～750 克收入油中，炼至滴水成珠，冷却到 120℃ 左右，将上述酒精药糊加入，搅匀分摊牛皮纸上，密封备用。同时外贴患处 2 日换药一次，化脓后禁用。

【来源】湖北中医学院熊魁悟教授祖传秘方改制［中医杂志，1986，27（7）］。

六、清消汤△

【组成】红柴胡、青皮、炮甲珠、王不留行、天葵子各 10 克　天花粉、炒橘核各 15 克　地丁、银花、蒲公英各 30 克

【功效】清热解毒，消肿软坚，通乳。

【主治】乳痈症见乳房内包块肿大痛甚，外皮红肿热痛，身发寒热者。

【用法】用水加普通酒 1 杯，同煎 1 小时以上，分 3 次热服。应避风寒，被覆取汗。

【来源】湖北中医学院已故名老中医张梦侬（张梦侬．临证会要．第一版．北京：人民卫生出版社，1981）。

七、橘叶汤

【组成】细苏梗 9 克　淡黄芩 5 克　焦山栀 6 克　金银花 12 克　橘叶 12 克　蒲公英 30 克　青皮 6 克　生石膏 12 克　代代花 7 朵

【功效】清热疏气。

【主治】妊娠期乳腺炎。

【用法】每日 1 剂，水煎 2 次分服。

【来源】北京名老中医凌云鹏（凌云鹏．临诊一得录．第

一版．北京：人民卫生出版社，1982）。

八、和乳汤

【组成】当归、蒲公英各30克　天花粉、贝母各9克　穿山甲、甘草各6克

【功效】清热解毒，消肿散结。

【主治】乳痈初起，恶寒作热。

【用法】每日1剂，水煎2次分服。

【来源】李在明．张八卦外科新编．第一版．河南：河南人民出版社，1979。

九、乳痈消[△]

【组成】银花、生芪各18克　连翘15克　赤芍、归尾、红花、皂刺、白芷、桔梗、漏芦、通草各9克　炒山甲9克　甘草3克

【功效】清热解毒，理气托脓。

【主治】乳痈脓肿期。

【用法】每日1剂，水煎2次分服。

【来源】北京中医院房芝萱教授（北京中医医院．房芝萱外科经验．第一版．北京：北京出版社，1980）。

乳　癖

乳癖是发生在乳房部的慢性非化脓性肿块，临床以乳房胀痛和乳房内出现肿块为主要表现。不同年龄的妇女皆可发生。相当于现代医学所称之的乳房囊性增生病和乳房纤维腺瘤等病。

一、消核汤

【组成】炙僵蚕 12 克　蜂房 9 克　当归 9 克　赤芍 9 克香附 9 克　橘核 9 克　陈皮 6 克　甘草 3 克

【功效】疏肝解郁，和血消坚，调和冲任。

【主治】乳腺小叶增生症。一般服 5～10 剂可以获效，如未全消者可续服之。

【用法】日 1 剂，煎 2 次分服

【来源】名老中医南通市中医院朱良春主任医师（朱良春. 虫类药的应用. 第 1 版. 江苏：江苏科技出版社，1988）。

二、乳块消

【组成】丹参、橘叶各 15 克　王不留行、川楝子、土鳖虫、皂刺各 10 克

【功效】疏肝理气，活血化瘀。

【主治】乳腺增生病。

【用法】每日 1 剂，水煎 2 次分服，或浓缩制成糖衣片 47片，每日服 12 片，分 2 次服。3 个月为 1 疗程，服 1 疗程效不显著者，每日剂量可增至 24 片。

【来源】北京中医学院东直门医院杜怀堂副主任医师（东直门医院编. 学术论文汇编第一集. 1983）。

三、乳癖内消丸

【组成】醋煅牡蛎 15 克　蒲公英 9 克　橘核叶各 9 克　大小茴香各 24 克

【功效】疏肝散结。

【主治】乳房结块，皮色不变，或大或小，按之稍痛，推之可动者。

【用法】上药共研细末，水泛为丸，如绿豆大，每日 2 次，每次 3~5 克，陈酒送服。

【注意】孕妇忌服，本品宜长期服用。

【来源】上海中医学院张赞臣教授（上海中医研究所．张赞臣临床经验选编．第 1 版．北京：人民卫生出版社，1984）。

四、乳癖汤[△]

【组成】淫羊藿 9 克　甜苁蓉 9 克　玄参 9 克　白芍 9 克橘核叶各 9 克　广郁金 10 克　陈香橼 20 克　当归 12 克

【功效】疏肝和营，壮阳软坚。

【主治】乳腺小叶增生症。

【用法】每日 1 剂，煎 2 次分服。

【来源】上海中医研究所夏少农教授（夏少农．中医外科心得．第一版．上海：上海科技出版社，1985）。

五、逍遥蒌贝散

【组成】当归 10 克　白芍 15 克　柴胡 10 克　茯苓 10 克白术 10 克　瓜蒌 15 克　贝母 10 克　半夏 9 克　南星 9 克生牡蛎 15 克　山慈菇 12 克

【功效】疏肝理气，化痰散结。

【主治】乳癖、乳岩初期、瘰疬等。

【用法】每日 1 剂，煎 2 次分服。

【来源】山西名中医赵尚华副主任医师（赵尚华．中医外科心得．第一版．山西：山西人民出版社，1983）。

六、乳核消[△]

【组成】旋覆花（布包）、炒橘核、炒积实、天葵子、赤芍、法半夏、浙贝母、制香附、青皮各 10 克　夏枯草 60 克

牡蛎粉、地丁、蒲公英各30克

【功效】疏肝行气，化痰涤饮，软坚散结。

【主治】乳房痰核。症见乳房内单个或多个核状硬结，形状、大小不一，坚硬光滑，发展缓慢，多不痛。

【用法】水煎1.5小时，分3次温服，1日1剂，20剂为1疗程，两疗程间停药20天。

【来源】湖北中医学院已故名老中医张梦侬（张梦侬．临证会要．第一版．北京：人民卫生出版社，1984）。

七、活血逐瘀汤

【组成】丹参15~30克　乌药6~12克　白僵蚕6~12克　三棱9~15克　莪术9~15克　白芥子9~15克　厚朴6~12克　橘红9~15克　土贝母9~15克　沉香1.5~3克

【功效】活血逐瘀，软坚内消。

【主治】腹部包块、乳房纤维瘤、体表小肿物或寒性脓肿、关节肿胀（鹤膝风）等。

【用法】每日1剂，水煎分2次服。

【来源】北京中医院赵炳南教授（北京中医院．赵炳南临床经验集．第一版．北京：人民卫生出版社，1975）。

八、乳中结核方△

【组成】归尾、赤芍、白芍、川芎、贝母、桔梗、红花各9克　青陈皮、川楝子、连翘、茯苓各12克　甘草3克

【功效】疏肝解郁，活血化瘀。

【主治】慢性乳房纤维增生病变。

【用法】每日1剂，水煎分2次服。

【来源】北京中医院名老中医房芝萱（北京中医医院．房芝萱外科经验．第一版．北京：北京出版社，1980）。

附：乳核内消片（汤）湖南中医研究所方

【组成】柴胡、当归各6~9克 郁金（或用京三棱）、橘核、山慈菇、香附、漏芦各9~12克 夏枯草、茜草各12~15克 赤芍15克 青皮、丝瓜络各6克 甘草3克

【功效】疏肝活血，软坚散结。

【主治】用于乳腺小叶增生病。症见乳房胀痛，有肿块，月经前症状明显，经至又见好转者。

血栓性静脉炎

血栓性静脉炎是以静脉内膜损害为主要因素所致的一种静脉血管疾病。病变部位疼痛，可见条索状红肿或远端水肿，多伴有发热、脉率加速等全身症状。发生于浅静脉者，可见于四肢、胸腹壁；发于深静脉者多在下肢和骨盆内静脉。本病与祖国医学的"恶脉"、"青蛇毒"相似。

一、静脉炎口服方

【组成】牛膝、赤芍、木瓜各15克 桃仁、苍术、泽泻各9克 鸡血藤、薏仁、泽兰各30克 乌药6克

【功效】利湿解毒，通经活络。

【主治】血栓性静脉炎。

【加减】急性期酌加金银花30克，地丁草15克，或蒲公英9克，黄柏9克；肿胀甚者可选加木通9克，茯苓12克，冬瓜皮15克或三棱、莪术各15克以加强活血化瘀作用；痛重者加元胡或罂粟壳9克；伴气虚者加太子参30克，黄芪、当归各15克。

【用法】每日1剂，水煎2次分服。

【来源】中国中医研究院裴玉昆，赵永昌教授（中国中医

研究院. 中国中医研究院三十年论文选. 第一版. 北京：中医古籍出版社，1985）。

二、静脉炎一号方

【组成】当归 230 克　川芎 150 克　赤芍 230 克　制乳香 90 克　红花 90 克　苏木 150 克　地龙 150 克　炙黄芪 230 克　郁金 150 克　络石藤 450 克

【功效】益气化瘀通络。

【主治】血栓性浅静脉炎。

【用法】上药制成片剂，每片 0.3 克（含生药 1.3 克），每次 10 片，每日 2 次服。

【来源】北京中医学院东直门医院陈淑长副主任医师［陈淑长. 中医杂志，1983，24（2）］。

附：外用熨药方

【组成】苏木、红花、乳香、干姜各 15 克　花椒 10 克　桂枝 10 克　透骨草 30 克　千年健 15 克　鸡血藤 15 克　银花 15 克　樟脑 15 克

【用法】取上药 2 剂，分别装入两个小布袋内，各倒入少量白酒，缝好后上锅蒸热，先取一袋置于患处，5 分钟后与锅内一袋交换反复 10 次，每日 1 次，3~4 天换新药。

【主治】血栓性浅静脉炎。

【来源】同上。

三、浅静脉炎洗剂

【组成】苏木　红花　银花　蒲公英　芒硝　当归　葱胡　桑枝　乳香　没药

【功效】活血化瘀，清热消肿。

【主治】浅静脉炎初起，红肿热痛者。

【用法】煎汤先熏后洗，每日 1 次，每次 30 分钟（来源同下方）。

四、深静脉炎洗剂

【组成】桑枝　芒硝　苦参　红花　苏木　当归　透骨草

【功效】活血通络，消肿止痛。

【主治】深静脉炎肿胀甚者。

【加减】若红肿者加蒲公英、地丁；若紫暗发凉者去苦参加桂叶、艾叶。

【用法】煎汤先熏后洗，每日 1 次，每次 30 分钟。

【来源】山西名中医赵尚华副主任医师（赵尚华．中医外科心得集．第一版．山西：山西人民出版社，1985）。

五、活血散瘀汤

【组成】苏木、赤白芍、草红花、桃仁、三棱、莪术、陈皮各9~15 克　鬼箭羽 15~30 克　木香 3~9 克

【功效】活血散瘀定痛。

【主治】浅静脉炎，皮下瘀血及跌打损伤，瘀血胀痛。

【用法】每日 1 剂，水煎 2 次分服。

【来源】北京中医院赵炳南教授（北京中医医院．赵炳南临床经验集．第一版．北京：人民卫生出版社，1975）。

六、逐血破瘀汤

【组成】水蛭、虻虫、䗪虫各 6~12 克　地龙、牵牛子、透骨草、水红花、盘龙参、紫草各 9~15 克　路路通 15~30 克

【功效】活血破瘀，通经活络。

【主治】深部栓塞性静脉炎，腹腔瘀血，腹腔肿物。

【加减】寒凉重者加紫油肉桂 3~6 克。

【用法】每日 1 剂，水煎 2 次分服。

【来源】同上。

七、深静脉炎方[△]

【组成】附子、肉桂、桃仁、红花、归尾、泽泻、牛膝、干姜各 9 克　川断 18 克　玄参、生芪、桑寄生、鸡血藤各 24 克　木瓜、桂枝各 15 克　防己、赤芍各 12 克

【功效】温寒化湿，益气活血。

【主治】深层静脉炎慢性期。

【用法】每日 1 剂，水煎 2 次分服。

【来源】北京中医院房芝萱教授（北京中医医院、房芝萱外科经验．第一版．北京：北京出版社，1980）。

胆　囊　炎

　　胆囊炎是指因各种原因导致的胆囊部位发生炎症为主的一种病症，有急性和慢性之分。在中医学"结胸"、"胁痛"、"黄疸"、"腹胀"、"嗳气"、"痞满"等病证中可找到类似描述。中医中药治疗急、慢性胆囊炎均有显著疗效。

一、胆宁汤

【组成】茵陈　虎杖　生大黄　生山楂　鸡内金　青皮　陈皮　郁金

【功效】疏肝利胆，健脾和胃。

【主治】肝胆气郁型慢性胆囊炎胆石症。

【用法】每日 1 剂，水煎 2 次分服。

【来源】上海中医学院龙华医院朱培庭教授（上海中医药

杂志，1986，9）。

二、泻热利胆汤[△]

【组成】柴胡6克　大黄3克　枳实6克　黄芩10克　半夏10克　郁金10克　杏仁10克　香附10克

【功效】清泻胆热，攻下利胆。

【主治】胆囊炎急性发作期。症见右胁剧烈疼痛拒按，发热恶寒、呕吐恶心、心烦急躁，便闭尿赤热，苔垢厚、脉滑数有力者。

【用法】每日1~2剂，水煎2~4次分服。

【来源】北京中医学院赵绍琴教授〔赵绍琴，等．胆囊炎证治．中医杂志，1986，27（5）〕。

三、胆安Ⅰ号方[△]

【组成】玫瑰花、厚朴花、生白芍、鸡内金、瓜蒌皮、银柴胡各9克　生甘草1.5克　青皮6克　白蜜15克（冲）

【功效】养阴柔肝，调气止痛。

【主治】素体阴虚脘胁胀痛的慢性胆囊炎。

【用法】每日1剂，水煎2次分服。

【来源】浙江省中医院魏长春主任医师（韦挥德，等．全国名老中医验方选集．第一版．北京：学术期刊出版社，1988）。

四、胆安Ⅱ号方[△]

【组成】当归、白芍、柴胡、党参各6克　炙甘草、生姜各3克　吴茱萸、桂枝各1.5克　红枣6枚

【功效】行气活血。

【主治】用于气滞血瘀型胆囊炎。

【用法】每日 1 剂，水煎 2 次分服。

【来源】同上。

五、柔肝煎

【组成】生地　首乌　枸杞子　茵陈　虎杖　生大黄　生山楂　鸡内金　玖瑰花　佛手　绿萼梅

【功效】养肝柔肝，疏肝利胆。

【主治】肝阴不足型慢性胆囊炎胆石症。

【用法】每日 1 剂，水煎 2 次分服。

【来源】上海中医学院龙华医院朱培庭教授（上海中医药杂志，1986，9）。

六、疏肝利胆汤△

【组成】红柴胡、法半夏、炒枣仁、炒枳壳、莱菔子、川郁金、瓜蒌皮、焦山楂、炒神曲、枯黄芩、酒炒龙胆草各 10 克　大腹皮 15 克　生姜 3 片

【功效】宣湿清热，行气解郁。

【主治】肝胆郁滞型胆囊炎。症见右上腹鼓满胀闷，自觉胆囊部压重难名，气逆嗳饱甚则呕吐，右胁间有轻度疼痛，时有剧痛。

【用法】每日 1 剂，水煎 3 次温服。

【来源】湖北中医学院已故名老中医张梦侬（张梦侬．临证会要．第一版．北京：人民卫生出版社，1981）。

七、加减大柴胡汤△

【组成】柴胡 15 克　赤芍 15 克　黄芩 15 克　半夏 9 克枳壳 9 克　大黄 9 克（后下）　茵陈 30 克　郁金 9 克　川金钱草 60 克　蒲公英 30 克　瓜蒌 30 克

【功效】疏肝利胆。

【主治】胆囊炎、胆石症、胆道感染等疾患，凡见身目俱黄、右胁胀痛拒按、脘腹胀满、大便干结、苔黄腻、脉弦数者。

【加减】胆石症加鸡内金 9 克、芒硝 9 克，以消坚化石；胆道感染加五味子 9 克、山豆根 30 克以解毒；胆囊炎加生牡蛎 30 克以软坚消肿。

【用法】每日 1 剂，水煎分 2 次服。

【来源】北京中医学院印会河教授（印会河．中医内科新论．第一版．山西：山西人民出版社，1983）。

附：利胆Ⅱ号等 4 方

1. 利胆Ⅱ号（湖南医学院第一附院）

【组成】柴胡、茵陈各 15～30 克　隔山香、十大功劳各 12～30 克　蛇莓 30～60 克　大黄 10～15 克（后下）

【功效】疏肝理气，清热解毒，通里攻下。

【主治】急性胆囊炎肝管及肝总管结石、急性胰腺炎。

【用法】每日 1 剂，水煎 2 次分服。

2. 柴胡解毒汤（四川医学院附院）

【组成】柴胡 5～20 克　黄芩、白芍、芒硝各 5～10 克黄连、郁金、广木香、姜半夏、大黄、栀子、甘草各 3～5 克夏枯草、茵陈（后下）各 10 克

【功效】疏肝清热，通里攻下。

【主治】胆道感染湿热型或实火型。症见身热口干、舌苔黄腻、脉洪大者。

【用法】每日 1 剂，水煎 2 次分服。

注：四川医学院是现四川大学华西医学中心，下同。

3. 柴胡消痈汤（四川医学院附院）

【组成】柴胡 10～20 克　夏枯草、紫花地丁、三颗针各

10 克　黄芩、白芍、芒硝各 5~10 克　野菊花 5 克　郁金、大黄、法半夏、甘草各 3~5 克

【功效】清热解毒、通里泻火。

【主治】胆道感染脓毒型。用法同上。

4. 胆道感染方（上海第一医学院中山医院）

【组成】金钱草 30 克　茵陈 15 克　郁金 30 克　木香 9~15 克　银花 30 克　黄芩 30 克　黄柏 9 克　栀子 9 克　蒲公英 30 克　大黄 15~30 克（后下）　芒硝 6 克（冲）

【主治】胆囊炎。

【用法】每日 1 剂，水煎 2 次分服。

胆 石 症

胆石症指胆固醇或胆红素在胆系所致结石的疾病，以右上腹痛，寒战高热及黄疸典型的三联征为特点，可有呕噁、便秘等症。属祖国医学胁痛、黄疸等病的讨论范围。

一、茵陈排石汤

【组成】茵陈 30 克　生山栀 10 克　生大黄 10 克　元明粉 10 克　金钱草 30 克　广郁金 15 克　蒲公英 15 克　广木香 9 克　枳实 10 克

【功效】清利湿热，利胆排石。

【主治】胆石症。症见右胁疼痛拒按，恶心呕吐，皮肤巩膜黄染、尿黄赤、腹胀便秘，苔腻、脉弦数者。

【用法】每日 1 剂，水煎 2 次分服。

【来源】中国人民解放军总医院陈树森主任医师［（赵绍琴．等．胆囊炎证治．中医杂志，1986，27（5）］。

二、金钱开郁散

【组成】金钱草 30 克　柴胡、枳实、白芍、海螵蛸、浙贝母各 9 克　郁金 6 克　甘草 3 克

【功效】疏肝解郁，利胆排石。

【主治】胆石症缓解期，病程较长，无明显腑实者。

【加减】兼有胃痛、消化不良者加蒲公英 15 克、甘松、天仙藤各 6 克；兼有肝炎病史，胸胁痛者，酌加丹参 15 克、香附 9 克；若见烦躁、头晕头痛、舌质红绛等阴虚血热体征者，则去柴胡加焦山栀、决明子各 9 克、旱莲草 15 克。

【用法】每日 1 剂，水煎 2 次分服。

【来源】浙江省中医院魏长春主任医师（魏长春．中医实践经验录．第一版．北京：人民卫生出版社，1986）。

三、胆道残石汤

【组成】陈皮 4.5 克　枳壳 9 克　鸡内金片 10 片（吞）木香 9 克　茵陈 12~15 克　虎杖 12~15 克　生大黄 3~9 克元明粉 6~9 克　生山楂 9~12 克

【功效】疏肝和胃。

【主治】胆道术后残余结石。

【用法】每日 1 剂，水煎 2 次分服。

【来源】上海中医学院龙华医院朱培庭教授（朱培庭．上海中医药杂志，1984，1）。

四、胆道排石汤△

【组成】酒炒龙胆草 10 克　金钱草 60 克　海藻 15 克　昆布 15 克　降香 5 克　夏枯草 30 克　蒲公英 30 克　紫花地丁 30 克　旋覆花 10 克（包）　天葵子 10 克　煨三棱 10 克　红

柴胡10克　硝石（即火硝）15克

【功效】泻火为主，佐以疏肝清胆，散结软坚，化石止痛。

【主治】胆道结石。

【用法】上药除硝石一味分5次另行冲服外，加水五磅浓煎至两磅，分两日五次服，十五剂为一疗程，痛止即停药。平时可4日服药1剂（即两日服药一剂，休息两日），五剂可服20天，完全停药20天。

【来源】湖北中医学院已故名老中医张梦侬（张梦侬．临证会要．第一版．北京：人民卫生出版社，1981）。

五、疏肝利胆汤

【组成】柴胡10克　黄芩8克　海金沙（草）15克　金钱草15克　鸡内金10克　川郁金8克　炒金铃子10克　白芍10克　炒枳实10克　赤茯苓15克　车前子10克

【功效】疏肝利胆，清热除湿，理气和营，止痛散结。

【主治】肝胆湿热蕴结之症（包括胆系感染疾病、如胆囊炎、胆石症、急性黄疸及血吸虫病肝硬化腹水等）都有较好疗效。本方加半枝莲、白花蛇舌草各30克，对肝癌晚期患者出现黄疸者，亦有缓解作用。

【加减】黄疸色深加茵陈，泛恶欲呕加炒川连、法半夏、橘红；腹胀加川厚朴、大腹皮；便秘加酒洗大黄；胁肋胀甚加青皮；胁肋痛甚加元胡索；小便不利加滑石、猪苓、泽泻。

【用法】每日一剂，以水煎服，日服3次。

【来源】湖北中医学院李培生教授（中国中医药报，1990，1．第3版）。

附一：国内常用胆石症方

1. 遵义医学院方

（1）胆道排石汤 5 号

枳壳 15 克　木香 15 克　川楝子 15 克　黄芩 15 克　金钱草 15 克　大黄 9 克（用于气郁型）

（2）胆道排石汤 6 号

枳壳 15 克　木香 24 克　元胡 24 克　栀子 18 克　虎杖 45 克　金钱草 45 克　大黄 24 克（用于湿热型）

2. 天津南开医院方

（1）清胆行气汤

枳壳 9 克　香附 9 克　元胡 9 克　木香 9~12 克　郁金 9 克　柴胡 9 克　黄芩 9 克　白芍 9 克　大黄 9 克　半夏 9 克（用于气滞型）

（2）清胆利湿汤

木香 9 克　郁金 9 克　柴胡 9~15 克　黄芩 9 克　木通 9 克　栀子 9 克　车前子 9 克　茵陈 15 克　大黄 9 克　半夏 9 克（用于湿热型）

（3）清胆泻火汤

木香 9 克　郁金 9 克　柴胡 5 克　黄芩 15 克　茵陈 30 克　栀子 9 克　龙胆草 9 克　大黄 9 克　芒硝 9 克　半夏 9 克（用于实火型）

3. 利胆丸（中医研究院方）

木香 90 克　枳壳 90 克　郁金 90 克　茵陈 120 克　胆草 90 克　猪胆汁 500 克（以上一料剂量）

先将各药研细末拌匀，再将猪胆汁熬浓至半斤，拌入以上药末中，加蜂蜜适量为丸，每丸 9 克，早晚各服 1 丸。

4. 益胆丸（合肥市中药制药厂方）

郁金 120 克　玄参、滑石粉、明矾、金银花各 100 克　火硝 210 克　甘草 6 克

研末为丸，每服 1.5 克（约 10 粒），日服 2 次。

5. 茵陈胆道汤（湖南医学院第二附院方）

金钱草、茵陈各 30 克　栀子、黄芩、柴胡、枳壳、木香、大黄各 16 克　尼泊金 0.05 克　白糖 60 克

水煎 2 次过滤去渣，二次滤液合并浓缩，共制成 200 毫升。每服 100 毫升，日服 2 次。

附二：溶石及预防结石方

1. 利胆冲剂

【组成】陈皮　山楂　谷麦芽　神曲　青皮　陈皮　莱菔子　苏梗　川楝子　枳壳　郁金　半夏　皂角刺

【功效】可有效地防止胆石形成。

【来源】邓学稼，等. 中华消化杂志，1982，2（1）。

2. 胆道排石汤

【组成】金钱草　虎杖　栀子　木香　枳壳　元胡　大黄芒硝

【功效】能减少新胆石生成。

【来源】裴德恺. 新医学，1980，11（2）。

3. 硝石片

【组成】火硝　芒硝　绿矾　郁金　内金　山楂等

【功效】溶石疗效高于鹅去氧胆酸。

【来源】张祥德. 北京中医，1988，1。

4. 利胆消石片

【组成】金钱草　生山楂　大黄　枳壳　兔胆汁等

【功效】溶石疗效明显高于鹅去氧胆酸。

【来源】张青珍. 北京中医，1989，1。

尿　石　症

尿石症包括肾、输尿管、膀胱和尿道的结石，是泌尿系统

常见疾病之一，属祖国医学"石淋"、"砂淋"及部分"血淋"、"气淋"的范畴。

一、化瘀尿石汤

【组成】赤芍 川牛膝 乳香 没药 三棱 莪术 桃仁 山甲 皂角刺 白芷 枳壳 厚朴 青皮 金钱草 车前子 生薏米

【功效】活血化瘀，软坚散结，排石。

【主治】用于体积较大、长期停留不移动或合并肾积水的上尿路结石，属邪实无虚象者。

【用法】每日 1 剂，水煎分 3 次服。

【来源】中国中医研究院刘猷枋教授方（中国中医研究院．中国中医研究院三十年论文选，1985）。

【注意】本方治疗结石横径 0.6~1.1 厘米，纵径 1.0~2.0 厘米，停留时间较久，部分合并肾积水而有手术指征的尿路结石 209 例，140 例排石成功，38 例结石下移。获全国卫生科技成果奖。

二、溶石方[△]

【组成】鱼脑石 500 克 琥珀 150 克 硝石（火硝）100 克

【功效】溶解尿石。

【主治】尿路结石。服药 2~3 月，结石可溶化。

【用法】先将鱼脑石炒用醋淬，三药共碾细末、过筛、每次 3~4 克，日服 3 次。或金钱草 50 克煎汤代水送服，或每次用白糖、陈醋各 1 匙，水溶化后送服。

【来源】信阳卫校附院吴一渊主任医师（河南省卫生厅．河南省秘验单方集锦．第一版．河南：河南科技出版社，

1983）。

三、三金排石汤

【组成】海金沙 60 克　川金钱草 60 克　鸡内金 12 克　石韦 12 克　冬葵子 9 克　硝石 15 克（包）　车前子 15 克（包）

【功效】利尿排石。

【主治】泌尿系结石。

【加减】尿石不尽可加煅鱼脑石 30 克，以加强排石作用。

【用法】每日 1 剂，水煎 2 次分服。

【来源】北京中医学院印会河教授（印会河．中医内科新论．第一版．山西：山西人民出版社，1983）。

四、石淋汤 △

【组成】冬葵子 60 克　金钱草 60 克　滑石、干生地、玄参、榆白皮、车前子、石韦各 15 克　硝石 15 克（分三次冲服）另加五加皮、地榆各 500 克半炒炭，半生用，二味共研细末，分成 30 包（布包扎好）

【功效】散结软坚，清热利湿。

【主治】泌尿系结石。

【用法】上药除硝石分冲外，每剂加入五加皮，地榆粉末 1 包，加水熬浓汁，分 3 次 1 日服完，停药 2 日，再如上法服药 1 剂，以 30 剂为 1 疗程。

【来源】湖北中医学院已故名老中医张梦侬（张梦侬．临证会要．第一版．北京：人民卫生出版社，1981）。

五、金珀消石散

【组成】海金沙 100 克　苏琥珀 40 克　净芒硝 100 克　南

硼砂 20 克

【功用】溶解尿石。

【主治】砂石淋。

【用法】上药共为极细末，装瓶备用。1 日 3 次口服，每次5~10 克，白开水送下。

【来源】黑龙江中医学院马骥教授［马骥．金珀消石散．中医杂志，1989，30（11）］。

附，国内几家医院排石协定方

1. 轻剂排石汤（中医研究院广安门医院方）

【组成】金钱草 30 克　石韦、滑石各 15~30 克　海金沙、车前子、冬葵子各 9~15 克　川牛膝、厚朴、枳壳　王不留行各 9 克

【主治】用于直径小于 0.5~0.8 厘米的结石。

【用法】每日 1 剂，水煎 2 次分服。

2. 溶石汤（中医研究院广安门医院方）

【组成】制鳖甲 9~30 克　夏枯草、白芷、苍术各 9~15 克　生薏米、滑石各 15~30 克　金钱草 30~60 克　海金沙 9 克

【主治】泌尿系结石因石体较大或不规则不宜施排石治疗者。

【加减】有梗阻、肾功能不良者加黄芪、黄精、白茅根、王不留行；体壮者的加三棱、莪术、皂角刺、穿山甲、乳香、没药、枳壳、厚朴、川牛膝、车前子。磷酸镁铵结石可加用乌梅、生吃核桃仁以酸化尿液。草酸钙结石用黄牛角粉、黄酒、米醋送服。

【用法】每日 1 剂，水煎 2 次分服。

3. 尿石 1 号（遵义医学院方）

【组成】金钱草 30~60 克　海金沙全草 45 克（或孢子 15

克包煎）石韦45克　车前子24克（包煎）　　木通9克

【功效】通淋消石。

【主治】气结型尿路结石。

【加减】疼痛重、气滞重者加元胡、川楝子各9克；血瘀重者加蒲黄、五灵脂各9克；尿血加大小蓟各15克；白茅根30克；肾阳虚加肉桂4.5克、附子6克、补骨脂9克；肾阴虚加熟地15克　枸杞子、女贞子、旱莲草各9~15克。

【用法】每日1剂，水煎2次分服。

4. 尿石2号（遵义医学院方）

【组成】金钱草45克　石韦24克　车前子24克（包煎）木通9克　瞿麦24克　萹蓄24克　栀子18克　大黄9~5克（后下）　滑石15克　甘草梢6克

【功效】清热利湿，通淋消石。

【主治】湿热型尿路结石。

【加减】阴虚者去大黄加生地12克、麦冬9克，热重加黄柏、知母各9克，食纳不佳去木通加鸡内金9克。

【用法】每日1剂，水煎2次分服。

5. 尿石排石汤（辽宁中医学院附院方）

【组成】金钱草100克　海金沙100克　生鸡内金15~25克　石韦25克　大黄5~15克　滑石25克　沉香10克　木通15克　海藻50克

【主治】泌尿系结石。

【加减】气滞加元胡、乳香、三棱、莪术各15克；血瘀加灵脂、桃仁、蒲黄、丹参各15克；湿热加小蓟，茜草、地榆、茅根各15克；肾虚加肉桂、附子各15克　黄芪25克党参30克。

【用法】每日1剂，水煎2次分服。

梅 毒

梅毒是性病的一种，性接触为其主要传染途径，亦有遗传所致者。多生于男女前后阴，亦可见口唇、乳房、眼睑等处。初为粟米大丘疹或硬块，四周焮肿，亮如水晶，破后成溃疡，色紫红无脓水，四周坚硬凸起，中间凹陷，无痛痒感，常单发。本病在我国新中国成立曾绝迹，近年又有所发现。

一、加减解毒天浆散

【组成】当归 30 克　白芍 20 克　防风 20 克　乌梢蛇 20 克　蝉蜕 20 克　蒺藜 12 克　银花 30 克　花粉 15 克　土茯苓 120 克　白鲜皮 15 克　大胡麻 15 克　生甘草 30 克

【功效】清热利湿解毒。

【主治】梅毒。

【用法】每日 1 剂，水煎分 2 次服。

【来源】河南名老中医刘海涵（河南省卫生厅. 河南省名老中医经验集锦. 第一版. 河南：河南科技出版社，1983）。

二、仙遗粮汤

【组成】土茯苓 60 克　荆芥、防风、川芎各 9 克　当归、栀子、黄芩、天花粉各 10 克　连翘、银花、葛根、薏仁各 12 克　白芷、黄连、威灵仙、蒺藜各 6 克　甘草 3 克

【功用】清热利湿解毒。

【主治】梅毒。

【用法】每日 1 剂，水煎 2 次分服。

【来源】李在明. 张八卦外科新编. 第一版. 河南：河南人民出版社，1979。

三、土茯苓合剂（经验方）

【组成】土茯苓 30~60 克　银花 12 克　威灵仙 9 克　白鲜皮 9 克　苍耳子 15 克　甘草 6 克

【功效】凉血清热解毒。

【主治】梅毒。

【用法】加水 800 毫升，煎成 400 毫升，日 1 剂分 3 次服，3 个月为 1 疗程。

【来源】同上。

前 列 腺 炎

前列腺炎是成年男性的常见病。祖国医学无此病名，但对本病的辨证治疗也积累了较丰富的经验，一般对急性前列腺炎多从湿热论治，慢性前列腺炎属"肾虚"辨证范畴。

一、前列腺汤

【组成】丹参、泽兰、赤芍、桃仁、红花、青皮、王不留行、白芷、制乳没、川楝子、小茴香各 9 克　败酱草 15 克　蒲公英 30 克

【功效】化瘀导滞，清热利湿。

【主治】慢性前列腺炎气滞血瘀型。症状以疼痛为主，腺体硬韧或缩小，不规则，前列腺液不易取出或化验脓球成堆者。

【用法】每日 1 剂，水煎分 3~4 次服。

【来源】中国中医研究院刘猷枋教授（中国中医研究院 . 中国中医研究院三十年论文选，1985）。

二、参苓六黄汤

【组成】党参、黄芪、生地黄、茯苓、车前子各 15 克
黄连、蒲黄、黄柏、黄精各 10 克 怀牛膝 12 克

【功效】益气、解毒、利湿。

【主治】前列腺炎。

【用法】每日 1 剂，水煎 2 次分服。

【来源】中国中医研究院方药中教授方（方药中．四川中
医，1976，4）。

三、前列腺炎片

【组成】鱼腥草、凤尾草、土茯苓、车前草各 15 克 萆
薢、肉苁蓉、丹参、益母草、川楝子、莪术、丹皮各 12 克
漏芦、女贞子、麦冬各 10 克 甘草 8 克

【功效】滋阴益肾，化瘀散结。

【主治】前列腺炎。

【用法】水煎浓缩后制成片剂，每片含生药 1.4 克，每次
8 片，1 日 3 次服。

【来源】北京中医学院东直门医院李曰庆副主任医师（李
曰庆．北京中医学院学报，1982，1）。

四、前列平[△]

【组成】蒲公英 30 克 地丁 15 克 仙鹤草 15 克 栀子
10 克 仙桃草 10 克 茜草 10 克 野菊花 10 克 天葵子 10 克
连翘 10 克 金银花 15 克 生地 15 克 丹皮 10 克 甘草
10 克

【功效】清热解毒，利湿消肿。

【用法】每日 1 剂，水煎分 3 次温服，5 剂为 1 疗程，3 个

疗程为限。

【来源】湖北中医学院已故名老中医张梦侬（张梦侬．临证会要．第一版．北京，人民卫生出版社，1981）。

五、加减固阴煎

【组成】熟地、金樱子、芡实各15克　覆盆子、淫羊藿、锁阳各12克　五味子、山萸肉、刺猬皮各10克　制首乌30克

【功效】育阴扶阳。

【主治】肾阳虚衰型慢性前列腺炎，症见腰膝酸软而冷，性功能低下，阳痿早泄，阴部冷，舌质淡，苔薄，脉软弱者。

【用法】每日1剂，水煎2次分服。

【来源】浙江中医学院附属医院鲍严钟副教授（鲍严钟，等．辨证治疗慢性前列腺炎100例观察．浙江中医杂志，1987）。

六、慢性前列腺炎二方

1. 治标方

【组成】白芥子、肉桂、猪苓、车前子（包）、瞿麦、石韦、萹蓄、牛膝各10克　琥珀面2.4克（冲）　川楝子15克

【功效】化浊利水，温肾散寒。

【主治】慢性前列腺炎标症明显者。

【用法】每日1剂，水煎2次分服。

2. 治本方

【组成】菟丝子、枸杞子各15克　芡实、山药、茯苓、山萸肉各12克　猪苓、泽泻、萹蓄、牛膝、归尾、车前子（包）、赤芍各10克　六一散18克

【功效】补肾健脾，活血利湿。

【主治】慢性前列腺炎标证不明显阶段。

【用法】每日 1 剂，水煎 2 次分服。

【来源】北京中医院房芝萱教授（北京中医医院．房芝萱外科经验．第一版．北京：北京出版社，1980）。

疝 气

疝者，有块冲击作痛的病症。祖国医学的"疝气"，主要指腹部剧烈作痛兼有二便不通或睾丸、阴囊部的病症，包括现代医学所称的"疝"及某些睾丸病变。

一、太保丹膏药方

【组成】蜂房炭 120 克 公丁香、细辛、荜茇、百草霜各 60 克

【主治】疝气偏坠及一切寒性肿块、风痰流注等。

【用法】上药共为细末，瓶贮。每次以"万应清凉膏"（市售）黑肉 300 克，药末 30 克。先将膏药肉烊化，再将药末和入搅匀，视病变部位大小、摊相应的膏药贴用。一般每间隔 5~6 天换膏药一次。

【注意】阳证红肿成脓者不宜采用。

【来源】上海已故名医夏应堂方（朱良春．虫类药的应用．第一版．江苏：江苏科技出版社，1988）。

二、寒疝方△

【组成】西小茴、广木香、青皮、川楝子、附子、香橼、元胡各 10 克 肉桂 3 克 橘核 15 克 炒熟地 15 克 甘草 3 克

【主治】寒疝。

【用法】每日 1 剂，水煎 2 次分服。

【来源】河南省名老中医张海岑方（河南省卫生厅．河南省名老中医经验集锦．第一版．河南：河南科技出版社，1988）。

三、气疝方△

【组成】茴香 60 克　桔梗 60 克　食盐 6 克

【主治】气疝。

【用法】上药研末或不研末、放干铁勺内微火炒之，勿使烧焦，待热适温置布袋内封口，放患处温敷。

【来源】北京中医院名中医房芝萱（北京中医医院．房芝萱外科经验．第一版．北京：北京出版社，1980）。

四、水疝方△

【组成】木香、肉桂各 2.4 克　归尾、赤芍、红花、茴香、橘核、牛膝、桂枝各 6 克　二丑、乌药、生槟榔、甘草各 3 克

【主治】水疝。

【用法】每日 1 剂，水煎 2 次分服，余渣温热敷患处。

【来源】同上。

血栓闭塞性脉管炎

血栓闭塞性脉管炎是周围脉管（指中小动脉及静脉）的一种慢性、持续性、进行性的血管炎症病变，导致血栓形成使血管腔闭塞的一种疾病。多发生于下肢，初期仅足部或小腿酸痛，间歇性跛行，继则出现足趾持续性疼痛。夜间尤甚，皮肤苍白干冷，足背动脉及胫后动脉搏动消失，终则发生自下而上

的坏死、脱落。属于祖国医学的"脱疽"。

一、解毒活血汤

【组成】丹参 12 克　玄参 12 克　银花 10~12 克　连翘 10 ~12 克　花粉 12 克　乳香 10 克　没药 10 克　牛膝 12 克鸡血藤 12 克　络石藤 12 克　甘草 6~10 克

【功效】清热解毒，活血消肿。

【主治】血栓闭塞性脉管炎。症见肢体红肿热痛且烦热口渴，苔腻，脉数者。

【用法】每日 1 剂，水煎 2 次分服。

【来源】中国中医研究院郭士魁教授方（翁维良，等．杂病症治．第一版．北京：人民卫生出版社，1983）。

二、椒艾洗药

【组成】川椒　艾叶　桂枝　防风　透骨草　槐枝　蒜瓣当归　苏木　红花　桑枝　生川乌

【功效】温经散寒，活血祛风。

【主治】脱疽初起属寒凝经闭者。

【用法】上药煎汤熏洗患处。每日 2~3 次，每次 20 分钟，每剂药可连用 3 天。

【来源】山西省名中医赵尚华副主任医师（赵尚华，中医外科心得集．第一版．山西：山西人民出版社，1983）。

三、提毒散

【组成】蜈蚣（炙）10 条　全蝎（炙）3 只　制乳没各 9 克　升丹 3 克

【功效】化腐止烂，止痛化瘀。

【主治】脱疽。

【用法】共研成细末，以少许直接撒敷溃疡面局部。

【来源】北京名老中医凌云鹏主任医师（凌云鹏．临诊一得录．第一版．北京：人民卫生出版社，1982）。

四、祛寒通络药酒

【组成】附子 45 克　细辛 15 克　红花、丹参各 60 克　土元、苏木、川芎各 30 克　大枣 20 枚

【功效】温经散寒，活血通络。

【主治】脉管炎虚寒型无溃疡者和血瘀型患者。

【用法】上药浸泡于 1500 毫升白酒中一周后备用。每日服 2 次，每次 30 克。

【来源】李在明．张八卦外科新编．第一版．河南：河南科技出版社，1983。

五、温经通络汤

【组成】鸡血藤 15~30 克　海风藤 9~15 克　全丝瓜 15~30 克　鬼见愁 6~12 克　鬼箭羽 15~30 克　路路通 9~15 克桂枝 9~15 克　蕲艾 9~15 克　全当归 9~15 克　赤白芍各 15~30 克

【功效】温经通络，活血止痛。

【主治】血栓闭塞性脉管炎初期，雷诺氏病初期，静脉曲张，象皮腿，关节痛。

【用法】每日 1 剂，水煎 2 次分服。

【来源】北京中医医院赵炳南主任医师（北京中医医院．赵炳南临床经验集．第一版．北京：人民卫生出版社，1975）。

六、脱疽三方△

1. 方一

【组成】附子、肉桂、干姜、赤芍、牛膝、桃仁、甘草各9克　生芪24克　党参、当归、玄参各18克　苏木、桂枝各15克　红花12克

【功效】温肾补脾，祛寒通络。

【主治】脱疽寒湿凝滞型。

【用法】每日1剂，水煎2次分服。

2. 方二

【组成】玄参、生芪、连翘各24克　石斛、鸡血藤、丹参、当归、川楝子各18克　赤芍12克　银花、蒲公英各30克　酒大黄3克　桃仁、红花、元胡各9克　牛膝12克

【功效】养阴清热，活血通络。

【主治】脱疽血瘀蕴热型。

【用法】每日1剂，水煎2次分服。

3. 方三

【组成】银花、蒲公英各60克　连翘、生芪、玄参各30克　地丁、野菊花、石斛、当归各24克　赤芍15克　红花、牛膝各12克　罂粟壳、川楝子各18克　桃仁、猪苓、泽泻、甘草各9克　人参6克（另煎，分2次兑服）酒大黄3克

【功效】清热解毒，行气活血，利湿镇痛。

【主治】脱疽毒热溃腐型。

【用法】每日1剂，水煎2次分服。

【来源】上三方均为北京中医院房芝萱教授方（北京中医医院．房芝萱外科经验．第一版．北京：北京出版社，1980）。

鹤　膝　风

鹤膝风是指关节疼痛肿胀，状如鹤膝，故名。包括现代医学的关节炎，关节积液。

一、加减阳和汤 △

【组成】熟地 30 克　鹿角霜 10 克　麻黄 3 克　白芥子 10 克　肉桂 5 克　附子 5 克　干姜 5 克　木瓜 25 克　牛膝 15 克

【功效】温阳补肾，散瘀止痛。

【主治】鹤膝风，症见双膝关节梭形肿胀，皮色正常，触之不热，按之稍痛，行走不利，口不渴，舌淡，苔白者。

【用法】每日 1 剂，水煎 2 次，分服。

【来源】河南省卫生厅编．河南省名老中医经验集锦．第 1 版．河南：河南科学技术出版社，1985。

第四章 妇 科

痛 经

痛经以经前、行经腹痛为主证，常迁延难愈。

一、活血散瘀汤

【组成】当归尾 川芎 赤芍 苏木 丹皮 官桂 延胡索 乌药 刘寄奴 生地

【功效】破血行气止痛。

【主治】痛经属血瘀者。

【用法】每日1剂，煎2次分服。

【来源】名老中医秦伯未经验（蔡丽乔．痛经证治浅谈．上海中医医药杂志，1985，6）。

二、消痛方

【组成】柴胡 郁金 香附 川楝子 元胡 蒲黄 五灵脂 当归 白芍

【功效】活血行郁，理气止痛。

【主治】经行腹痛。

【加减】月经先期或经量多，色红者，加丹皮、黑栀、茜草、黄芩；经行有血块，色暗红者加丹参、泽兰；小腹冷痛者加吴萸、桂枝、并酌减柴胡、郁金；经前乳房胀痛加青皮、橘叶、橘络等。

【用法】每日 1 剂，煎 2 次分服。

【注意】经前 1 周服药，经期一般不服药。

【来源】名老中医陈雨苍教授（谢德聪，等．陈雨苍治疗痛经的经验．福建中医杂志，1987，3）。

三、化膜汤

【组成】蒲黄　赤芍　三棱　莪术　青皮　生山楂　乳香　没药　血竭粉

【功效】活血化膜，理气止痛。

【主治】膜样痛经。

【加减】如预防经量过多，上方中蒲黄、山楂均炒炭，去三棱、莪术，加三七粉、炮姜。

【用法】月经间期起服，连服 10 剂。

【注意】如出血经久，应于行经后调补气血。

【来源】上海名老中医朱南荪主任医师（陈泽霖，等．名医特色经验精华．第 1 版．上海：上海中医学院出版社，1987）。

四、祛瘀调经汤△

【组成】刺蒺藜 18 克　钩藤 10 克　女贞子 24 克　旱莲草 24 克　当归 10 克　川芎 6 克　生地 10 克　生白芍 12 克　茜草 10 克　覆盆子 24 克　元胡 10 克　五灵脂 10 克　生蒲黄 10 克　水蛭 6 克　地鳖虫 10 克　槟榔 6 克　薤白 12 克

【功效】调肝理气，活血化瘀。

【主治】痛经属肝郁气滞者。

【用法】每日 1 剂，煎 2 次分服。

【来源】著名妇科专家王渭川教授（王渭川．王渭川妇科治疗经验．第 1 版．成都：四川人民出版社，1981）。

五、疏肝理气活血汤

【组成】当归 12 克 醋白芍、丹参各 15~30 克 炒川芎、乌药各 6~10 克 陈皮 6~12 克 醋香附、醋延胡、柴胡各 10 克

【功效】化瘀止痛。

【主治】经期腹痛。

【用法】经前 7 天出现胁满、乳胀者应提前 3~4 天开始服药；寒凝血瘀者应在经前 10 天左右开始服药；气滞血瘀者应提前 2~3 天开始服药；气血虚弱者适于平时服药。

【注意】治疗时以上方为主，结合辨证随症加减。

【来源】河南名中医秦继章主任医师（秦继章．自拟疏肝理气活血汤治疗痛经 107 例．浙江中医杂志，1986，11）。

六、痛经宁

【组成】当归 9 克 赤芍 15 克 川芎 6 克 柴胡 6 克 丹皮 9 克 香附 15 克 延胡索 6 克 白芥子 6 克 郁金 9 克 蒲黄 10 克 五灵脂 15 克 夏枯草 15 克 皂刺 9 克 九香虫 15 克 甘草 6 克

【功效】行气调经，化瘀止痛。

【主治】痛经偏血瘀者。

【用法】每日 1 剂，煎 2 次分服。

【来源】天津中医学院王敏之副教授（王玷．王敏之治疗痛经的经验．河南中医，1987，1）。

七、外治法

【方法】王不留行子放在香桂活血膏上，贴三阴交、关

元、气海穴上，每天换 1 次，经常用手按压，在月经前 2～3
天感到略有不适即贴。

【功效】预防痛经发作。

【来源】陈泽霖教授经验（陈泽霖．等，名医特色经验精
华．第 1 版．上海：上海中医学院出版社，1987）。

八、补虚止痛方[△]

【组成】当归 9 克　杭芍 15 克　白芥子 9 克　丹参 15 克
乌药 12 克　黄芪 12 克　党参 15 克　九香虫 9 克　元胡 9 克
吴茱萸 9 克　桂枝 3 克　皂角刺 9 克　甘草 6 克

【功效】益气化瘀，温经止痛。

【主治】月经先期兼痛经。

【用法】每于经前服药 3～5 剂。

【来源】缑建华．剧痛并非全是实证．中医学报，1987，
1）。

九、缩宫逐瘀汤

【组成】当归 10 克　川芎 10　生蒲黄 10 克　生五灵脂 10
克　党参 20 克　枳壳 10 克　益母草 15 克

【功效】缩宫逐瘀。

【主治】产后恶露不绝、不全流产及痛经等病。

【加减】血虚明显者党参改用 50 克；出血量多者，党参
改用 100 克；腹痛其者，五灵脂改用 15 克；下瘀血块多者，
加三七粉 3 克（分冲）；出血日久者，加桑叶 20 克；血气臭
者，加黄柏 10 克；浮肿者，加生芪 50 克；食欲不振者，加生
山楂 15 克。

【用法】冷水浸泡后文火煎煮 2 次，共 300 毫升，分 2 次
服用。

【来源】著名妇科专家许润三教授（名医名方录．中国中医药报，1930）。

十、活血止痛汤（丸）

【组成】制香附 15 克　当归 15 克　玄胡 10 克　肉桂 6 克

【功效】温经行气。

【主治】痛经，症见经通后痛渐减，喜热恶寒者。

【加减】经行不畅或量少有瘀血者加丹参 15 克。

【用法】月经来时或来前，每日 1 剂，煎汤日 2～3 次分服。亦可研末炼蜜为丸，每粒 10 克，每服 1～2 粒，日 3 次，连服数日。

【注意】月经来时忌食生冷，避免七情刺激。

【来源】名老中医陈树森教授，主任医师（陈树森．陈树森医疗经验集萃．第 1 版．北京：人民军医出版社，1989）。

十一、祛瘀止痛汤△

【组成】当归 12 克　川芎 10 克　赤芍 10 克　桃仁 10 克红花 10 克　生蒲黄 10 克　五灵脂 10 克　枳壳 10 克　青皮 10 克　柴胡 10 克　香附 15 克

【功效】疏利肝气，活血逐瘀。

【主治】痛经，证属气滞血瘀型。表现为下腹胀痛，连及胸胁，疼痛拒按，经色紫黑有块。舌质暗红有瘀点，脉沉涩。

【用法】水煎，每日 1 剂，分 2 次服。

【来源】贾河先．百病良方第 1 集（增订本）．第 3 版．重庆：科学技术文献出版社重庆分社，1989。

十二、温经止痛汤△

【组成】当归 12 克　赤芍 12 克　延胡索 10 克　生蒲黄

10 克　　五灵脂 10 克　　川芎 10 克　　干姜 10 克　　小茴香 10 克肉桂 6 克　　吴萸 6 克

【功效】温经散寒，活血止痛。

【主治】痛经，证属寒湿凝滞型。表现为下腹冷痛，得热痛减，月经量少色暗或混有血块，面色青白，舌边紫暗，脉沉紧。

【用法】水煎，每日 1 剂，分 2 次服。

【来源】同上

十三、补虚止痛汤△

【组成】党参 30 克　　黄芪 30 克　　熟地 20 克　　首乌 15 克茯苓 10 克　　白术 10 克　　当归 12 克　　白芍 12 克　　延胡索 10 克　　郁金 10 克

【功效】补益气血。

【主治】痛经，证属气血虚弱型。表现为下腹隐隐作痛，缠绵不休，按压下腹则痛减。经色淡红，量少质稀，舌淡，脉细弱。

【用法】水煎，每日 1 剂，分 2 次服。

【来源】同上

十四、膜样痛经汤△

【组成】桃仁 10 克　　红花 10 克　　当归 15 克　　赤芍 12 克川芎 10 克　　泽兰 12 克　　熟地 15 克　　三棱 10 克　　莪术 10 克怀牛膝 30 克

【主治】膜样痛经。

【用法】水煎，每日 1 剂，分 2 次服。

【来源】贾河先. 百病良方. 第 3 集. 第 1 版. 重庆：科学技术文献出版社重庆分社，1986。

闭　经

女子年逾十八周岁月经尚未初潮，或已行经而又中断达三个月以上者，称为闭经。

一、3号调经合剂

【组成】全当归9克　丹参9克　赤芍9克　细生地9克川芎6克　䗪虫9克　炒蒲黄9克　桑寄生15克　菟丝子15克　炒川楝9克　艾叶9克　鸡内金9克　三七粉3克（冲服）。

【功效】化瘀和血，调补冲任。

【主治】原发性无月经，气血凝滞经闭，肝郁气滞经闭，肾气不足经闭。

【用法】水煎，每日1剂，分2次服。

【来源】四川名老中医王渭川教授（卢祥之．名中医治病绝招续编．第1版．北京：中国医药科技出版社，1989）。

二、活血汤

【组成】当归尾9克　桃仁9克　红花9克　泽兰9克益母草12克　丹参30克　白芍9克　柴胡6克　香附9克陈皮9克　牛膝9克　甘草3克

【功效】活血理气。

【主治】闭经，气滞血瘀型。

【用法】水煎，每日1剂，分2次服。

【来源】河南名老中医孙一民主任医师（孙一民．临证医案医方（修订本）．第1版．河南：河南科技出版社，1985）。

三、补虚通经汤△

【组成】党参　黄芪　当归　熟地　茜草　乌贼骨　川芎　香附

【功效】益气养血，调经。

【主治】闭经虚证。

【用法】水煎服。

【加减】下焦虚寒加紫石英、附子、阳起石；大便不实加补骨脂、胡芦巴；少腹冷痛加吴萸、小茴香、艾叶；腹部胀痛加童子益母草、马鞭草。

【来源】上海著名妇科教授唐吉父（曹玲仙．名医特色经验精华．第 1 版．上海：上海中医学院出版社，1987）。

四、调气通经汤

【组成】制香附　台乌药　枳实　当归　川芎　泽兰　茺蔚子　鸡血藤　南山楂

【功效】疏肝理气，活血通经。

【主治】闭经，证属气滞血瘀者。

【加减】乳房胀痛有块加小青皮、橘核、穿山甲、小金片；肝郁化热加丹皮、山栀。

【用法】水煎，每日 1 剂，分 2 次服。

【来源】浙江中医学院宋光济副教授（陈泽霖，等．各医特色经验精华．第 1 版．上海：上海中医学院出版社，1987）。

五、加减归脾汤

【组成】西党参　炒冬术　茯神　黄芪　当归　炙甘草　夜交藤　炒枣仁　焦白芍　炒陈皮　龙眼肉

【主治】闭经，证属气血不足者。

【加减】纳呆加焦谷芽；便溏加煨木香、煨肉果；带多加海螵蛸、炒淮山、炒芡实；血虚甚者加鸡血藤、阿胶。

【用法】水煎，每日1剂，分2次服。

【来源】同上。

六、导痰通经汤

【组成】制香附　南山楂　枳壳　姜半夏　茯苓　苍白术　陈皮　制南星　当归　川芎　丹参　淫羊藿

【功效】健脾化痰，行气活血。

【主治】闭经，证属脾虚痰盛者。

【加减】气虚加党参、黄芪；浮肿加茯苓皮、姜皮；纳呆加焦谷芽、鸡内金；带多加淮山药、芡实、白莲须。

【用法】水煎，每日1剂，分2次服。

【来源】同上

七、加味泽兰汤

【组成】泽兰叶　小川连　川石斛　小生地　赤芍　当归　卷柏　丹参　益母草　川芎　红花

【功效】清热养血。

【主治】闭经，证属胃火烁血者。

【加减】口干甚加麦冬、生甘草；便秘加瓜蒌仁、熟大黄；腰酸加桑寄生、川断；兼肾虚加肉苁蓉、淫羊藿、五子补肾丸。

【用法】水煎，每日1剂，分2次服。

【来源】同上

八、补肾益经汤[△]

【组成】熟地　巴戟肉　鹿角胶　肉苁蓉　淫羊藿　菟丝

子　枸杞子　覆盆子　当归　川芎

【功效】调补冲任。

【主治】闭经，证属肝肾亏虚者。

【加减】脾虚泄泻去苁蓉加党参、炒白术；腰酸加川断、杜仲、狗脊；畏寒阳虚加附子、肉桂；性欲减退加锁阳、海马、阳起石等。

九、化湿调冲汤

【组成】生山楂　生米仁　姜半夏　茯苓　陈皮　平地木泽兰　泽泻　苍术　大腹皮　生姜皮

【功效】祛湿化痰，疏通经络。

【主治】继发性闭经，痰湿型。

【加减】痰多加天竺黄、陈胆星、桑白皮；肌肤胀满加官桂、椒目、生麻黄；白带多加白鸡冠花、川萆薢等。

【用法】水煎，每日 1 剂，分 2 次服。

【来源】杭州名医何子淮副主任医师（陈泽霖，等．名医特色经验精华．第 1 版．上海：上海中医学院出版社，1987）。

十、化瘀通经散

【组成】当归、赤芍、红花、桃仁、三棱、莪术、川牛膝、乌药、穿山甲、丹参、刘寄奴各 10 克　川芎 5 克　肉桂 3 克

【功效】活血化瘀，调气散寒。

【主治】继发性闭经，瘀血阻滞的实证。症见：月经数月不行，少腹胀痛，脉象沉弦，舌质尖边有瘀点。

【加减】有热象加丹皮 10 克，去肉桂；如积瘀过久，已成干血者，加地鳖虫 10 克。

【用法】水煎，每日 1 剂，分 2 次服。

【来源】安徽名医徐志华副主任医师（陈泽霖，等．名医特色经验精华．第1版．上海：上海中医学院出版社，1987）。

十一、育肾养血方

【组成】炒当归9克　生熟地各9克　川芎9克　熟女贞9克　淫羊藿12克　苁蓉9克　狗脊9克　山萸肉9克　制黄精12克　河车大造丸9克（吞）

【功效】滋肾养血。

【主治】原发性闭经。

【用法】每日1剂，水煎服，1个月为1疗程，通常观察3个月，最好能同时测量基础体温。

【注意】经治疗后，体温如能呈现双相，即预示症情已有好转，继用调经方（下载）。

【来源】上海名老中医蔡小荪主任医师（陈泽霖，等．名医特色经验精华．第1版．上海：上海中医学院出版社，1987）。

十二、调经方

【组成】炒当归9克　大熟地9克　川芎4.5克　白芍9克　怀牛膝9克　丹参9克　制香附9克　桂枝3克　红花4.5克　泽兰叶9克

【功效】活血调气通经。

【主治】原发性闭经。

【用法】水煎，每日1剂，分2次服。

【注意】治疗直至停药3个月后，经事仍能按时来潮，方为痊愈。

【来源】同上

十三、育肾通络方

【组成】茯苓12克　生熟地各9克　淫羊藿12克　石楠叶9克　怀牛膝9克　制黄精12克　公丁香2.5克　路路通9克　桂枝2.5克　细辛1克　麦冬9克　乌鸡白凤丸1粒（吞）

【功效】调补冲任。

【主治】继发闭经属肾虚不足，冲任失充者。

【用法】连服7剂，继用下方（育肾温煦方）。

【来源】同上

十四、育肾温煦方

【组成】茯苓12克　大熟地9克　仙茅9克　淫羊藿12克　石楠叶9克　紫石英12克　狗脊9克　鹿角霜9克　熟女贞9克　苁蓉9克　河车大造丸10克（吞）

【功效】益肾调经。

【主治】继发性闭经肾虚不足者。

【加减】大便不实者，可去苁蓉，改菟丝子9克；腰冷者加熟附片9克、艾叶2.5克。

【用法】服8剂，按此反复服用。

【注意】如基础体温出现双相后，即改用四物汤加理气活血剂催经，月事可下。

【来源】同上

十五、四物疏肝汤[△]

【组成】炒当归9克　大生地9克　川芎4.5克　白芍9克　柴胡4.5克　制香附9克　乌药9克　丹参9克　广郁金9克　怀牛膝9克　红花4.5克

【功效】疏肝解郁。

【主治】因环境改变或抑郁不快，以致闭经者。

【加减】有烦躁不安，紧张易怒者，加淮小麦 30 克、生甘草 3 克。

【用法】水煎，每日 1 剂，分 2 次服。

【注意】这类闭经相对来说比较易治，如恢复原来生活习惯者，则效果更显。

【来源】同上

十六、活血通经汤△

【组成】当归 12 克　生地 15 克　红花 10 克　川牛膝 12 克　桃仁 10 克　枳壳 10 克　赤芍 12 克　桔梗 10 克　川芎 l0 克　甘草 6 克　柴胡 10 克　香附 10 克

【功效】活血化瘀。

【主治】闭经，血瘀气滞型。

【用法】水煎，每日 1 剂，分 2 次服。

【来源】贾河先．百病良方．第 1 集（增订本）．第 3 版．重庆：科学技术文献出版社重庆分社，1989。

十七、覆膜汤

【组成】熟地 15 克　山药 15 克　山黄肉 12 克　当归 12 克　白芍 12 克　菟丝子 30 克　五味子 10 克　覆盆子 15 克　枸杞子 10 克　鹿角胶 12 克　龟板胶 12 克　胎盘粉 3 克（冲服）　仙茅 12 克　淫羊藿 15 克　羌活 4 克　细辛 3 克

【功效】调补冲任。

【主治】人工流产后继发闭经。

【用法】参照下方。

【来源】曹思亮，等．覆蜕二膜汤治疗人工流产后闭经 43

例. 中医杂志，1988。

十八、蜕膜汤

【组成】益母草 45 克　川芎 12 克　丹参 24 克　穿山甲
15 克　川牛膝 12 克　桃仁 12 克　藏红花 5 克　当归 15 克
蚕蜕 12 克　炒香附 15 克　麝香 0.25 克（冲服）

【功效】化瘀通经。

【主治】人工流产后闭经。

【用法】第 1～20 天服覆膜汤，每日或隔日 1 剂水煎服；
第 21～24 天服蜕膜汤，每日 1 剂。两方共服 25 天，为一个治
疗周期。停药后观察月经有无来潮，若月经来潮，则于行经的
第 5 天开始下一个周期的治疗，若停药后一周，月经仍不来
潮，也开始下一个周期的治疗。以此类推，反复交替进行，直
至连续经转三个周期以上。

【来源】同上

月 经 不 调

　　妇女月经先期，月经后期，月经先后无定期，经期延长，
月经过多或过少等同属于月经不调的范畴，可见于多种妇
科病。

一、益黄八珍散

【组成】党参 24 克　白术 9 克　茯苓 12 克　当归 9 克
生地 12 克　赤芍 9 克　川芎 6 克　益母草 30 克　地鳖虫 9 克
炒蒲黄 9 克　鸡血藤 18 克

【功效】养血行瘀。

【主治】月经先期或后期，月经先后无定期，漏下色污有

块，痛经。

【用法】水煎，每日1剂，分2次服。

【来源】四川名医王渭川教授（黄文东．著名中医学家的学术经验．第1版．长沙：湖南科学技术出版社，1981）。

二、月经后期自制方

【组成】潞党参30克　鸡血藤18克　生黄芪60克　桑寄生15克　菟丝子15克　阿胶15克　鹿角胶15克　炒北五味12克　砂仁6克　槟榔10克　益母草24克　覆盆子24克　胎盘粉6克（早晚冲服）

【主治】月经后期，属气血两虚者。

【用法】水煎，每日1剂，分2次服。

【来源】四川名医王渭川教授（王渭川．王渭川妇科治疗经验．第1版．成都：四川人民出版社，1981）。

三、加味四物汤

【组成】当归10克　白芍7克　川芎3克　生地7克　香附10克　阿胶珠1.5克　艾叶炭3克　炙甘草3克

【功效】和气血以调经。

【主治】月经不调。

【加减】热者可加黄芩、荆芥炭；寒者加炮姜、杜仲；虚者加黄芪、党参、白术。

【用法】水煎，每日1剂，分2次服。

【来源】已故北京名老中医冯济卿（王开明，等．北京市老中医经验选编．第2集．第1版．北京：北京出版社，1986）。

四、调经养血汤

【组成】大熟地12克　当归身15克　阿胶珠12克　丹参

30 克　炒白芍 18 克　柴胡 6 克　陈皮 9 克　香附 9 克　炒杜
仲 12 克　川续断 12 克　桑寄生 30 克　甘草 3 克

【功效】养血调经。

【主治】月经不调属气血不和，血虚者。

【加减】经期提前属血热加生地、丹皮；经期错后加泽
兰、坤草、苏梗、桔梗。

【用法】水煎，每日 1 剂，分 2 次服。

【来源】河南名老中医孙一民主任医师［孙一民．临证医
案医方（修订本）．第 1 版．河南：河南科技出版社，1985］。

五、放环后月经失调方一

【组成】黄芪 30 克　党参 30 克　白术 10 克　茜草 12 克
乌贼骨 12 克　地榆 10 克　阿胶 10 克　山萸肉 12 克　艾叶 10
克　白芍 12 克　覆盆子 10 克

【功效】益气止血。

【主治】放环后月经量多，经期延长，周期不规则等。

【用法】水煎，每日 1 剂，分 2 次服。

【来源】贾河先．百病良方．第三集．第 1 版．重庆：科
学技术文献出版社重庆分社，1986。

六、放环后月经失调方二

【组成】生地 15 克　补骨脂 12 克　金樱子 30 克　生蒲黄
10 克　五灵脂 10 克　白头翁 30 克　生地榆 30 克　熟大黄炭
10 克　制香附 12 克　大枣 10 枚

【功效】祛瘀止血，补肾调冲任。

【主治】放环后月经不调。

【用法】水煎，每日 1 剂，煎 2 次分服。

【注意】若出血量多者，地榆应重用至 60 克，熟大黄重

用至 15 克。本方用于因输卵管结扎后引起的崩漏，月经失调，亦为较好疗效。

【来源】同上

七、自拟加味逍遥散

【组成】柴胡 赤白芍 当归 茯苓 香附 青皮 陈皮 月季花 益母草 小茴香

【功效】行气活血。

【主治】月经后期或先后不定期，或经闭，属肝气郁结者。

【用法】水煎，每日 1 剂，分 2 次服。

【来源】胥京生．从肝论治月经不调八法．上海中医药杂志，1985，8。

八、养肝调经汤

【组成】熟地 当归 白术 女贞子 旱莲草 益母草 鹿衔草 白芍 川芎 紫丹参 阿胶 甘草

【功效】健脾益肾，养血调经。

【主治】月经错后或经闭，经行量少，属肝阴（血）不足者。

【加减】脾虚者加太子参、山药；气虚者加党参、黄芪；阴虚者加麦冬、玉竹。

【用法】水煎，每日 1 剂，分 2 次服。

【来源】同上。

带 下 证

带下量明显增多，色、质、气异常，或伴全身或局部症状

者，称带下病。现代医学中，盆腔炎、宫颈炎等妇科病属此
范畴。

一、银甲丸（汤）

【组成】银花 15 克　连翘 15 克　升麻 15 克　红藤 24 克
蒲公英 24 克　生鳖甲 24 克　紫花地丁 30 克　生蒲黄 12 克
椿根皮 12 克　大青叶 12 克　西茵陈 13 克　琥珀末 12 克　桔
梗 12 克

【功效】清热解毒利湿。

【主治】湿热蕴结下焦。症见黄白带、赤白带（盆腔炎、
子宫内膜炎、子宫颈炎及一切下焦炎症）。

【用法】上药共研细末，炼蜜成 63 丸，此为 1 周量。也可
改成煎剂。

【来源】四川名老中医王渭川教授（卢祥之 . 名中医治病
绝招续编 . 第 1 版 . 北京：中国医药科技出版社，1989）。

二、宣明导水汤加味

【组成】黄芩 10 克　滑石块 10 克　大黄 10 克　牵牛 7 克
乌贼骨 10 克

【功效】苦寒清热，利湿止带。

【主治】湿热带下症。

【加减】尿少涩痛加木通、萹蓄；胁痛胀满加赤芍炭、生
牡蛎；腰痛酸沉加川牛膝。

【用法】水煎，每日 1 剂，分 2 次服。

【来源】北京名老中医冯济卿（王开明，等 . 北京市老中
医经验选编 . 第 2 集 . 第 1 版 . 北京：北京出版社，1986）。

三、完带汤加味

【组成】白术 15 克　白芍药 10 克　芥穗炭 5 克　山药 15

克 苍术 7 克 乌贼骨 15 克 陈皮 10 克 柴胡 1.5 克 甘草 7 克 车前子 10 克（包煎）

【功效】益气健脾，疏肝止带。

【主治】脾虚带下。

【加减】少腹痛加砂仁、炮姜；腰痛加杜仲、川续断。

【用法】水煎，每日 1 剂，分 2 次服。

【来源】同上

四、止带汤

【组成】桑螵蛸 9 克 海螵蛸 9 克 龙骨 9 克 生牡蛎 24 克 莲须 6 克 白果 10 个 菟丝子 9 克 桑寄生 30 克 薏苡仁 18 克 茯苓 12 克 川续断 12 克

【功效】固肾、利湿、收涩。

【主治】带下证。

【用法】水煎，每日 1 剂，分 2 次服。

【来源】河南名老中医孙一民主任医师［孙一民.临证医案医方（修订本）.第 1 版.河南：河南科技出版社，1985］。

五、盆腔炎内服方

【组成】鹿角片 10 克 大熟地 30 克 白芥子 6 克 川桂枝 10 克 炮姜 10 克 生黄芪 30 克 麻黄 5 克 昆布 15 克 海藻 15 克 皂角刺 6 克

【功效】温阳消结。

【主治】慢性盆腔炎，带下，证属阳虚寒凝者。

【用法】水煎，每日 1 剂，分 2 次服。

【来源】名老中医姚寓晨主任医师（卢祥之.名中医治病绝招.第 1 版.北京：中国医药科技出版社，1988）。

六、盆腔炎外敷方

【组成】透骨草 100 克　京三棱 12 克　白芷 10 克　花椒 10 克　路路通 15 克

【功效】散寒化瘀。

【主治】慢性盆腔炎，带下，证属阳虚寒凝者。

【用法】共研细末，装入布袋中，水浸后隔水蒸 30 分钟，敷于下腹部病侧，每次敷 20 分钟，15 天为 1 疗程，可连用 3 个疗程。

【注意】经期及皮肤过敏者勿用。

【来源】同上。

七、清带 I 号方△

【组成】金银花 30 克　连翘 30 克　红藤 30 克　败酱草 30 克　苡仁 30 克　丹皮 12 克　栀子 12 克　赤芍 12 克　桃仁 12 克　延胡索 10 克　川楝子 10 克　没药 10 克

【功效】清热解毒化瘀。

【主治】急性盆腔炎。症见：怕冷寒战，头痛乏力，白带多而臭，查血白细胞总数升高，中性增多。

【用法】水煎，每日 1 剂，分 2 次服。

【来源】贾河先.百病良方第 1 集（增订本）.第 3 版.重庆：科学技术文献出版社重庆分社，1989。

八、清带 II 号方△

【组成】三棱 10 克　莪术 10 克　丹参 30 克　赤芍 12 克　蒲公英 30 克　延胡索 10 克　丹皮 10 克　苡仁 30 克　败酱草 30 克　没药 10 克　红藤 30 克

【功效】清热解毒化瘀。

【主治】急性盆腔炎。症见：怕冷寒战，头痛乏力，白带多而实，下腹部痛甚至可摸到包块。

【用法】水煎，每日 1 剂，分 2 次服。

【来源】同上

九、止带Ⅰ号方[△]

【组成】蒲公英 30 克　三棱 10 克　皂角刺 10 克　桃仁 10 克　红花 10 克　乳香 10 克　没药 10 克　黄柏 15 克　白芷 12 克　延胡索 10 克　红藤 30 克

【功效】清热解毒，化瘀止痛。

【主治】慢性盆腔炎。症见下腹疼痛，白带增多，腰痛，月经失调，痛经。

【用法】水煎，每日 1 剂，分 2 次服。

【来源】同上

十、止带Ⅱ号方[△]

【组成】益母草 15 克　银花藤 30 克　赤芍 12 克　橘核 30 克　连翘 15 克　马鞭草 30 克　鸡血藤 30 克　紫花地丁 30 克　白花蛇舌草 30 克

【功效】解毒化瘀。

【主治】慢性盆腔炎，带下量多。

【用法】水煎，每日 1 剂，分 2 次服。

【来源】同上

十一、止带Ⅲ号方[△]

【组成】白花蛇舌草 30 克　蒲公英 30 克　野菊花 30 克　栀子 15 克　千里光 30 克　没药 15 克　延胡索 10 克

【功效】化瘀行气止痛。

【主治】慢性盆腔炎，带下量多。

【用法】上药共包入布袋中，蒸热后放在下腹部热敷，冷后即换，每次热敷 30 分钟，每日热敷一次，十次为一疗程。

【来源】同上

十二、止带Ⅳ号方△

【组成】羌活 30 克　花椒 10 克　独活 30 克　千年健 15 克　白芷 15 克　生川乌 20 克　艾叶 15 克　紫苏 10 克　石菖蒲 15 克

【功效】温经散寒。

【主治】慢性盆腔炎，带下量多。

【用法】以上药物共包入布袋中，蒸热后热敷，热敷部位及方法同上。

【来源】同上

十三、宫颈炎外洗方

【组成】千里光 50 克　虎杖 50 克

【主治】宫颈炎、宫颈糜烂。

【用法】加水 500 毫升，煎煮后过滤，待温度降至 35℃时，冲洗阴道。冲洗后将药球放入宫颈后穹窿部位，3~4 天取出（药球制法：蛇床子 10 克　枯矾 10 克　虎杖 10 克　冰片 3 克，共研细末，消毒纱布包好，扎成球状，留线可拖到阴道外）。放药一次不愈者，隔三天再放第二次，一般放药 2~3 次即愈。

【来源】贾河先. 百病良方. 第 1 集（增订本）. 第 3 版. 重庆：科学技术文献出版社重庆分社，1989。

十四、宫颈糜烂内治方

【组成】马齿苋 7 斤　甘草 1 斤

【主治】宫颈糜烂。

【用法】加水煎，去渣，药液浓缩至 300 毫升后，加淀粉 2000 克制成颗粒，口服，每次服 20 克，每日服 2 次。

【来源】同上

子 宫 脱 垂

子宫脱垂是指子宫从正常位置沿阴道下降，子宫颈下垂到坐骨棘水平以下，甚至脱出于阴道口外的妇科病证，祖国医学称为"阴挺"。

一、2 号调经合剂

【组成】党参 60 克　焦白术 9 克　炒升麻 24 克　仙鹤草 60 克　生黄芪 60 克　阿胶珠 9 克　夜交藤 60 克　桑寄生 15 克　菟丝子 15 克　血余炭 9 克　茯苓 9 克

【功用】升阳举陷。

【主治】崩下量多色红，子宫下垂，膀胱壁鼓出。

【用法】水煎，每日 1 剂，分 2 次服。

【来源】名老中医王渭川教授（卢祥之. 名中医治病绝招续编. 第 1 版. 北京：中国医药科技出版社，1989）。

二、子宫脱垂 1 号方

【组成】枳壳 30 克　菟丝子 15 克　棉花根 30 克　黄芪 3 克　升麻 6 克　柴胡 6 克　党参 30 克　白术 10 克　当归 12 克　陈皮 10 克　鳖头骨一个（醋炙）

【功效】收涩、举陷。

【主治】子宫脱垂。

【用法】水煎，每日 1 剂，分 2 次服。

【注意】若鳖头骨（甲鱼的头骨）不易找到，不用也可以。

【来源】贾河先. 百病良方. 第 1 集（增订本）. 第 3 版. 重庆：科学技术文献出版社重庆分社，1989。

三、子宫脱垂 2 号方

【组成】黄芪 24 克　麻黄 24 克　白芍 12 克　制草乌 8 克（先煎 2 小时）　制川乌 8 克（先煎 2 小时）　川芎 12 克　黄芩 12 克　生地 15 克　甘草 6 克　蜂蜜 60 毫升（冲服）

【功效】温阳散寒，升举阳气。

【主治】子宫脱垂。

【用法】水煎服，每日 1 剂，分 2 次服。4 剂为 1 疗程，如连服两个疗程（8 剂）仍无效，则改服其他方剂。

【来源】同上

四、子宫脱垂 3 号方

【组成】丝瓜络 60 克　白酒 1 斤

【主治】子宫脱垂。

【用法】将丝瓜络烧存性，研细，分成 14 包，备用。每天早晚饭前各服药 1 包，白酒 15 毫升送服。7 天为 1 疗程。间隔 5 天再行第 2 个疗程，也可连续服用，不间隔。

【来源】同上

五、子宫脱垂 4 号方

【组成】金樱子 10 斤

【主治】子宫脱垂。

【用法】冷水浸泡药 1 天，武火煮半小时，过滤取汁，再加水煎半小时，去渣，两次滤液合并，加热浓缩成 5000 毫升，备用。每日早晚各服 60 毫升，温开水送服。3 天为一疗程。间隔 3 天再连服 3 天。

【注意】服药期间个别患者可有便闭、腹痛等轻微反应，不需处理。

【来源】同上

六、宫脱外洗方[△]

【组成】蛇床子 30 克　枳壳 45 克　益母草 30 克　乌梅 30 克

【主治】子宫脱垂。

【用法】加水浓煎，熏洗或温浸局部，能使子宫逐渐缩小，易于纳入。

【来源】同上

七、升陷汤

【组成】柴胡、升麻各 15 克　黄芪 60 克　桔梗 20 克　知母 15 克　党参 60 克

【主治】子宫脱垂。

【用法】水煎，每日 1 剂，分 2 次服。

【来源】龚其恕．升陷汤治疗子宫脱垂四十例．浙江中医杂志，1985，4。

阴　　痒

妇人外阴及阴道瘙痒不堪，甚或疼痛难忍，或伴有带下增多等，称为阴痒。西医滴虫性阴道炎、霉菌性阴道炎及女阴白斑症等病均可参考下述治疗。

一、止痒合剂加减

【组成】生熟地各 10 克　天麦冬各 10 克　当归 10 克　赤白芍各 10 克　鸡血藤 15 克　首乌藤 15 克　黄芪 12 克　防风 10 克　刺蒺藜 15 克　苦参 10 克

【功效】养血润肤，疏风止痒。

【主治】女阴瘙痒，证属血虚风燥型。主症：皮肤干燥、脱屑，多见于老年人，冬春发病。

【用法】水煎，每日 1 剂，分 2 次服。

【来源】赵炳南，等. 简明中医皮肤病学. 第 1 版. 北京：中国展望出版社，1983。

二、全虫方加减

【组成】全蝎 6 克　皂角刺 6 克　刺蒺藜 15 克　苦参 10 克　白鲜皮 15 克　泽泻 10 克　当归 10 克　首乌藤 30 克　生地 15 克　生槐米 15 克

【功效】祛风利湿，养血润肤。

【主治】女阴瘙痒，证属风湿蕴阻型。主症：因经久搔抓皮肤继发感染或湿疹样变，多见于青壮年，夏秋季发病。

【用法】水煎，每日 1 剂，分 2 次服。

【来源】同上

三、当归拈痛汤加减

【组成】羌活　防风　升麻　葛根　党参　苦参　苍术白术　猪苓　泽泻　黄芩　知母　当归　茵陈　甘草　黄柏穿心莲　水芹菜　仙人掌

【功效】补气活血，燥湿清热，解毒杀虫。

【主治】阴痒。

【用法】水煎，每日 1 剂，分 2 次服。

【注意】上方随症加减。

【来源】凌缓百. 辨证治疗阴痒 520 例. 浙江中医杂志，1986，7。

四、苦参二黄汤

【组成】苦参、大黄、白芷、青蒿、艾叶各 20 克　黄连 10 克　桉树叶 30 克

【功效】清热解毒燥湿。

【主治】阴痒。内、外合用治疗 520 例，痊愈 480 例，1 年后追访未复发。

【用法】将药同清水 1500 毫升放入砂罐内，加盖煮沸 15 分钟后，将药液过滤装入小型保温瓶内，瓶口对准患处熏 15 分钟，然后取药液缓缓冲洗患处，用消毒纱布擦干，每日早晚各 1 次。

【来源】同上

五、苦参外洗方

【组成】苦参、白鲜皮、蛇床子各 30 克　冰片 3 克　防风 15 克　荆芥 10 克　花椒 20 克　透骨草 35 克

【功效】祛风清热，胜湿止痒。

【主治】阴痒。治 220 例，治愈 197 例，有效率 93.2%。

【加减】外阴溃烂者加明矾 30 克；带下多者加黄柏 20 克、乌贼骨 30 克；伴外阴部痛者加白芷 15 克。

【用法】上药除冰片外，煎取药液，再入冰片 1.5 克，乘热外熏外阴 10~20 分钟，待药液稍凉后，徐徐洗涤患处，每日 1 剂，早晚各 1 次。

【来源】彭云辉. 苦参外洗方治疗阴痒 220 例. 浙江中医

杂志，1986，7。

六、苍银汤△

【组成】苍术 12 克　黄柏 12 克　川牛膝 12 克　白芷 10 克　苦参 20 克　赤芍 10 克　土茯苓 30 克　银花 30 克（无银花，可用银花藤 60 克代替）

【功效】清热燥湿解毒。

【主治】女阴瘙痒症，湿热下注型：阴痒甚则疼痛，带下多色黄如脓或呈泡沫状，心烦少寐，口苦而腻等。

【用法】水煎，每日 1 剂，煎 2 次分服。

【来源】贾河先，等．百病良方．第 1 集（增订本）．第 3 版．重庆：科学技术文献出版社重庆分社，1989。

七、归莲汤△

【组成】当归 15 克　白芍 15 克　生地 12 克　荆芥 12 克　防风 12 克　白花蛇舌草 30 克　半枝莲 30 克　半边莲 30 克

【功效】养血息风，燥湿解毒。

【主治】女阴瘙痒症，湿热下注型。

【用法】水煎，每日 1 剂，分 2 次服。

【来源】同上

八、外用 I 号方△

【组成】苍耳子 60 克　千里光 60 克

【主治】女阴瘙痒症，湿热下注型。

【用法】煎汤坐浴，每日 1~2 次。

【来源】同上

九、外用 II 号方△

【组成】枯矾 30 克　花椒 10 克　土槿皮 20 克

【主治】女阴痛痒症，湿热下注型。

【用法】煎汤熏洗，每日 1~2 次。

【来源】同上。

十、地柏汤△

【组成】生地 20 克　泽泻 10 克　丹皮 10 克　山茱萸 10 克　山药 30 克　茯苓 10 克　知母 10 克　黄柏 10 克

【功效】滋阴补肾。

【主治】女阴瘙痒症，肝肾阴虚型：阴部干涩灼热或瘙痒，五心烦热，时有烘热汗出，口干，耳鸣，腰酸，舌质红，少苔，脉细数。

【用法】水煎，每日 1 剂，分 2 次服。

【来源】同上

十一、外用Ⅲ号方△

【组成】杏仁 50 个　枯矾末 3 克　硫黄末 3 克　雄黄末 1.5 克　白及末适量

【功效】解毒燥湿。

【主治】女阴痉痒症。

【用法】杏仁捣泥，加入硫黄、枯矾、白及末水泛为丸，雄黄末为衣，调糊外搽。

【来源】同上。

子 宫 出 血

子宫出血是指由于内分泌失调所引起的子宫内膜异常出血，又称功能失调性子宫出血，简称功血。本病多发生在青春期及更年期，特点是月经周期紊乱，经期延长，经血量增多等。与祖国医学的"月经过多"、"月经先后不定期"、"崩漏"相吻合。

一、刘氏三炭

【组成】蒲黄炭　五灵脂炭　荆芥炭

【主治】子宫出血，或恶性肿瘤出血不止等诸血症。

【用法】水煎服。

【注意】用归脾汤加上述三炭，临床运用确有其效。

【来源】刘炳凡验方（卢祥之．名中医治病绝招．第1版．北京：中国医药科技出版社，1988。

二、宫血方

【组成】生地9~15克　白芍9~15克　女贞子12克　旱莲草12克　蒲黄9克　小蓟12克　槐花12克　地榆9克茜草炭12克

【功效】调摄冲任，益肾止血。

【主治】子宫出血。

【加减】出血过多，气随血脱，加党参12克，白术9克；兼有少腹不适，加木香9克，元胡12克，小茴香1.5克；漏下日久，可加归脾丸12克。

【来源】陈泽霖，等．名医特色经验精华．第1版．上海：上海中医学院出版社，1987。

三、补肾止崩汤

【组成】补骨脂15克　鹿角胶10克（烊化）　龟板15克黄芪30克　当归10克　地榆30克　马齿苋30克

【功效】固肾益气摄血。

【主治】功能性子宫出血。

【用法】每天 1 剂，煎二遍和匀，日 3 次分服。

【加减】服药后仍出血不减者加三七粉 6 克，分 3 次冲服，出血过多，气随血脱，头晕气短，舌淡脉芤或弱而数者，加生晒参 10 克，另煎兑服。

【来源】陈树森．陈树森医疗经验集萃．第 1 版．北京：人民军医出版社，1989。

妊 娠 呕 吐

妊娠呕吐又称恶阻，是指妊娠早期出现恶心、呕吐、头晕厌食，甚或食入即出者，祖国医学文献里又称"子病"、"病儿"、"食病"、"阻病"等等，认为主要是由胃失和降，冲脉之气上冲所致。

一、芫荽熏气治恶阻

【组成】鲜芫荽 1 把　苏叶 3 克　藿香 3 克　陈皮 6 克
砂仁 6 克

【制法】上药煮沸后倒在壶内，壶嘴对准患者的鼻孔，令其吸气。每次数分钟，一天熏数次。

【功效】宽胸和胃，定逆顺气，悦醒脾胃。

【主治】妊娠呕吐。

【来源】名老中医朱小南方（卢祥之．名医治病绝招．第 1 版．北京：中国医药科技出版社，1988）。

二、龚氏止吐方[△]

【组成】南沙参 15 克　炒白术 12 克　茯苓 12 克　法半夏
10 克　干姜 6 克　陈皮 12 克　黄芩 6 克　黄连 3 克　伏龙肝
60 克　生姜 10 克　甘草 3 克

【功效】健脾和胃，镇逆止呕。

【主治】妊娠呕吐。

【加减】呕吐甚者加竹茹 10 克　广木香 10 克　黄连加至 6 克；如平素体弱，食欲不振者去南沙参，加党参 12 克　黄连减为 1.5 克

【来源】龚子贤．龚子贤临床经验集．第 1 版．北京：人民卫生出版社，1984。

三、钱氏止吐方[△]

【组成】党参 3 克　干姜 3 克　清半夏 3 克

【制法】共研细末，早晚各服 1.5 克，服前再加生姜汁四滴，调和后服。

【功效】益气温中，化痰止呕。

【主治】妊娠呕吐。

【来源】著名妇科专家钱伯煊验方（余瀛鳌．现代名医类案选．第 1 版．北京：人民卫生出版社，1983）。

四、刘氏止吐方[△]

【组成】藿香 9 克　苏梗 6 克　陈皮 6 克　砂仁 4.5 克半夏 6 克　白术 9 克　木香 3 克　生姜汁 20 滴

【功效】健脾和胃，降逆止呕。

【主治】妊娠呕吐。

【来源】著名妇科专家刘奉五方（余瀛鳌．现代名医类案选．第 1 版．北京：人民卫生出版社，1983）。

五、竹茹麦冬汤

【组成】竹茹 5 克　麦冬 6 克　砂仁 2 克　淮山药 9 克藿香 5 克　茯苓 9 克　白芍 9 克　扁豆 9 克　公丁香 1 克　冬

瓜仁 9 克　丝瓜络 3 克　甘草 3 克

【功效】疏肝和胃。

【主治】妊娠呕吐。

【用法】另取灶心土 60 克，开水泡化，用澄清的水煎药。

【来源】王渭川．王渭川妇科治疗经验．第 1 版．成都：
四川人民出版社，1981。

六、加味半夏汤

【组成】制半夏 15 克　灶心土 30 克　煨姜 10 克

【功效】温中健胃，降逆止呕。

【主治】妊娠呕吐。

【用法】每天 1 剂，先将灶心土煎汤澄清去渣取水煎药，
一日 3 次，食前服。

【来源】陈树森．陈树森医疗经验集萃．第 1 版．北京：
人民军医出版社，1989。

先 兆 流 产

先兆流产是指怀孕以后，阴道内不时少量的下血，或时下
时止，或淋漓不断，伴有腰酸下坠或腹胀等症。祖国医学称无
腰酸，腹痛，小腹坠胀等现象者为"胎漏"、"漏胎"。先感胎
动下坠，继而有轻微的腰酸腹胀，或阴道有少许出血者为
"胎动不安"。认为多由冲任不固，不能摄血所致。

一、清热安胎饮

【组成】山药 15 克　石莲子 9 克　黄芩 9 克　川连 9 克
椿根白皮 9 克　侧柏炭 9 克　阿胶 15 克（烊化）

【功效】健脾补肾，清热安胎。

【主治】妊娠初期胎漏下血，腰酸，腹痛，属于胎热者。

【用法】水煎服，每日 1 剂，分 2 次服。

【来源】全国著名妇科专家刘奉五验方（北京中医医院．刘奉五妇科经验．第 1 版．北京：人民卫生出版社，1977）。

二、补肾固胎散

【组成】寄生 45 克　川断 45 克　阿胶 45 克　菟丝子 45 克　椿根皮 15 克

【制法】共研细末。

【功效】补肾安胎。

【主治】习惯性流产属肾虚者。

【用法】每服 9 克，每月逢 1.2.3 日；11.12.13 日；21.22.23 日各服 1 次。

【来源】全国著名妇科专家刘奉五验方（北京中医医院．刘奉五妇科经验．第 1 版．北京：人民卫生出版社，1977）。

三、王氏验方 △

【组成】潞党参 30 克　白术 10 克　茯神 12 克　菟丝子 10 克　阿胶 10 克　半夏 10 克　厚朴 6 克　仙鹤草 10 克　制香附 10 克　杜仲 10 克　焦艾叶 10 克　生黄芪 60 克　广藿香 6 克　炒升麻 20 克

【功效】益气化痰，止血安胎。

【主治】先兆流产。

【用法】嘱平卧，1 日 1 剂，连服 1 周。

【来源】王渭川．王渭川妇科治疗经验．第 1 版．成都：四川人民出版社，1981。

四、保胎正产方

【组成】人参 60 克　白术 300 克　黄芪 180 克　茯苓 60

克 炙草60克 大熟地90克 当归身60克 阿胶60克 炒
川断60克 炒杜仲90克 菟丝子90克 山萸肉90克 寄生
120克 淮山药90克 苎麻根30克 桑螵蛸30克 海螵蛸
60克 条黄芩240克 栀子90克 蚕茧炒黄60克

【制法】以上各药共研细末，大红枣2斤，煮熟后去皮
核，连浓汁和枣肉捣，同药末为小丸，每日早晚各服6克，白
开水送下。

【主治】习惯性流产。

【来源】袁海峰．施今墨对妇科病治法举隅．浙江中医学
院学报．1986（3）。

五、加味胶艾四物汤

【组成】党参15克 生黄芪24克 干地黄12克 炒当归
9克 炒川芎4.5克 白芍9克 阿胶珠9克 焦艾叶9克
川断12克 炒白术9克 茯苓9克 炙甘草3克

【功效】益气止血安胎。

【主治】先兆流产。

【用法】水煎服，每日1剂，分2次服。

【来源】著名老中医柯与参方（甘肃新医药学研究所．柯
与参医疗经验荟萃．第1版．兰州：甘肃人民出版社，1984）。

六、保胎 I 号

【组成】川断150克 寄生150克（盐水炒） 当归100
克 炒黄芩100克 白术150克

【制法】研细末，水泛为丸，如黄豆大。

【主治】妊娠早期，胎动不安，腰酸腿软，下腹坠胀或多
次流产者。

【加减】气虚者加党参100克，血虚者加阿胶150克。

【用法】每服 6~10 克，日 2~3 次，可连服 1~3 个月。

【来源】陈树森. 陈树森医疗经验集萃. 第 1 版. 北京：人民军医出版社，1989。

七、保胎 II 号

【组成】川断 15 克　寄生 15 克　阿胶 15 克　苎麻根 15 克　黄芪 30 克　当归 10 克　艾叶炭 6 克

【功效】益肾固冲。

【主治】妊娠早期，下腹坠胀或隐隐作痛，阴道小量流血，腰膝酸软，舌淡苔白脉沉弱，肾气不足，气血虚弱者。

【用法】每日 1 剂，水煎服。

【来源】陈树森. 陈树森医疗经验集萃. 第 1 版. 北京：人民军医出版社，1989。

八、健脾固肾方△

【组成】潞党参、生黄芪、仙鹤草各 60 克　炒白术、阿胶珠、地榆炭各 9 克　桑寄生、菟丝子各 15 克　五味子、血余炭各 12 克　煅牡蛎 24 克

【功效】健脾固肾止血。

【主治】先兆流产。

【来源】全国著名妇科专家王渭川（黄文东. 著名中医学家的学术经验. 第 1 版. 长沙：湖南科学技术出版社，1981）。

九、漏胎方△

【组成】黄芪　当归身　生地　焦白术　阿胶　杜仲　川断　桑寄生　藕节炭

【功效】益气补肾固冲。

【主治】胎漏。

【用法】水煎服。

【加减】气虚加太子参，生地改为熟地，脾虚纳呆加茯苓、陈皮，阴虚火旺加黄芩、侧柏叶；流血加地榆、仙鹤草。

【来源】段洪光．临证秘津．第 1 版．上海：上海中医学院出版社，1989。

盆　腔　炎

盆腔炎是指各种病原菌侵入内生殖器官所致的炎症，包括子宫炎、输卵管卵巢炎、盆腔结缔组织炎及盆腔腹膜炎，病原菌主要为各种化脓菌，有急性盆腔炎和慢性盆腔炎两种，相当于祖国医学的"带下病"、"阴痒"等病。

一、加减银甲丸

【组成】银花、连翘、升麻各 15 克　红藤、生鳖甲各 30克　生蒲黄、川楝子、琥珀末、茵陈、桔梗各 12 克　党参、黄芪、茯苓、益母草、寄生、菟丝子各 15 克

【功效】清热化湿，益气活血。

【主治】慢性盆腔炎。

【来源】成都中医学院附属医院妇科主任王渭川验方（黄文东．著名中医学家的学术经验．第 1 版．长沙：湖南科学技术出版社，1981）。

二、清热解毒汤

【组成】连翘 15 克　银花 15 克　蒲公英 15 克　地丁 15克　黄芩 9 克　瞿麦 12 克　萹蓄 12 克　车前子（包）9 克丹皮 9 克　赤芍 6 克　地骨皮 9 克　冬瓜子 30 克

【功效】清热解毒，利湿活血，消肿止痛。

【主治】急慢性盆腔炎属于湿毒热盛者。

【用法】水煎服。

【来源】全国著名妇科专家刘奉五验方（北京中医医院.刘奉五妇科经验. 第 1 版. 北京：人民卫生出版社，1977）。

三、暖宫定痛汤

【组成】橘核 9 克　荔枝核 9 克　小茴香 9 克　胡芦巴 9 克　元胡 9 克　五灵脂 9 克　川楝子 9 克　制香附 9 克　乌药 9 克

【功效】疏散寒湿，温暖胞宫，行气活血，化瘀止痛。

【主治】慢性盆腔炎，属于下焦寒湿，气血凝结者。或用于宫冷不孕等证。

【用法】水煎服，每日 1 剂，分 2 次服。

【来源】全国著名的妇科专家刘奉五方（北京中医医院.刘奉五妇科经验. 第 1 版. 北京；人民卫生出版社，1977）。

四、疏气定痛汤

【组成】制香附 9 克　川楝子 9 克　元胡 9 克　五灵脂 9 克　没药 3 克　枳壳 4.5 克　木香 4.5 克　当归 9 克　乌药 9 克

【功效】行气活血，化瘀止痛。

【主治】慢性盆腔炎腰腹疼痛属于气滞血瘀者。

【用法】水煎服，每日 1 剂，分 2 次服。

【来源】全国著名妇科专家刘奉五验方（北京中医医院.刘奉五妇科经验. 第 1 版. 北京：人民卫生出版社，1977）。

五、姚氏盆腔炎方△

1. 外敷方

【组成】透骨草 100 克　京三棱 12 克　白芷、花椒各 10 克　路路通 15 克

【功效】温阳消结。

【主治】盆腔炎。

【用法】研成粗末，装入布袋中，水浸后隔水蒸 30 分钟，敷于下腹部病侧，每次敷 20 分钟，15 天为一疗程，可连用 3 个疗程。

【注意】经期及皮肤过敏者勿用。

2. 内服方

【组成】鹿角片 10 克　大熟地 30 克　白芥子 6 克　川桂枝、炮姜各 10 克　生黄芪 30 克　麻黄 5 克　昆布、海藻各 15 克　皂角刺 6 克

【功效】温阳散结。

【主治】慢性盆腔炎。

【用法】水煎服，每日 1 剂，分 2 次服。

【来源】姚寓晨. 外敷内服治慢性盆腔炎（卢祥之. 名中医治病绝招. 第 1 版. 北京：中国医药科技出版社，1988）。

六、朱氏外敷方△

【组成】川椒 12 克　大茴香 12 克　乳没各 9 克　降香末 12 克

【功效】温里散结。

【主治】慢性盆腔炎有包块者。

【用法】共研细末，以面粉三匙，好高粱酒少许，调敷患处，再以热水袋温熨包块部位，每日 2 次，效果极佳。

【来源】全国著名妇科专家朱小南教授（黄文东. 著名中医学家的学术经验. 第 1 版. 长沙：湖南科学技术出版社，1981）。

缺　　乳

　　缺乳是指产后乳汁分泌不足，甚或全无者，亦称乳汁不足。祖国医学认为多由产后体虚、气血生化之源不足或肝郁气滞、乳汁受阻所致。

一、王氏通乳方△

　　【组成】沙参12克　细生地12克　生三七3克　鸡内金10克　胎盘粉10克　炒川楝10克　生白芍10克　阿胶10克　川贝10克　夏枯草10克　水蛭6克　地鳖虫10克　夜交藤60克　王不留行24克　生蒲黄10克　茜草10克　蚕蛹20只

　　【功效】养肝肾，通乳汁。

　　【用法】每日1剂，水煎服。

　　【来源】王渭川，王渭川妇科治疗经验．第1版．成都：四川人民出版社，1981。

二、涌泉汤

　　【组成】黄芪20克　当归10克　熟地15克　漏芦10克　王不留行10克　猪蹄1个

　　【制法与用法】药煎两遍去渣及浮油，再放入猪蹄浓煎，分3次早中晚喝汤及吃猪蹄。

　　【功效】益气化郁通乳。

　　【主治】产后乳汁分泌不足者。

　　【如减】脾虚气弱，胃阳不振，神疲乏力者加党参10克白术10克。

　　【来源】陈树森．陈树森医疗经验集萃．第1版．北京：人民军医出版社，1989。

三、刘氏下乳方[△]

【组成】四叶党参30克

【主治】产后缺乳。

【服法】水煎服。

【来源】全国著名中医妇科专家刘奉五方（北京中医医院．刘奉五妇科经验．第1版．北京：人民卫生出版社，1977）。

四、缺乳秘方[△]

【组成】当归15克　黄芪15克　白芷9克

【服法】和猪蹄煮熟食，食后俯卧。

【组成】知母、贝母、花粉、乳香、半夏、白及、山甲各3克　皂刺1个　银花3克　百部6克　黑芝麻15克

【服法】水煎去渣后，兑入黄酒30克，作一次服。

【组成】鲜虾250克　黄酒60ml

【制法与服法】将鲜虾洗净捣烂，用纱布包拧取汁加热煮沸，兑黄酒热服。

【来源】李德新，等．祖传秘方大全．第1版．北京：北京科学技术出版社，1990。

附：回乳方[△]

【组成】焦麦芽30克　红花6克　桃仁6克　泽兰6克　怀牛膝9克　当归6克　赤芍9克　川芎3克

【用法】水煎服。

【疗效】有特效，一药即止痛回乳。

【组成】归尾　红花各9克　赤芍、牛膝各6克

【用法】水煎空腹服，一般1~2剂即回乳。

【来源】李德新，等．祖传秘方大全．第1版．北京：北

京科学技术出版社, 1990。

胎 位 不 正

一、胎位下垂方

【组成】野山参　黄芪　白芍　山萸肉　菟丝子　覆盆子
焦白术　生熟地　升麻　苎麻根　炙甘草

【主治】胎位下垂。

【来源】段洪光. 临证秘津. 第 1 版. 上海：上海中医学
院出版社, 1989。

二、胎位不正秘方

1. 方一

【组成】升麻 3 克　熟附子 3 克　归身 30 克　石柱参 6 克
（滚开水冲, 如没有可用党参 30 克代之）

【服法】水一碗半煎至一碗, 入归身煎二分钟取出, 冲参
水一次服

【疗效】服药后 30 分钟胎儿即下, 此方治验多人, 治愈
率达 100%。

2. 方二

【组成】升麻 9 克　党参 3 克

【服法】水煎服, 每日 1 剂, 连服 5 剂。

【注意】妊娠中毒症, 高血压慎用。

【来源】李德新, 等. 祖传秘方大全. 第 1 版. 北京：北
京科技出版社, 1990。

阴 道 炎

阴道炎方

【组成】雄黄 1 克 生烟叶 2 克 明矾少许 鲜猪肝 100 克

【制法】先将雄黄等三味药共研细末，肝切成三角形，用缝衣针在肝上扎些小孔，把药末撒在小孔内，晚上塞阴道内，早上取出。

【主治】滴虫性阴道炎。

【来源】段洪光．临证秘津．第 1 版．上海：上海中医学院出版社，1989。

第五章　儿　科

小 儿 感 冒

感冒是小儿时期最常见的疾病之一，乃由外感时邪所致，临床以发热、怕冷、鼻塞、流涕、咳嗽、头痛、身痛为主证，俗称"伤风"。一年四季均可发生，冬春二季发病率较高。包括现代医学的上呼吸道感染和流行性感冒等。

一、清解丹

【组成】银花 90 克　蔓荆子 60 克　薄荷 24 克　半夏 30 克　生石膏 150 克　橘红 60 克　浮萍 30 克　生地 90 克　天竺黄 60 克　杏仁 60 克　大黄 90 克　杭菊 90 克

【功效】解表，清热，止咳，清痰，化滞。

【主治】小儿感冒发烧，停食停奶，便秘，恶心，头痛咳嗽，惊搐烦急，水痘和风疹等。

【用法】上药共轧细面，兑研冰片 3 克，炼蜜为丸，丸重 3 克。周岁左右服 1 丸，2 岁以上服 1 丸半，5 岁以上每次服 2 丸，日服 2 次，白开水送下。

【来源】全国著名老中医赵心波教授（中医研究院西苑医院儿科．赵心波儿科临床经验选编．第 1 版．北京：人民卫生出版社，1979）。

二、梁氏外感发烧方[△]

【组成】鲜芦根　薄荷　银花　连翘　桑叶　焦曲　板蓝根　杏仁

【功效】辛凉解表。

【主治】外感发烧。

【加减】如感受寒凉者，可选加苏梗、粉葛根、麻黄、生姜；如感受风热者，加荆芥；如有伏邪者，加豆豉、黄芩；兼有咽痛选加山豆根、射干、牛蒡子、金果榄；感受时邪加大青叶、佩兰、藿香；胃热盛加川连或马尾连、生石膏。食滞重再加鸡内金或焦谷稻芽；痰盛加胆星、天竺黄、竹茹；湿痰盛加法半夏、陈皮或橘红；惊悸加莲子心、菖蒲、天竺黄；兼有抽搐再加钩藤、薄荷、全蝎；有温毒作肿者，选加公英、地丁、赤芍、花粉、草河车、生甘草；表解后，仍有时作烧，里热仍盛，可加大黄下之，热即解；病后阴虚，午后低热可选用玄参、花粉、石斛、生地、麦冬。

【注意】嘱家长避风慎口，忌食生冷酸涩、油腻、不易消化等食物。

【来源】北京名老中医梁宗翰（杨淑勤，等．北京市老中医经验选编．第1版．北京出版社，1980）。

三、荆防葱豉汤

【组成】荆芥6克　防风6克　苏叶6克　羌活3克　白芷3克　淡豆豉6克　薄荷3克　黄芩6克　淡竹叶6克　葱白二节

【功效】驱寒解表，祛风散热。

【主治】外感风寒。症见无汗，头痛，周身痛，恶寒，口不甚渴，小便清长，手足末梢微冷，脉浮紧。

【加减】咽部红肿，加板蓝根9克、锦灯笼6克；如伴有消化不良的夹食感冒，加枳壳6克、焦三仙（神曲、麦芽、山楂）各6克。

【来源】北京著名中医专家王伯岳研究员（王伯岳．中医儿科临床浅解．第1版．北京：人民卫生出版社，1976）。

四、银菊解毒汤

【组成】金银花9克　菊花9克　薄荷3克　荆芥6克　羌活6克　黄芩6克　连翘9克　山栀子6克　板蓝根9克　蒲公英9克　甘草3克

【功效】疏风宣肺，清热解毒。

【主治】流行性感冒。症见：高热，寒战，头痛较剧，周身酸痛，咽部红肿疼痛，疲倦，口渴，脉浮数，舌苔微黄。

【加减】口渴、多汗，加生石膏9克、知母6克，去荆芥；惊掣不安，加钩藤6克、蝉蜕3克。

【来源】同方三。

五、湿热夹滞外感方△

【组成】藿香10克　薄荷2.4克　滑石10克　川连1.2克　黄芩6克　银花10克　苏叶3克　炒麦芽6克　枳壳6克　车前草6克

【功效】逐湿解表，化滞清热。

【主治】夹湿停滞复感外邪，湿热内蕴症见发热不退，大便频泻，精神委靡，多数舌苔黄腻，亦有舌苔薄白者，脉象以浮滑为主。

【来源】著名儿科专家赵心波教授（中医研究院西苑医院儿科．赵心波儿科临床经验选编．第1版．北京：人民卫生，1979）。

六、马氏感冒方[△]

【组成】银花6克 连翘6克 甘菊花6克 冬桑叶6克 杏仁6克 前胡6克 炒牛蒡子6克 玄参6克 大青叶9克 薄荷4.5克 桔梗3克 甘草3克

1~3岁小儿量。

【功效】辛凉解表,宣通肺气。

【主治】小儿感冒,症见:发热微汗,鼻塞流涕,咽红咳嗽,舌苔薄黄,脉浮数等,属风热感冒者。

【加减】若感冒身热不退,可加柴胡4克,葛根9克;若见身热无汗恶寒、鼻流清涕之风寒感冒,可去银花、连翘、玄参、加荆芥、防风各4克,苏叶、淡豆豉各6克。

【来源】浙江儿科专家马莲湘教授〔盛丽先.马莲湘儿科临床基本方选.浙江中医学院学报,1988,12(6)〕。

七、清热饮

【组成】青黛3克 天竺黄6克 藿香9克 寒水石12克

【主治】小儿感冒发烧,以及原因不明的发热。

【加减】咳嗽者加乌梅9克;久热者加生地9克、地骨皮9克。

【来源】北京著名儿科专家王鹏飞(北京儿童医院.王鹏飞儿科临床经验选.第1版.北京出版社,1981)。

八、小儿退热方

【组成】柴胡 黄芩 桔梗 连翘 赤芍 薄荷 枳壳 竹叶 僵蚕 甘草

【功效】泻肝火清肺热以透表,佐以消食化滞。

【加减】咽部红肿疼痛加蚤休、板蓝根;喘咳加桑叶、杏

仁；舌苔垢腻加厚朴、槟榔；舌红口干者加沙参；大便不通者
加大黄。

【主治】感冒发热。本方观察 45 例，服 1 剂热退者 20 例，
服 2 剂热退者 17 例，改用其他药者 8 例，总有效率达 82.2%。

【来源】名中医陈洛书老医生家传秘方［周嫦昆．小儿退
热方．新中医，1990，22（7）］。

九、儿咳清肺饮

【组成】鲜芦根 90 克　生石膏、车前子、枇杷叶各 30 克
桔梗、生甘草、光杏仁、制天虫、净连翘、浙贝、陈皮各
10 克

【主治】小儿外感咳嗽。

【用法】将上药煎煮并浓缩至 250 毫升（瓶）备用。日服
3 次。1~2 岁每瓶服 3~4 天；3~4 岁每瓶服 2.5~3 天；5~6
岁每瓶服 2~2.5 天；7 岁以上 2 天服完。3 天为 1 个疗程，观
察 1~3 个疗程。

【来源】杭州市上城区红十字会医院褚东宁［褚东宁．儿
咳清肺饮治疗小儿外感咳嗽 500 例．浙江中医学院学报，
1988，12（6）］。

小 儿 肺 炎

　　肺炎，为小儿常见病。一年四季皆可发生，尤以冬春季节
为多见，婴幼儿发病率高，较大儿童次之。临床以发热咳嗽、
呼吸急促、喘憋鼻煽为主要症状。多发生于先天不足或后天失
调之患儿，如软骨病、营养不良或继发于其他疾病的过程中。
中医见于外感咳喘、肺热喘嗽、喘证，马脾风、风温、惊风
等门。

一、麻杏石甘汤加味第一方

【组成】炙麻黄 3 克　苦杏仁 6 克　生石膏 12 克　黄芩 6 克　金银花 6 克　连翘 6 克　板蓝根 9 克　甘草 3 克　淡竹叶 6 克

【功效】辛凉解表，清热开肺。

【主治】发热，咳嗽有痰，烦躁不安，面赤唇红，无汗或微汗，舌苔薄白，脉浮数（相当于轻型）。

【加减】汗多，加薄荷 3 克、桑叶 6 克，去麻黄。咳甚，加前胡 6 克、枇杷叶 6 克。喘甚，加葶苈子 6 克、莱菔子 6 克。热甚，加知母 6 克、山栀子 6 克。

【来源】北京名中医王伯岳研究员（王伯岳．中医儿科临床浅解．第 1 版．北京：人民卫生出版社，1976）。

二、麻杏石甘汤加味第二方

【组成】炙麻黄 6 克　苦杏仁 9 克　生石膏 18 克　连翘 9 克　板蓝根 9 克　知母 9 克　山栀子 9 克　鱼腥草 9 克　黄芩 9 克　甘草 3 克

【功效】辛凉泄热，涤痰定喘。

【主治】高热不退，汗出，口干，烦躁不安，痰鸣，喘憋，颜面苍白，唇红，苔黄舌燥少津，脉急数（相当于重型）。

【加减】喘甚、痰多，加紫苏子 6 克、葶苈子 6 克。口渴喜饮，加天花粉 9 克、玉竹 9 克。大便干燥、腹胀满，加熟大黄 6 克、枳实 6 克。

【来源】同方一。

三、除痰化风丹

【组成】天竺黄30克　胆星15克　僵蚕15克　橘红15克　半夏12克　全蝎12克　甘草6克　大黄6克　寒水石30克　朱砂6克　冰片0.6克　牛黄0.6克

【功效】豁痰，清热，肃肺，祛风。

【主治】痰壅咳嗽，烦急，气粗，微烧，倦怠，睡眠不安。

【用法】上药共研细面，拌匀，炼蜜为丸，每丸重1.5克。1个月至3个月小儿，每服半丸，日服2次。

【来源】北京名中医赵心波（中医研究院西苑医院儿科.赵心波儿科临床经验选编.除痰化风丹.第1版.北京：人民卫生出版社，1979）。

四、葶苈五子汤

【组成】葶苈子3克　牛蒡子6克　炙苏子4.5克　炒杏仁6克　莱菔子6克　川贝母4.5克　炙橘红6克　大枣5枚（去核）

【功效】化痰，定喘，降气止咳。

【主治】小儿肺炎（病毒性肺炎）。症见痰鸣，喘咳，腹胀。

【用法】上药研粗末（不研末亦可），水煎约至60毫升，分3次温服，每日1剂。

【注意】此为1岁小儿用量。

【来源】河南名老中医孙一民主任医师（孙一民.临证医案医方.第1版.河南：河南科学技术出版社，1985）。

五、麻石加味汤

【组成】麻黄 1 克　生石膏 9 克（先煎）　杏仁 4.5 克
甘草 1.5 克　牛蒡子 6 克　炙化橘红 6 克　川贝母 3 克

【功效】清热解表，化痰定喘。

【主治】小儿细菌性肺炎。症见高热喘促，咳嗽痰鸣，烦
躁不安。

【注意】以上为 3 岁儿童用量。

【来源】同方四。

六、苦降辛开方

【组成】黄连 1 克（或用马尾连 3 克）黄芩 10 克　干姜 1
克　半夏 3 克　枳壳 5 克　川郁金 5 克　莱菔子 3 克

【主治】小儿肺炎，发热较高，喉中痰鸣，咳逆喘急泛
吐，胸闷胀满，舌苔白腻，脉象弦滑。证属热毒壅盛，痰闭
肺窍。

【注意】只有出现咳逆痰壅泛吐，胸满腹胀，舌苔白腻，
脉象弦滑，属于痰热内羁的指征才可应用。如果喘咳痰鸣，面
色青紫，泛吐痰沫，脉象沉细，则属虚痰上泛，治当温振胃
阳、化痰除饮，那就不适于辛苦通降了。

【来源】全国著名老中医刘弼臣教授［刘弼臣．苦降辛开
方治疗小儿肺炎．北京中医学院学报，1986，9（5）1］。

七、鱼蛤石花汤

【组成】生石膏 30 克　鱼腥草 15 克　双花 15 克　海蛤粉
10 克　北沙参 10 克　杏仁 10 克　前胡 10 克　川贝母 6 克
木蝴蝶 6 克　橘红 6 克

【功效】清热宣肺，化痰止咳。

【主治】小儿咳嗽，实热哮喘，肺炎，尤其是病毒性肺炎疗效更佳。但虚寒证禁用。

【用法】水煎服。

【来源】河南名中医马荫笃副主任医师（马荫笃. 中国中医药报. 第 3 版. 1990 年 8 月 27 日）。

八、周氏验方一△

【组成】薄荷 4.6 克　生甘草 3 克　钩藤 6 克　杏仁 4.6 克　生石膏 18 克　麻黄 0.6 克　黄芩 3 克　青蒿 6 克　地骨皮 9 克　知母 3 克　桑皮 6 克　苏子 4.6 克　葶苈子 6 克　瓜蒌 3 克　炒莱菔子 3 克　菊花 9 克　救急散 0.6 克（分两次冲服）

【功效】表里双解，泻肺平喘。

【主治】肺炎初期，既有表证，又有里热者。症见发热初起，面赤、清涕、咳喘痰鸣、鼻煽发憋、口渴、便干、尿少而黄、心烦不安、舌苔薄白、舌质红、脉浮滑数。

【加减】热高惊悸或毒热壅盛者，加羚羊角粉 0.3 克；夜热重者，加丹皮 6 克；喘憋重者，加紫菀 6 克；鼻衄，加白头翁 9 克；呕吐，加杷叶 12 克；腹泻，减杏仁、黄芩、知母、瓜蒌，加白术 6 克，山药 12 克、扁豆 15 克，泻轻可不减药，另加生山药 15 克至 30 克水煎代饮。

【来源】北京名老中医周慕新（赵玉贤. 周慕新医生临床经验. 北京市老中医经验选编. 第 1 版. 北京出版社，1980）。

九、周氏验方二△

【组成】桑叶 9 克　青蒿 9 克　鳖甲 9 克　丹皮 6 克　生地 6 克　知母 3 克　赤芍 6 克　桑皮 6 克　地骨皮 9 克　苏子 4.6 克　葶苈子 6 克　瓜蒌仁 1.5 克　生石膏 18 克　炒莱菔子

3 克　紫雪散 0.6 克（分 2 次冲服）

【功效】养阴清热，泻肺平喘。

【主治】肺炎高热 4~5 天以上，夜间热重，热入营血或气营同病。主证午后发热或夜热早凉，烦热不寐，咳嗽气喘，鼻煽发憋，或汗出口渴，苔黄、舌质红，脉细数。

【加减】热高欲痉或毒热壅盛者，加羚羊粉 0.6 克；高热不退者，加玄参 9 克、生牡蛎 9 克、石斛 12 克、黄柏 3 克；发热日久者，可加龟板 12 克；心烦不眠者，加胡连 3 克、朱砂面 0.6 克；舌苔黄厚者，加黄芩 3 克，口渴者加花粉 9 克。

【来源】同上。

十、周氏验方三[△]

【组成】杏仁 6 克　桑皮 6 克　地骨皮 9 克　苏子 6 克　葶苈子 6 克　炒莱菔子 3 克　黄芩 3 克　知母 3 克　茅根 9 克　瓜蒌 3 克　前胡 9 克　生甘草 1.5 克　人工牛黄 0.6 克（分两次冲服）

【功效】清热泻肺，止咳平喘。

【主治】肺炎表证已罢，里热证候犹在者。症见肺炎发热已退或未发热，咳嗽气喘，痰鸣涕浊，心烦眠差，去衣揭被，扬手掷足，大便干燥，小便黄少，舌苔黄、舌质红，脉数。

【加减】流涕者，加菊花 9 克；里热重者，加栀子 6 克；心烦急躁，夜寐不安者，加胡连 3 克、朱砂面 0.6 克；口渴阴伤者，加玄参 6 克、麦冬 6 克；咳嗽夜重者，加黛蛤散 15 克（包煎）；厌食者，加焦三仙 18 克。

【来源】同上。

十一、清肺饮丸

【组成】山豆根 120 克　射干 150 克　锦灯笼 180 克　干

青果 300 克　生栀子 240 克　麻黄 24 克　孩儿茶 90 克

【功效】清热、宣肺、利咽喉。

【主治】肺热咳嗽，咽炎、支气管炎及肺炎等。

【用法】上药共研极细面，炼蜜为丸，每丸重 3 克。每次服一丸，每日服 2~3 次。2 岁以下酌减半量，学龄儿童每次可用 1 丸半至 2 丸，1 日 2~3 次。

【来源】北京名老中医祁振华主任医师（邵慧中．祁振华临床经验集．第 1 版．沈阳：辽宁科学技术出版社，1985）。

十二、肺炎汤

【组成】大黄 1.5 克　槟榔 6 克　苏子 4.5 克　生石膏 9 克　黄芩、连翘各 6 克　麻黄 3 克　杏仁、桑皮各 4.5 克　竹叶 3 克　灯心草 1 克　白前、陈皮各 4.5 克　甘草 3 克

【主治】小儿肺炎。

【来源】卢祥之．名中医治病绝招．第 1 版．北京：中国医药科技出版社，1988。

十三、熊麝散

【组成】熊胆　麝香

【主治】小儿腺病毒肺炎（这类肺炎，抗菌素多不起作用，高热持续不退，咳逆气急，病程迁延；检验白血球不高，胸片阴影较淡而呈片状，一般宣肺泄热、清里解毒，疗效不显）。

【用法】上二味研匀，开水化服。多数病例服药后 1 天开始退热、气急和缓；重者 3 天内热退，气和咳爽，病情就安，屡用屡验。

【注意】本方治热毒里郁之重症，但不是任何患者都可应用，必须慎重选择适应病例，施用上不超过 3 剂。因苦凉之

品，中病即止，否则恐损脾胃。同时配合汤剂，较为妥善。

【来源】名老中医董廷瑶主任医师（卢祥之．名中医治病绝招．第1版．北京：中国医药科技出版社，1988）。

十四、银黛合剂

【组成】银杏　青黛　地骨皮　苏子　寒水石　天竺黄

【主治】小儿细菌性肺炎。

【来源】北京著名老中医王鹏飞（北京儿童医院．王鹏飞儿科临床经验选．第1版．北京出版社，1981）。

十五、刘氏咳喘方[△]

【组成】苏梗6克　苏子6克　杏仁6克　桔梗6克　干姜3克　五味子6克

【主治】小儿湿痰咳喘。

【加减】兼外感者选加鲜芦根、细辛；咳重者选加百部、蝉蜕；喘重者选加银杏、诃子；痰多者选加白芥子、半夏、茯苓、葶苈子；汗多者选加生牡蛎、生龙骨；兼热象者去干姜，加胆南星；便干者选加全瓜蒌、大黄炭；气虚体弱加太子参。

【来源】北京著名老中医刘韵远主任医师（张鸿坤，等．北京市老中医经验选编第二集．第1版．北京出版社，1986）。

十六、小儿重症肺炎灌肠方[△]

【组成】麻黄10克　　石膏50克　　杏仁5克　甘草5克知母10克

【功效】宣肺、祛痰、清热、养肺阴。

【主治】小儿重症肺炎。

【用法】将上药加水500毫升，煎至160毫升，药温30度左右，用小号导尿管，入肛门14厘米左右，每次40毫升，每日 4 次。

【注意】中药保留灌肠是中医治疗疾病给药途径之一，很多口服中药困难者，皆可应用，特别是治疗小儿急重证肺炎，疗效尤著，解决了重证肺炎小儿服药困难的问题。灌肠给药不仅增加了药物的吸收，且因肺于大肠相表里，而增加了药效。董老用此法治疗，每多效验。

【来源】吉林董治中副主任医师（高光震，等．吉林省名老中医经验选编．第 1 版．吉林科学技术出版社，1985）。

百　日　咳

百日咳，属祖国医学的"顿咳"、"疫咳"、"鹭鸶咳"、"天哮呛"和"厥阴咳"等病范畴。由外感疫邪（即百日咳嗜血杆菌）而引起。主要症状为咳逆上气、呛咳引吐、痰液黏稠。是小儿时期常见的一种急性呼吸道传染病，一年四季均可发生，但以冬春之季尤多。以 5 岁以下的小儿为多见，主要通过咳嗽时飞沫传播。本病初起类似外感，继而出现阵发性痉咳，咳后有鸡鸣样回声，后期痉咳减缓，病始恢复。病后可获得持久的免疫力，很少有二次发病者。

一、肃肺鹭咳丸

【组成】百部 12 克　紫菀 10 克　杏仁 10 克　黄芩 10 克桑白皮 15 克　桔梗 6 克　生石膏 30 克　白前 10 克　蒌仁 10克　麻黄 6 克　半夏 6 克　葶苈子 10 克

【功效】清肺，宁嗽，止咳。

【主治】百日咳痰盛咳呛，气逆鼻衄，呕逆。

【用法】上药共轧细面，炼蜜为丸，每丸重 3 克。1 岁内每服半丸，日 2~3 次；3 岁至 5 岁，每服 1 丸，日 2~3 次。

【来源】全国著名老中医赵心波教授（中医研究院西苑医院儿科．赵心波儿科临床经验选编．第 1 版．北京：人民卫生出版社，1979）。

二、简氏顿咳方[△]

【组成】生牡蛎、白芍、地龙、青黛、蝉蜕、僵蚕、百部、杏仁、胆星、紫菀。

【功效】平肝降火，疏风宣肺止咳。

【主治】百日咳。

【加减】兼风寒外束者，加麻黄、荆芥、苏叶等以疏风散寒；兼外感风热者，配伍桑叶、薄荷、菊花等药以疏风清热；兼痰热壅肺者，宜加清热化痰宣肺的黄芩、生石膏、贝母、麻黄、金银花之属；兼蛔虫内扰，加乌梅、贯众、花椒、使君子、槟榔、川楝子等以安蛔祛虫；兼饮食停滞者，加焦三仙、枳实、谷芽、鸡内金等以消食和中；若实热内结者，加厚朴、大黄、芒硝等药以泻热通腑；兼脾胃虚弱者，应配伍健脾益胃的山药、茯苓、薏苡仁、扁豆、陈皮等，兼有湿邪中阻，加藿香、厚朴、苍术、白蔻等以芳香化浊祛湿；兼呕吐者，加竹茹、半夏、代赭石、枇杷叶等药以降逆止呕；兼咯血衄血者，加茅根、茜草、侧柏叶等以凉血止血。

【来源】名老中医简裕光［何天贵．简裕光老中医百日咳治验．广西中医药，1986，9（3）］。

三、清肺化痰丸

【组成】天竺黄 30 克　陈皮 15 克　生石膏 30 克　黄芩15 克　胆南星 15 克　冰片 6 克　瓜蒌仁 15 克　黄连 15 克

【功效】清泻肺胃蓄热、化痰宽中、降气止咳。

【主治】痰热郁肺之咳嗽、百日咳。

【用法】上药共研极细面，炼蜜为丸，每丸重 3 克。每次服 1 丸，日 2~3 次。2 岁以下用量酌减，学龄儿童每次可用 1 丸半至 2 丸，日服 2 次。

【来源】北京著名老中医祁振华（邵慧中．祁振华临床经验集．第 1 版．沈阳；辽宁科学技术出版社，1985）。

四、百日咳初期方△

【组成】芦根 10 克　射干 3 克　薄荷 4.5 克　干青果 9 克　杏仁 4.5 克　锦灯笼 3 克

或加用清肺饮丸同服。

【功效】宣肺利咽，化痰止咳。

【主治】百日咳初期，症状同感冒相似，脉滑略数

【来源】同方三。

五、百日咳痉咳期方△

【组成】葶苈子 4.5 克　苏子 4.5 克　板蓝根 6 克　栀子 4.5 克　孩儿茶 1.5 克　锦灯笼 3 克　天竺黄 4.5 克

【功效】清热泻肺，利咽。

【主治】痉咳期百日咳。咳嗽 3 周左右，疫毒郁而化热，痰热阻于气道，症见咳重气逆，甚则呕逆。热入血分，伤及肺络，症见衄血、吐血、咯血或眼球结膜下出血。

【加减】热重痰盛者，加胆星清热豁痰；喉中痰鸣如水鸡声音，加射干清肺利水；痰稀者，加法半夏燥湿；血分热重者，加青黛、牡丹皮。

【来源】同方三。

六、百日咳恢复期方△

【组成】麦冬 9 克　生地 9 克　牡丹皮 9 克　甘草 1.5 克

诃子肉1.5克 茅根9克

【功效】润肺止咳，清余热。

【主治】百日咳恢复期。咳嗽程度、次数均减，痉咳消失，脉缓。

【加减】余热重而痰仍多者，可加天冬清热化痰；虚汗多者加百合、生芪益气养肺固表。

【来源】同上。

七、四味百部饮

【组成】百部6克 贝母4.5克 沙参9克 前胡4.5克

【主治】小儿顿咳之发作期。

【用法】水煎取汁，于药内溶白糖适量服之。

【注意】以上为5岁小儿用量，适于肺气失宣属郁热型者,临床上可视患儿年龄大小、体质强弱，酌情加减运用。

【来源】河南名老中医赵清理教授祖传验方（赵清理,等.临证心得选.第1版.河南科学技术出版社，1984）。

八、百龙汤

【组成】百部、南沙参、天麦冬、浙贝、瓜蒌皮、炙紫菀、车前草各9克、化橘红、地龙、姜竹茹、鹅不食草各6克

【功效】化痰降逆，清肺养阴。

【主治】百日咳痉咳期。

【加减】咳久伤及肺络而见呛血、衄血或巩膜出血者，加鲜生地、白茅根各9克凉血止血或生山栀6克清热止血；咳痰黏稠，不易咯出者，加竹沥、半夏各6克清热祛痰；呕逆频作加炒香枇杷叶、代赭石各9克，以和胃降逆止呕。

【来源】浙江名老中医马莲湘教授［盛丽先.马莲湘教授治疗百日咳痉咳期经验.浙江中医学院学报，1981，（2）］。

九、一味宁肺饮

【组成】花生仁（用生者泡去皮，打碎如泥）40 粒　白冰糖 12 克

【主治】小儿百日咳及麻疹、肺炎后期遗留的咳嗽有燥象者。

【用法】二味水煮，至成乳糜状液汁为度，临卧时连渣服饮，连服 3 至 5 次。

【来源】著名中医学家杨志一（杨扶国．中国现代医学家丛书之二——著名中医学家的学术经验．第 1 版．长沙：湖南科技出版社，1984）。

十、孙氏验方△

【组成】兰香草 10 克　麦冬、天冬各 6 克　百部 6 克　甘草 3 克

以上为 3 岁上下小儿用量，10 岁上下儿童，兰香草可用20 至 24 克。

【主治】百日咳。

【用法】每天 1 剂，两煎混合分 3 次服，每 3～4 小时服1 次。

【注意】百日咳患儿禁忌猪肉，往往有患者阵咳突剧或刚愈又剧烈发作，都是因食猪肉或肉饼汤引起，这大概是荤腥的原因吧。

【来源】江西名老中医孙静如（孙静如．儿科临证杂记．杏林医选——江西名老中医经验选编．第 1 版．南昌：江西科学技术出版社，1987）。

十一、自拟连半橘苏汤

【组成】杏仁 6 克　川贝母 6 克　黄连 3 克　半夏 6 克

橘红 6 克　苏子 6 克　竹茹 3 克　代赭石 15 克　炙旋覆花 10
克　樟脑粉 1.3 克（冲服）

【功效】清热肃肺，止咳化痰。

【主治】百日咳（顿咳）。

【注意】方中用量仅适用于 5 岁左右的患儿。不可多用。

【来源】河南名老中医朱锡昌［吕云钊．顿咳（五例）．
河南省名老中医经验集锦．第 1 版．河南科学技术出版社，
1983］。

十二、廖氏验方△

【组成】生百部 9 克　川黄连 1.5 克　麻黄绒 1.5 克　法
半夏 9 克　苦杏仁 4.5 克　生甘草 4.5 克

【功效】消炎灭菌，缓解支气管痉挛狭窄，兼以镇咳除
痰、止吐降逆。

【主治】百日咳。症见：阵发性咳嗽，咳嗽连声，气不接
续，竟至面红耳赤，浑身震颤，呕出大量稀薄痰涎方休，甚者
面部轻度浮肿。

【来源】江西名老中医廖家兴（廖声俊．廖家兴医话．杏
林医选——江西名老中医经验选编．第 1 版．南昌：江西科学
技术出版社，1987）。

附：复方大青汤

【组成】大青叶、百部各 10 克　苏子、川贝粉（冲服）、
射干、葶苈子、马兜铃、甘草各 6 克　僵蚕 8 克　半夏 3 克

【主治】夏季百日咳。（百日咳好发于冬春季节，夏秋少
发，在夏季引起流行，在临床上实为少见，故列此方以供参
考）。

【加减】痉咳严重者常损及血络，导致衄血，对此类病人
应适当加清热凉血止血之品，如生地、赤芍等，服药后随着病

情好转，结合膜下出血可很快吸收。

【注意】方中为4~6岁儿童用量，可根据年龄大小及病情轻重增损。

【来源】禹正玲．小儿夏季百日咳治疗体会．贵阳中医学院学报，1990，(3)。

十三、"顿咳止"汤

【组成】桑白皮、山栀、黄芩、鱼腥草、枇杷叶（布包）、百部、北沙参、天冬、麦冬各10克　蜈蚣2条　生甘草6克

【主治】小儿百日咳痉咳期。

【用法】上药加水500毫升，浓煎成200毫升药液。1岁内每日喂50毫升；1岁至2岁每日100毫升，3岁以上每日喂200毫升。上述用量每日分3~4次服完。连服3剂后，去蜈蚣，加僵蚕10克，再服3剂，用法及用量同上。另每晚用大蒜瓣1~2枚捣烂敷于患儿双侧涌泉穴，用纱布带固定，晨起去之，连用2~3晚。

【注意】张老在1986年治疗该病137例（均为7岁内小儿），除9例因伴肺炎配用西药外，余均用上方在1周内获愈。

【来源】名老中医张慕骞［杨侃．张慕骞治疗百日咳痉咳期介绍．中医杂志，1988，28（1）］。

麻　疹

麻疹是由感受麻疹病毒所致。以开始发热，目胞赤肿，眼泪汪汪，继出红色疹点，为其主要证候特征。因其疹子隆起，状如麻粒，故名麻疹。本病一年四季均可发生；但以冬春二季较多，传染性很强，但发病一次，即有持久免疫，很少有第二次感染者。主要发生于半岁至5岁的小儿，尤以7个月至2岁

的乳幼儿发病率最高。

一、解表汤

【组成】桑叶4.5克　蝉蜕1.5克　淡豆豉4.5克　芦根6克　薄荷1.5克　菊花3克　连翘4.5克　山栀1.5克　甘草1.5克

【功效】辛凉解表。

【主治】麻疹前期，或风热感冒。症见发热、鼻塞、流涕，眼泪汪汪，咳嗽，声音嘶哑。

【注意】方中为3岁儿童用量。

【来源】河南名老中医孙一民主任医师（孙一民.解表汤.临证医案医方.第1版.河南科学技术出版社，1985）。

二、透疹四紫汤

【组成】紫浮萍1.5克　紫花地丁6克　紫草6克　紫菀3克　桑叶4.5克　芦根6克　蝉蜕3克　连翘4.5克　淡豆豉4.5克　山栀衣4.5克。

【功效】透疹解毒。

【主治】麻疹出疹期。麻疹开始透标或尚未出齐时，发热，烦躁，咳嗽。

【注意】方中为3岁儿童用量。

【来源】同方一。

三、养阴解毒汤

【组成】玄参6克　石斛5克　麦冬9克　紫花地丁5克金银花5克　连翘5克　山栀1克　竹叶1克

【功效】养阴解毒。

【主治】麻疹退后，阴液耗伤，余毒未净。症见口咽干，口唇裂，鼻干无涕，手足心热，烦躁，夜间汗出，食欲不振，大便干，小便黄。

【注意】方中为3岁儿童用量。

【来源】同方一。

附：孙一民治疗麻疹用药规律：

（1）发热：芦根、桑叶、蝉蜕、淡豆豉辛凉透发。

（2）发热较高：金银花、连翘清热解毒。

（3）眼泪汪汪：桑叶、菊花散风热。

（4）鼻流清涕：薄荷、桑叶通鼻窍。

（5）音哑：薄荷、蝉蜕、牛蒡子疏风清热。

（6）疹出缓慢：紫浮萍、西河柳协助透疹。

（7）咳嗽：紫菀、枇杷叶、牛蒡子止咳。

（8）痰多：川贝母、海浮石化痰。

（9）烦躁：山栀、连翘除烦。

（10）痉厥：羚羊角、钩藤止痉。

（11）口咽干：石斛、麦冬、玄参生津液。

（12）夜间汗出：山栀、连翘、石斛、麦冬养心阴、清心热以止汗。

四、赵氏方一[△]

【组成】银花10克　连翘10克　蝉蜕6克　芥穗3克　黄芩6克　薄荷3克　杏仁6克　生石膏18克　芦根12克　桔梗6克

【功效】辛凉透表，甘寒清里，肃肺降逆。

【主治】疹前期合并肺炎。症见身烧，喘憋，咳嗽喷嚏，重者鼻翼扇动，嗜睡，精神不振，指纹紫长或隐伏，脉象或浮或数或洪滑。

【加减】其有发热过高、喘憋严重，多渴唇焦、昏迷嗜睡，甚则抽搐动风者，病情危重，可于前方内加用羚羊粉 1.2 克，每次兑服 0.6 克。

【来源】全国著名儿科专家赵心波教授（中医研究院西苑医院儿科．赵心波儿科临床经验选编．第 1 版．北京：人民卫生出版社，1979）。

五、赵氏方二△

【组成】连翘 10 克　银花 10 克　蝉蜕 3 克　浙贝 10 克　生石膏 18 克　花粉 10 克　杏仁 6 克　大青叶 10 克　麦冬 10 克　生草 3 克

【功效】辛凉肃肺，透疹息风，解热消炎。

【主治】疹期合并肺炎，咳嗽喘憋，呼吸不匀，鼻翼扇动，痰声辘辘，高烧壮热，昏迷嗜睡，经透视肺内有炎症改变者。

【加减】若患儿疹期高烧，喘憋，引动抽风者，可于前方中加全蝎 3 克、钩藤 6 克。另用羚羊粉 1.2 克，分 2 次冲服。

【来源】同方四。

六、赵氏方三△

【组成】银花 10 克　连翘 10 克　大青叶 6 克　浙贝 10 克　黄芩 6 克　知母 6 克　生石膏 15 克　麦冬 10 克　玄参 6 克　生草 3 克

【功效】肃肺生津，芳香除秽，解毒清热。

【主治】麻疹后期合并肺炎。身犹壮热，喘憋气促，痰壅嗜睡。

【加减】病势严重者可加用局方至宝丹 1 丸，分 2 次兑服。

【注意】治疗麻疹肺炎，应以透疹和控制肺炎同时兼顾，肺炎好转，疹自外达。若壮热不解者，应重用清热解毒之剂；神昏唇焦者，重用清心滋液；二便不通者，佐以导滞清肠。若疹出未透，仍须透疹解毒兼顾，临床应根据具体病情灵活掌握。

【来源】同方四。

七、祁氏经验方一△

【组成】芥穗4.5克　薄荷4.5克　麻黄1.5克　金银花9克　射干4.5克　板蓝根9克　鲜芦根9克

【功效】清热宣肺透表。

【主治】疹毒归肺，合并肺炎。症见疹点消失，面色㿠白，精神躁扰或昏迷，气喘，鼻翼扇动。

【来源】北京著名老中医祁振华主任医师（邵慧中．祁振华临床经验集．第1版．沈阳：辽宁科学技术出版社，1985）。

八、祁氏经验方二△

【组成】金银花6克　麻黄1.5克　牛蒡子4.5克　杏仁4.5克　板蓝根6克　甘草3克　鲜芦根9克　生石膏15克

【功效】清解热毒，佐以宣肺。

【主治】疹毒过盛，表现为壮热不已，疹出逾期不收，疹色紫赤甚则成斑，面色黄赤，气喘，鼻扇肋动，烦躁不宁或谵妄，舌质红绛，苔黄厚腻，脉沉数。

【来源】同方七。

九、祁氏经验方三△

【组成】玄参6克　麻黄1.5克　生地6克　鲜芦根10克麦冬6克　大青叶6克　知母6克　生栀子4.5克

【功效】养阴清肺。

【主治】疹后余毒不尽，津液亏耗，肺燥失润，余毒归肺。表现为面色黄白不泽，潮热，烦躁不安，咽干，重则昏睡，谵妄，大便秘结或黏滞不爽，舌质红，少苔欠津，脉数无力。

【来源】同方七。

十、祁氏经验方四[△]

【组成】龟板9克　阿胶6克　玉竹9克　当归4.5　麦冬6克　甘草3克　牡丹皮6克

另：西洋参4.5克，煎水代茶饮，随时服用。

【功效】益气育阴固脱。

【主治】平素体弱，正气不足，疹后气血俱耗，或失于治疗，或调护失宜，病程缠绵，合并肺炎，形成脱症。表现为：面色㿠白，体温时高时低，气短，鼻煽肋动，口周青紫，胸腹部气胀，四肢厥逆，舌质紫而干，少苔或光镜无苔，脉细数或浮大无力。此为正不胜邪，阴阳失守，已有离决之势。

【来源】同方七。

十一、解毒透疹汤

【组成】蝉蜕3克　浙贝6克　连翘10克　银花10克芥穗3克　花粉6克　紫草3克　芦根12克　薄荷2.4克麦冬10克　桃、杏仁各3克

【功效】透疹，肃肺，清热，利咽。

【主治】本方为麻疹通治方，在疹前期、出疹期和疹后期皆可使用。

【来源】全国著名儿科专家赵心波教授（中医研究院西苑医院儿科．赵心波儿科临床经验选编．第1版．北京：人民卫生出版社，1979）。

十二、辛凉透表经验方

【组成】前胡、薄荷、荆芥、杭菊各 3 克　连翘、牛蒡子、西河柳各 6 克　银花、芦根各 9 克　蝉蜕 1.5 克　桑叶 4.5 克

【功效】辛凉解表。

【主治】麻疹前驱期（潜伏期）。

【加减】如天气寒冷，皮疹不易透出，加升麻、葛根。如患者手足厥冷、面色青，可在升麻葛根汤中加桂枝 3 至 5 克，淡生姜 2~3 片，切不可泥于"麻为阳毒，忌辛温发表"之戒。如天气炎热，可加荷叶、藿香叶、佩兰叶各 3 至 5 克，以解暑热之气。

【来源】孙书伟 . 麻疹论治 . 杏林医选—江西名老中医经验选编 . 第 1 版 . 南昌：江西科学技术出版社，1987。

十三、清热解毒经验方

【组成】玄参、牛蒡子、生地、桑叶各 6 克　薄荷、南杏仁、黄芩、生栀仁各 8 克　银花、芦根、连翘各 9 克　贝母 4.5 克

【功效】清热解毒肃肺。

【主治】麻疹出疹期，出现合并症者。

【注意】出疹期极易出现合并症，一旦出现合并症，即应重点治疗。

【来源】同上。

十四、养阴清肺经验方

【组成】北沙参、麦冬、生地、石斛、枇杷叶各 6 克　丹皮、贝母、南杏仁、橘络、黄芩各 3 克　瓜蒌皮 4.5 克

【功效】养阴清肺。

【主治】麻疹恢复期。

【加减】临床运用时可加玉竹、麦冬、赤芍等。如咳嗽仍甚，可加用百部、马兜铃之类；如不思饮食，滋腻药要慎用，可用保和丸化裁。

【注意】麻疹整个发病过程都应保持大便通畅，但不能水泄太多，以免伤津。在此期间，应适当注意营养，不可随意忌口。

【来源】同上。

十五、荆蒡透疹汤

【组成】荆芥、牛蒡子、蝉衣、薄荷、连翘、桑叶、板蓝根或大青叶

【功效】轻清透托

【主治】麻疹初热期，即疹前期。临床可见发热、微恶风寒、鼻塞流涕、喷嚏、咳嗽、眼睑红赤、泪水汪汪、倦怠思睡、口腔黏膜斑、尿短赤、舌苔薄白或微黄。

【加减】若汗少、苔腻者，可加豆豉；若为寒邪所束，疹出困难，苔白者，则去连翘、桑叶，加苏叶、防风；若正气不足，疹出不易者，加参芪以扶正透托。另外，尚可用芫荽煎汤加酒，或用西河柳、浮萍煎汤揩擦面部及四肢末端以助透疹。

【来源】江苏王玉玲副主任医师［黄晨听．王玉玲老中医治疗儿科的经验．浙江中医学院学报，1987，11（4）］。

十六、加减银翘散

【组成】银花 连翘 牛蒡子 蝉衣 浮萍 大青叶 鲜芦根

【功效】清热解毒。

【主治】麻疹见形期，即疹出期。症见发热持续，潮热疹出，口渴引饮，目赤眵多，咳剧，神倦，烦躁或嗜睡。

【加减】若疹色红赤，口渴甚者，加天花粉、生地、丹皮；下利、疹出不畅，加葛根。

【来源】同上。

十七、加减沙参麦冬汤

【组成】沙参　麦冬　天花粉　象贝母　杏仁　甘草　枇杷叶

【功效】滋液清火。

【主治】麻疹收没期，即疹回期。疹点出齐，渐次收回，糠麸样脱屑，色素沉着，发热渐退，咳嗽渐减。

【加减】余热不清，可加地骨皮、银柴胡；胃纳欠佳，可加鸡内金、谷麦芽。

【来源】同上。

十八、药液热敷方

【组成】芫荽子30克（用鲜芫荽90克更好）西河柳30克浮萍（或麻黄）12克

【主治】麻疹隐伏或出而不透达，在气候寒冷时多见，特别是病后出麻正气大虚，以及小儿拒不服药的情况下，用此法适宜。

【用法】布包煮沸（春冬气候寒冷时可在室内煮，使病儿闻此药味），用小手巾在煮沸的药液中打湿拧干，烫额、面、手等皮肤暴露部位，不要擦澡洗身，免受寒湿。每天可煮沸3~4次，每次拧烫2~3遍。

【来源】孙静如．儿科临证杂记．杏林医选—江西名老中医经验选编．第1版．南昌：江西科学技术出版社，1937。

十九、麻疹变证方一[△]

【组成】瓜蒌仁　苦杏仁　贝母　知母　沙参　黄芩　生石膏　芦茅根　生甘草　枇杷叶

【功效】甘寒清泄肺热。

【主治】麻疹壮热烦渴，气闭喘咳者。

【来源】浙江名老中医程仲颐〔朱福贵．程仲颐老中医治疗麻疹十法．浙江中医学院学报，1981，（3）〕。

二十、麻疹变证方二[△]

【组成】大青叶　生石膏　玄参　知母　人中黄　焦山栀　木通　桔梗

【功效】清气凉营。

【主治】麻疹状如黑斑，阳明热极者。

【来源】同上。

二十一、麻疹变证方三[△]

【组成】红参（西洋参为佳）　黄芪　当归　赤芍　丹参　红花（西红花为佳）　青连翘　芫荽子　生甘草

【功效】益气、滋阴、和血、解毒。

【主治】麻疹其色白天不明者。

【来源】同上。

二十二、麻疹变证方四[△]

【组成】犀角　生地　丹皮　赤芍　栀子　黄芩　红花（藏红花为佳）　生石膏　生甘草　鲜藕汁

【主治】麻疹并发走马牙疳者。

【注意】可配用外用方：砒枣散（红砒大枣去核，煅灰研末），外擦敷布局部。

【来源】同上。

流行性腮腺炎

　　流行性腮腺炎又名"疿腮"，是由腮腺炎病毒所引起的一种急性传染病。本病是以耳垂为中心的腮腺肿胀、疼痛为其特征。其肿胀可以延及颈、颊及颌部。初起先见于一侧，继而延及对侧，也有两侧同时发生。可伴有发热、咽部不适、咀嚼时疼痛加剧等症。本病多发于学龄期儿童，一年四季都可发病，但以冬春两季较为多见。年长儿童可并发睾丸炎，个别病例亦可併发脑膜脑炎。本病容易相互传染，所以必须注意隔离，积极治疗。一般患病后可获得终身免疫。

一、加减普济消毒饮△

　　【组成】大青叶 10 克　马勃 6 克　银花 10 克　连翘 10 克黄芩 6 克　桔梗 3 克　麦冬 10 克　桃仁 5 克　花粉 6 克　生甘草 3 克　板蓝根 6 克　生石膏 15 克

　　【功效】清热解毒消肿。

　　【主治】流行性腮腺炎。

　　【加减】若高烧谵语，可重用生石膏、大青叶，甚至可加入安宫牛黄丸。大便秘结，可加用大黄。睾丸肿痛，可加川楝子、橘皮。

　　【来源】著名儿科专家赵心波教授（中医研究院西苑医院儿科．赵心波儿科临床经验选编．第 1 版．北京：人民卫生出版社，1979）。

二、马氏验方△

【组成】银花9克　紫地丁9克　夏枯草12克　蒲公英12克　浙贝9克　炒牛蒡子9克　板蓝根12克　柴胡4.5克　升麻3克　玄参9克　薄荷4.5克　蝉衣3克　制天虫6克（学龄儿童用量）

【功效】清热疏风，解毒消肿。

【主治】流行性腮腺炎，一侧或两侧腮部漫肿疼痛，发热，咽红，舌质偏红，苔薄黄，脉浮滑数。

【注意】可配用外敷药：青黛15克醋调，或如意金黄散茶调敷患处，每天3~5次。

【来源】浙江儿科专家马莲湘教授〔盛丽先. 马莲湘儿科临床基本方选. 浙江中医学院学报，1988，12（6）〕。

三、清解汤

【组成】龙胆草9克　黄芩6克　连翘9克　板蓝根9克　蒲公英9克　甘草3克　山栀子6克　夏枯草9克

【功效】清热解毒。

【主治】小儿痄腮。症见：腮颊一侧或两侧肿胀，酸痛拒按，吞咽不便，表证不明显，精神正常，脉象、舌苔无明显变化，无其他兼证。

【加减】恶寒、发热、头痛、身痛，加羌活6克、柴胡6克、白芷6克。热甚、口渴、烦躁、加生石膏9克、黄连3克。恶心、作呕，加藿香6克、橘叶6克、竹茹6克。嗜睡、神昏、项强，加黄连3克、石菖蒲6克、葛根6克。头痛、惊厥，加防风6克、钩藤6克、白芷6克。咽部红肿疼痛，加马勃6克、锦灯笼6克。大便干燥，加全瓜蒌9克、熟大黄3克。小便短黄，加滑石粉9克、车前草6克。睾丸肿胀疼痛，加橘核 9 克、荔枝核 9 克、枳壳 9 克、延胡索 9 克。

【来源】著名儿科专家王伯岳研究员（王伯岳. 中医儿科临床浅解. 第 1 版. 北京：人民卫生出版社，1976）。

四、预防方

【组成】贯众 6 克　板蓝根 9 克　甘草 3 克

【功效】在流行季节，连服 3 天，可以减少发病，如已发病可以减轻症状。

【用法】用水煎，日服 2 次。

【来源】同上。

五、王氏验方△

【组成】青黛 3 克　紫草 9 克　寒水石 12 克　贯众 9 克乳香 6 克　白芷 6 克　细辛 1.2 克

【功效】清热祛邪，活血消肿。

【主治】流行性腮腺炎，证属毒邪外袭、血分滞热者。

【加减】王老用此方治一病儿，2 剂症减，宗上方去寒水石、贯众、细辛，加白及 9 克、牙皂 3 克，2 剂痊愈。

【来源】北京著名儿科专家王鹏飞（北京儿童医院. 王鹏飞儿科临床经验选. 第 1 版. 北京出版社，1981）。

六、龚氏方一△

【组成】连翘 15 克　升麻 12 克　夏枯草 30 克　柴胡 25克　黄芩 12 克　蒲公英 30 克　大青叶 30 克　薄荷 10 克　大力子 10 克　银花藤 30 克　车前草 30 克

【功效】疏风清热，软坚消肿。

【主治】痄腮。

【加减】已化脓者加挖耳草（即天名精）30 克。

【用法】水煎服。同时可用仙人掌冲绒外敷患处，每日更换 1~2 次。

【来源】四川著名老中医龚志贤（龚志贤．龚志贤临床经验集．第 1 版．北京：人民卫生出版社，1984）。

七、龚氏方二△

【组成】龙胆草 10 克　黄芩 10 克　柴胡 15 克　木通 12 克　蒲公英 30 克　银花藤 30 克　车前草 30 克　萹草 30 克　橘核 12 克　台乌 10 克　荔枝核 12 克

【功效】清热解毒，利水降火，行气消结

【主治】疟腮伴有睾丸红肿疼痛者。

【用法】水煎服。

【来源】同上。

鹅　口　疮

鹅口疮，又名雪口疮，雪口。因其临床表现是以满口及舌上布白屑为特征，有似鹅之口，故以命名。又因其色白类似雪片，故又称雪口。多见于哺乳小儿。主要因为口腔不洁，感染邪毒（白色念珠菌）所致。

一、治心脾积热鹅口疮方△

【组成】板蓝根 7.5 克　薄荷 2.1 克　生栀子 3 克　黄柏 4.5 克

另；五福化毒散 1.2 克，分 2 次冲服。

【功效】心脾积热型鹅口疮。症见面赤唇红，烦啼不已，大便秘结，小便短赤，舌苔白厚，舌尖红赤，脉滑数有力。

【加减】大便不通，大肠结热者，加大黄通下泻热；若伴烦躁夜啼，舌尖红赤，小便短赤者加木通、生地。外用鹅口散、冰硼散、白清胃散或锡类散等涂口内疮疡患处，以求药力直达病所，内外合治，收效迅速。

【来源】北京著名老中医祁振华（邵慧中．祁振华临床经验集．第1版．沈阳：辽宁科学技术出版社，1985）。

二、治虚火上炎鹅口疮方△

【组成】板蓝根6克　黄柏4.5克　鳖甲9克　白芍6克　玄参6克　石斛6克　黄连3克

另：鹅口散外涂口腔。

【功效】育阴潜阳，清热解毒。

【主治】阴虚液亏，虚热上炎型鹅口疮。多见于形体怯弱患儿，面色㿠白，午后潮热，两颧绯红，舌质红或舌无苔，脉细或略数。

【加减】如虚证口糜兼脾胃虚寒者，可加干姜相佐；如表现为心经热重者，可先清后补，用经验方：生地9克　竹叶4.5克　甘草梢4.5克　木通3克　干姜1.5克。

【来源】同方一。

三、鹅口散

【组成】冰片1.5克　黄连9克　青黛6克　硼砂3克寒水石9克

【功效】清热解毒，祛腐生肌，消肿止痛。

【主治】乳蛾、口糜、鹅口疮。

【用法】上药研极细面，过筛为散。如乳蛾可以作咽部喷涂。鹅口疮、口糜，每日外涂1~2次，口角及口周外有溃疡可用鹅口散以香油或其他植物油调涂。

【注意】本散为外用药。

【来源】同方一。

四、生肌散

【组成】象皮 30 克　牙皂 3 克　松花粉 15 克　乳香 12 克
松香 12 克　冰片 3 克

【主治】鹅口疮、口腔溃疡、疮痛溃烂久不收口者。

【用法】上药共研极细面，外敷患处，每日 1 次，干面或
油调用。

【来源】北京著名老中医王鹏飞（北京儿童医院．王鹏飞
儿科临床经验选．第 1 版．北京出版社，1981）。

五、赵氏鹅口疮验方△

【组成】生草 3 克　银花 6 克　黄芩 5 克　陈皮 5 克　焦
麦芽 6 克　焦军 2.4 克　花粉 6 克

【功效】清胃火，化滞热，消口糜。

【主治】小儿鹅口疮。

【用法】水煎服。

【来源】著名儿科专家赵心波教授（中医研究院西苑医院
儿科．赵心波儿科临床经验选编．第 1 版．北京：人民卫生出
版社，1979）。

乳　蛾

　　乳蛾，西医称为"扁桃体炎"，为儿童常见疾病之一，其
致病菌多为乙型溶血性链球菌。有急、慢性之分。急性扁桃体
炎，主要表现为扁桃体红肿、胀痛，发热，中医称之为"风
热乳蛾"。慢性扁桃体炎，主要表现为咽痛时轻时重，咽干、
微红肿，是由于急性扁桃体炎多次发作或治疗不彻底所致，中

医称之为"阴虚乳蛾"。若病久，淋巴增生，扁桃体肥大，则称之为"石蛾"。

一、乳蛾早期方[△]

【组成】芥穗4.5克　薄荷3克　金银花6克　大青叶6克　玄参6克　生栀子4.5克　熟大黄2.1克

【功效】清热解毒，疏表调中。

【主治】乳蛾早期。

【注意】扁桃腺化脓之后，可在局部外用冰硼散或鹅口散喷涂或吹咽喉（使药直达病所），1日用2~3次，内外合治奏效显捷。

【来源】北京著名老中医祁振华（邵慧中．祁振华临床经验集．第1版．沈阳：辽宁科学技术出版社，1985）。

二、乳蛾恢复期方[△]

【组成】青蒿6克　大青叶9克　玄参9克　山豆根3克　天花粉9克　生栀子6克

【功效】清热养阴和解，以清浮火。

【主治】乳蛾恢复期。

【注意】表解后，里热已经泻下分解，不可再过力汗下，应予清热养阴和解之剂，以清浮火。

【来源】同上。

三、凉膈增液汤

【组成】连翘8克　银花8克　栀子5克　黄芩5克　生地6克　玄参8克　麦冬8克　芦根8克　蝉衣5克　板蓝根8克　大黄2克　竹叶3克

【主治】小儿乳蛾。症见咽喉红肿疼痛，发热不退，口渴喜饮，面红唇赤，口鼻干燥，大便秘结，小便短赤，舌红苔少，指纹红紫，脉数有力。

【用法】先将上药用凉水浸泡 20 分钟，再用文火煎煮 25 分钟，每日 1 剂，每剂煎 2 次。将两次煎出的药液混合，分 3 至 4 次温服。

【注意】饮食宜清淡，少吃肥甘油腻、辛辣之品；并要预防感冒。

【来源】张刚．凉膈增液汤．中医杂志，1988，29（11）。

四、清喉饮

【组成】青黛 3 克　青果 9 克　白芷 8 克　茶叶 6 克　金果榄 9 克

【主治】小儿咽喉红肿疼痛、溃烂，兼治口舌生疮。

【来源】北京著名儿科专家王鹏飞（北京儿童医院．王鹏飞儿科临床经验选．第 1 版．北京出版社，1981）。

五、蝉薄饮

【组成】蝉蜕 3~6 克　薄荷（后下）1~3 克　银花、连翘、赤芍、牛子、淡竹叶各 3~8 克　苇茎或芦根 5~15 克

【功效】辛凉透表。

【主治】小儿外感风热时邪初起具卫分症者，如咳嗽、扁桃体炎、痄腮、目赤肿以及各种发疹性传染病，诸如麻疹、水痘、风热疹（幼儿急疹）等疾患初起者。

【加减】高热选加青蒿（后下）、知母、白薇、丹皮、黄芩、山栀子、羚羊骨、紫雪丹；咳嗽的加杏仁、桔梗、前胡、桑白皮等；痰多的加贝母、竺黄、瓜蒌、竹茹；咽喉红肿酌加玄参、桔梗、甘草；口干渴可加石膏、花粉、麦冬；目赤肿痛加菊花、夏枯草、龙胆草、木贼；小便短黄酌加生苡仁、滑

石、木通、车前子；夹食滞纳呆可加山楂、谷芽、鸡内金；惊
搐酌加钩藤、象牙丝、龙齿、石决明、地龙、珍珠末；腮腺肿
的加夏枯草、浙贝母、桔梗、甘草、板蓝根、玄参。

【来源】名老中医郭绍卿［潘韶强，等．郭绍卿老中医临
床经验简介．新中医，1990，22（8）］。

白　　喉

白喉又称"白缠喉"，是由白喉杆菌引起的一种急性传染
病。临床以鼻、咽、喉部黏膜有白色假膜形成，犬吠样咳嗽、
喘鸣和全身毒血症状为特点。部分患儿可伴发心肌炎和神经麻
痹。一年四季皆可发生，常于秋冬季流行。各年龄均可感染发
病，尤其好发于 8 岁以下小儿。本病主要通过飞沫传播或接触
传染。

一、加减沙参麦冬汤

【组成】北沙参 6 克　大麦冬 10 克　桑叶 6 克　玉竹 6 克
花粉 10 克　玄参 6 克　银花 10 克　锦灯笼 6 克　生甘草 3 克

【功效】清解利咽。

【主治】小儿白喉。

【注意】若表邪已解而咽部不利，可用养阴清肺汤。若高
烧不退，鼻塞，声哑，痰壅气喘，声如拽锯，饮水即呛，颜面
灰暗，则须用羚羊角煎水代茶送服六神丸。

关于白喉忌表一说有一定的道理，但一也不是绝对的。还
得掌握辨证施治。

【来源】著名儿科专家赵心波教授（中医研究院西苑医院
儿科．赵心波儿科临床经验选编．第 1 版．北京：人民卫生出
版社，1979）。

二、青龙白虎汤

【组成】生橄榄 10 枚 生萝卜（切片）120 克

【功效】可预防白喉及其他喉疾。

【用法】水煎服，日服 1 次，或用以代茶。

【来源】江西著名中医杨志一（杨扶国．中国现代医学家丛书之二——著名中医学家的学术经验．第一版，长沙：湖南科技出版社，1984）

猩 红 热

猩红热中医称为"丹痧"、"烂喉痧"、"疫疹"，是由乙型溶血性链球菌引起的急性呼吸道传染病，临床以发热、咽喉肿痛，或伴腐烂、全身弥漫性猩红色皮疹为特征通过空气飞沫直接或间接传染，其流行多在冬春两季。发病后常获有持久免疫力，但亦有发病两次者。发病年龄以 2~8 岁小儿为多见。系时行疫病，属于温病范畴，预后多良好，但病后常易并发心，肾疾病，故必须注意防治。

一、加减普济消毒饮△

【组成】银花 10 克 连翘 10 克 芥穗 5 克 蝉蜕 3 克牛蒡子 3 克 射干 6 克 马勃 5 克 黄芩 6 克 芦根 3 克

【功效】疏散兼解毒清热

【主治】猩红热皮疹未透者。

【来源】著名儿科专家赵心波教授（中医研究院西苑医院儿科．赵心波儿科临床经验选编．第 1 版．北京：人民卫生出版社，1979）。

二、解毒退热利咽经验方

【组成】板蓝根 10 克　　生石膏 18 克　　竹叶 3 克　　赤芍 5 克　　丹皮 3 克　　芦根 10 克　　生地 12 克　　银花 10 克　　连翘 10 克　　牛蒡子 3 克　　玄参 6 克

【功效】清营泻热，解毒滋阴。

【主治】猩红热。毒疹已出，仍高热，口渴，咽喉红肿、疼痛，可见腐物附着，时或谵语，舌质红或绛有芒刺、中心老黄苔，脉洪数。

【来源】同上。

三、清解汤

【组成】金银花 9 克　　连翘 9 克　　牛蒡子 9 克　　荆芥穗 6 克　　薄荷 3 克　　黄芩 6 克　　蝉蜕 3 克　　大青叶 9 克　　甘草 3 克　　锦灯笼 6 克

【功效】清热解毒。

【主治】猩红热轻型。症见：恶寒发热，周身酸痛，咽喉肿痛，皮肤有弥漫性朱红色疹点，压之褪色，颈、肘、腘、腋等皮肤折皱处疹出如红线状，小便短黄，脉浮数，舌苔白腻或黄腻，舌红肿起刺如杨梅。

【加减】高热汗少、疹隐不齐，加葛根 6 克、芦根 9 克。高热汗少、心烦不安，加生山栀 9 克、淡豆豉 9 克，舌干口渴、烦躁不安，加生石膏 12 克、知母 9 克。喉痛声嘶、微咳有痰，加桔梗 9 克、浙贝母 9 克。

【来源】著名儿科专家王伯岳研究员（王伯岳．中医儿科临床浅解．第 1 版．北京：人民卫生出版社，1976）。

四、加减解毒汤

【组成】青黛6克　儿茶6克　鲜生地9克　连翘9克　生石膏12克　生母9克　黄芩6克　马勃6克　甘草3克　蒲公英9克

【功效】清热解毒。

【主治】猩红热重型。症见：壮热不退，咽喉肿痛溃烂，丹痧密布，口渴，烦躁，舌质红绛，苔黄燥，脉洪数。

【加减】口唇干燥、津液少，加玄参9克、麦冬9克。烦躁不安、夜眠不宁，加生山栀9克、莲子心3克。神志不清、妄言谵语，加莲子心6克、水牛角（薄片或挫末先煎半小时）9克。大便秘结、小便短黄，加熟大黄6克、生山栀6克。高热不退、抽搐，加僵蚕9克、钩藤6克。皮肤瘙痒，加蝉蜕3克、僵蚕6克。

【来源】同上

五、加味甘桔汤

【组成】桔梗9克　麦冬6克　天花粉9克　连翘9克　蝉蜕3克　大青叶6克　锦灯笼6克　甘草3克　地骨皮9克

【功效】清热养阴。

【主治】猩红热后期。症见：痧疹消退，身热减退，咽痛减轻，皮肤开始脱屑，尚有微热、咽部不适等症，舌质微红，苔薄黄，脉缓。

【来源】同上。

六、烂喉痧预防方△

【组成】板蓝根9克　金银花9克　蒲公英9克　甘草3克

【功效】预防烂喉痧。应注意避免与病人接触，如已接触，可用本方预防之。

【用法】水煎 2 次，合在一起，分 3 次服，连服 3 至 5 天。

【来源】同上。

七、邪在卫分方△

【组成】金银花　连翘　薄荷　板蓝根　山豆根　豆豉　射干　天花粉　荆芥穗　牛蒡子　桔梗　鲜芦根

【功效】辛凉透解，清热解毒。

【主治】烂喉痧，邪在卫分者。症见：恶寒发热，头疼恶心或有呕吐，咽红肿痛，目赤发干无泪，偶有呛咳。舌红、苔薄黄或薄白，脉多浮数。

【加减】如高热、咽痛、便秘，可加紫雪散分匀冲服。

【来源】北京名老中医梁宗翰（杨淑勤，等．北京市老中医经验选编第二集．第 1 版．北京出版社，1986）。

八、邪在气营方△

【组成】生地　生石膏　白茅根　薄荷　竹叶　石斛　牡丹皮　知母　玄参　山豆根　鲜芦根

【功效】清热解毒，气营两清。

【主治】烂喉痧，邪在气营者。症见：壮热，口渴，烦躁，甚则神昏谵语，咽喉肿痛加剧，重则腐烂。舌红绛，苔黄燥，脉数。

【加减】如苔黄而干，气分热盛者，重用生石膏；舌绛苔少，营分热盛者，重用生地、牡丹皮；如神昏谵语、邪陷心包加安宫牛黄丸。

【来源】同上。

九、热毒炽盛方[△]

【组成】金银花　连翘　白茅根　鲜生地　板蓝根　石斛　玄参　牡丹皮　生石膏　竹叶　川黄连　紫雪丹　锡类散（吹喉）

【功效】清营解毒。

【主治】烂喉丹痧热毒炽盛者。症见：高热口渴烦躁，咽喉肿痛加剧，甚则腐烂，斑疹密布，壮热有汗。皮肤丹赤，舌红绛状如杨梅，口围苍白，苔黄起刺，脉数有力。

【来源】同上。

十、邪毒内陷方[△]

【组成】鲜生地　牡丹皮　赤芍药　金银花　玄参　麦冬　川黄连　丹参　紫草　紫雪散　安宫牛黄丸

【功效】清营凉血开窍。

【主治】烂喉丹痧，邪毒内陷者。症见：高热不解，神昏谵妄，口干喉烂。舌红绛或生芒刺，苔褐或黑，脉数。

【来源】同上。

十一、善后方[△]

【组成】生地　寸麦冬　玄参　知母　天花粉　石斛　白芍药　沙参　炙甘草

【功效】养阴泻热。

【主治】烂喉痧症后阴液耗损，余热未尽者。症见：神倦，食少，午后身热，咽腐持久不愈。皮肤干燥脱屑，舌干而红，脉细数。

【注意】丹痧初起以透解为是，但透邪切忌辛温，只宜辛凉透达；中期多宜清热解毒，不可再用表散，否则火得风煽，邪势鸱张。唯亦不可单投寒凉或攻下之剂，致使温毒无从外达，而反内陷为患。

【来源】同上。

小 儿 厌 食

厌食，又名不嗜食，不思食，或叫"哺露"，即恶食。其表现为食欲不振而不欲纳食。小儿脾胃稚弱，易为寒热、乳食所伤，脾胃伤则不思食，或兼食而不化及消瘦等症。厌食症在最初阶段损伤机体并不明显，只要及时处理即不易致病。如迁延日久，势必壅塞郁滞，影响消化吸收营养运行和储藏代谢等生理功能，亦为小儿疳积病因之一。

一、王氏厌食方[△]

【组成】建曲　草蔻　焦术　砂仁

【主治】小儿厌食症。

【加减】如症见脾气虚弱、运化无力者，加黄精、紫草；如伴夜眠不佳者，加青黛、竹茹、钩藤；如伴咳嗽痰盛者，加乌梅、化橘红、莱菔子；如系热证呕吐者，加竹茹、藿香；如系寒证伴呕吐者，加半夏、生姜、伏龙肝。

【注意】王老医生认为此类患儿总的看来是虚证，并有兼肝郁者。患儿是虚证，不宜多用克伐之品，否则更虚其虚矣。

【来源】北京名老中医王鹏飞（孙燕华，等．王鹏飞医生临床经验．北京市老中医经验选编．第1版．北京：北京出版社，1980）。

二、健脾消食汤（膏）

【组成】党参5克　白术5克　茯苓5克　炙甘草1克

陈皮 5 克　藿香 5 克　生三仙各 5 克　生姜 3 克　红枣 5 个

【主治】脾胃虚弱，食欲不振，见食生厌，面黄肌瘦，湿盛中满者，或腹胀便溏，舌苔厚腻，由于伤食停滞脾不运化者。

【加减】气虚表弱时易感冒，或自汗者加生黄芪 5 克；大便溏泻者加怀山药 5 克、乌梅 5 克。

【用法】每天 1 剂，煎 2 遍和匀，日服 3 次，食前 1 小时服，或用 10 剂煎 3 遍，浓缩 300 毫升，加白糖 50 克，煎成膏，瓷罐收贮，每取 5~10 毫升，日 3 次，食前 1 小时服。

【注意】忌甜食、油腻，不吃零食，按时进餐。

【来源】中国人民解放军总医院陈树森主任医师、教授（陈树森．陈树森医疗经验集萃．第 1 版．人民军医出版社，1989）。

三、消积散

【组成】焦六曲、焦山楂、焦麦芽各 4.5 克　鸡内金 1.5 克　枳壳 3 克

【功效】消食导滞。

【主治】小儿厌食之实证型。症见食欲减退，腹痛拒按，烦躁哭闹，或伴呕吐，大便臭秽，舌苔黄腻，脉象弦滑。

【加减】若兼有便秘，可配用外敷硝金散消积通便：皮硝 15 克　鸡内金、冰片各 1.5 克共研末，每次 9 克，用纱布袋包，睡前贴脐处。

【用法】上药共研细末，每日 1 剂，包煎，加水 500 毫升，煎至 100 毫升，分 3 次服，病情严重者，用量可加倍。

【来源】浙江名中医舒鸿年［沈学敏．舒鸿年治疗小儿厌食证的经验．浙江中医杂志，1987，22（9）］。

四、健消散

【组成】焦白术、茯苓各 4.5 克　枳壳、砂仁各 1.5 克

【功效】健脾消食。

【主治】小儿厌食之虚中夹实型。症见不思乳食，面色萎黄，困倦乏力，大便溏薄或夹有乳食残渣，或兼见呕吐，舌质淡，苔白厚腻。

【用法】用消积散用法。

【来源】同方三。

五、黎氏自拟厌食方[△]

【组成】人参（暑天用西洋参）4 克（另炖，如无人参可倍用党参代之）麦冬 8 克　五味子 4 克　白术 4 克　白芍 8 克　龙骨 10 克　独脚金 6 克　鸡内金 4 克

【功效】健脾胃、益气阴、消积滞。

【主治】小儿厌食症。

【加减】脾阳虚者，加益智仁温肾以暖土；热象明显者，可加少量黄连以苦降泄热；便秘者，可酌用胖大海以润肠通便。

【注意】除药物治疗外，尚可配合饮食疗法。以腊鸭肫（或鲜品）一个（切碎），怀山药 10 克，苡仁 10 克，大米适量，文火煮稀粥，有健脾开胃、益气生津之功，暑天烦渴者服之尤佳。

【来源】名中医黎炳南（黎世明．名医特色经验精华．第 1 版．上海中医学院出版社，1987）。

六、消食散

【组成】厚朴 10 克　茯苓 10 克　陈皮 6 克　广木香 6 克

槟榔 10 克　建曲 6 克　谷芽 10 克　麦芽 10 克　石斛 10 克
灯心草 3 只

【功效】消食导滞、行气消积、安神清心热。

【主治】小儿厌食症。

【加减】积滞久而生热化火，可见夜热早凉，口干喜冷饮，临床可酌加生石膏、连翘；如阴虚发热可加地骨皮。乳食壅滞不化，聚湿生痰，肺为贮痰之器，痰阻于肺络，可导致咳嗽气喘诸症，可于方中加姜夏、苏叶、枳壳、桔梗；如见大便干结，状如羊屎者，可加当归、火麻仁等。

【来源】张介安．名医特色经验精华．第 1 版．上海中医学院出版社，1987。

七、三甲散

【组成】炙鳖甲、炙龟板、炙穿山甲、鸡内金、炒槟榔各 30 克　砂仁 12 克　番泻叶 3 克

【主治】小儿厌食实滞型。症见面色苍黄，发干成垄，厌食嗳气，呕吐乳食，咬牙，流口水，腹胀满拒按，腹疼啼叫，寐喜伏卧，大便臭，小便膑，指纹紫青，脉象滑数，舌红，苔白腻。

【加减】若大便干结可少佐清导散（大黄、二丑等量，研为细粉）下之；伴腹疼呕吐者，加白蔻散（白蔻仁 30 克，砂仁 24 克，青皮、陈皮、香附、莪术各 9 克，共研细扮）理气止痛。

同时配合针刺："四缝"穴，每次针一侧，3 日 1 次。

【用法】共研细粉。1 岁每服 1 克，日 3 次，开水冲服。

【来源】荫笃副主任医师（马荫笃．名医特色经验精华．第 1 版．上海中医学院出版社，1987）。

八、马氏经验方[△]

【组成】明党参、怀山药各 9 克　新会皮、乌梅肉各 5 克　炒白术、茯苓各 6 克　甘草 3 克

【功效】平补气阴，调和胃气。

【主治】胃阴不足、脾气虚弱之儿厌食症。

【加减】偏于胃阴不足者，加石斛、麦冬、生谷芽、生麦芽以养胃助运；偏于脾气虚弱者，明党参易党参，酌加黄芪、苍术以甘温运脾。

【注意】对厌食患儿不能强行进食，选择食物以清淡微酸、微咸为宜，少给油炸甘甜厚腻之品，耐心诱导与药物治疗相配合，胃开脾醒，食欲可增。

【来源】名中医马莲湘（盛丽先 . 名医特色经验精华 . 第 1 版 . 上海中医学院出版社，1987）。

九、消积散

【组成】神曲 6 克　谷芽 6 克　麦芽 6 克　焦鸡内金 6 克　焦山楂 9 克　莱菔子 6 克　香附 3 克　陈皮 3 克　炒枳壳 3 克　厚朴 6 克　甘草 1.5 克

【功效】消积和胃，理气止痛。

【主治】消化不良，饮食积滞，纳食不佳，胃脘胀满，按之作痛，大便有不消化之食物。

【用法】每日 1 付，研粗末，水煎，分 3~4 次温服。

【注意】以上为 3 岁儿童用量。

【来源】河南名老中医孙一民主任医师（孙一民 . 消积散 . 临证医案医方 . 第 1 版 . 河南科学技术出版社，1985）。

十、"脾虚夹湿型"厌食方[△]

【组成】川朴花　郁金　炒淡芩　炒白术　炒枳壳　大腹

皮　藿香　姜半夏　茯苓　神曲

【主治】小儿厌食属脾虚夹湿者。

【来源】浙江儿科专家詹起荪教授［余勤．儿科专家詹起荪．浙江中医学院学报，1989，13（4）］。

泄　　泻

泄泻以大便次数增多，便下稀薄，或如水样为特征。小儿脾胃薄弱，无论内伤乳食，感受外邪或脾肾虚寒等，均易引起泄泻。夏秋两季发病较多。常见于西医急、慢性肠炎，肠结核，胃肠神经功能紊乱等疾病。

一、泻痢分解丹

【组成】白芍 15 克　神曲 15 克　炮姜 6 克　枳壳 10 克　焦楂 10 克　川连 3 克　槟榔 10 克　黄芩 10 克　木香 5 克　鸡内金 10 克　当归 6 克　大黄 10 克

【功效】分泻，利水，消坠，化滞。

【主治】泻泄腹胀，厌食溺少，痢疾便频，口苦肢倦。

【用法】共研细面，炼蜜为丸，丸重 3 克。1 岁上下小儿每服半丸，日 2 次；3 岁上下小儿每服 1 丸，日 2~3 次；5 岁上下小儿每服 1 丸半，日 3 次。

【来源】全国著名老中医赵心波教授（中医研究院西苑医院儿科．赵心波儿科临床经验选编．第 1 版．北京：人民卫生出版社，1979）。

二、小儿止泻散

【组成】苍术炭 4.5 克　白术炭 4.5 克　莲子 6 克　炒扁豆 9 克　炒山药 9 克　通草 1.5 克　茯苓 6 克　车前子 4.5 克

（布包）　煨诃子 6 克　煨肉豆蔻 3 克　姜厚朴 4.5 克　甘草
1.5 克

【功效】健脾，利水，止泻。

【主治】小儿腹泻。症见大便溏泻，日数行。

【加减】有惊战者，惊不去则泻不止，当加去惊药治之，
如钩藤、蝉蜕等；有热者，热不清，泻也不愈，如黄连炭即可
清热止泻；消化不良，饮食积滞者，酌加和胃消食药，如谷
芽、麦芽、鸡内金等。

【用法】上药共为细末，每日 1 付，水煎服，分 3~4 次
服完。

【注意】上方为 1 岁儿童用量。

【来源】河南名老中医孙一民主任医师（孙一民．临证医
案医方．第 1 版．河南：河南科学技术出版社，1985）。

三、消食清肠汤

【组成】生三仙各 5 克　秦皮 10 克　乌梅 5 克。

【主治】婴幼儿伤食或湿热蕴结，中焦失宣，以致腹泻溏
便，酸臭异常或带黏液、腹胀、腹痛者。

【加减】大便黏液较多或发热者加黄连 3 克；腹胀或痛者
加厚朴 5 克。

【用法】每日 1 剂，煎 2 遍和匀，日 3 次，食前服之。

【注意】多饮水，节制饮食，忌吃生冷、油腻及不易消化
之食物。

【来源】中国人民解放军总医院陈树森主任医师、教授
（陈树森．陈森树医疗经验集萃．第 1 版．人民军医出版社，
1989）。

四、伤食泻方 △

【组成】陈皮 2~4.5 克　焦山楂 6~10 克　焦槟榔 3~6

克　莱菔子 3~6 克　茯苓 10 克　甘草 3 克

【功效】调中消滞。

【主治】大便溏泻、酸臭，多有食物残渣，奶瓣不化，腹胀拒按，泻后腹胀减轻，舌苔白厚腻或黄白中心厚，脉滑略数。

【加减】腹服腹痛拒按，大便干燥，手足心执，腹部皮肤灼热者是因滞而生内热，方中可加生大黄 1.6 克；兼大便秘结成球或数日不解者可加熟大黄、芒硝通因通用；积食内蕴日久者，不可猛攻，可加黄连、大黄炭，或汤药配合肥儿粉（焦山檀、焦槟榔、大黄炭、炮姜）一捻金导下化滞；若伤食生冷加生姜温中散寒；若腹胀多气，大便秘结，为脾湿气滞，加枳壳 3~4.5 克或陈皮 3~6 克，理气化湿祛滞，宽中消胀；若呕吐酸臭，胃热上逆者，可用生大黄 0.9~1.6 克，清胃热降逆导下，常佐以生姜辛散止吐；若脾胃虚弱，今又伤食，为虚中夹实，宜先清后补，先用调中尅消，得通下后再以四君子汤缓补中虚。

【来源】北京名老中医祁振华（邵慧中．祁振华医生临床经验．北京市老中医经验选编．第 1 版．北京：北京出版社，1980）。

五、脾虚泻方[△]

【组成】党参 4.5 克　茯苓 7.5 克　白术 6 克　苍术 3 克甘草 3 克

【功效】健脾补中。

【主治】大便稀泄溏薄，腥而不臭，呈淡黄色或白色，面色萎黄，虚汗出，四肢无力，腹痛时作时止，喜按，食欲不振，食后即便，全身可有不同程度的虚象，如精神疲倦，面黄肌瘦，形神怯弱。苔薄白、质淡，脉多沉。

【加减】脾虚为主兼受寒者，可于方中选加炮姜 1.5～3 克，或生姜 4.5 克，小茴香 4.5 克温中散寒；若有浮肿，并见虚汗、盗汗者，可加生芪、鳖甲、地骨皮、五味子等益气养阴之品；中成药常用启脾丸、香橘丹等。

【来源】同方四。

六、实热泻方△

【组成】藿香 10 克　丁香 1.5 克　赤石脂 10 克　莲肉 10 克　伏龙肝 10 克　寒水石 10 克

【功效】清热健脾，和胃固肠。

【主治】面赤颧红，身热无汗，腹胀拒按，口渴欲饮，或烦渴引饮，下利稀薄秽臭，或暴注下迫，大便呈黄水样，小溲短赤，常伴呕吐，苔黄腻，舌质红或绛而干，脉浮洪数或浮弦而数，口唇焦赤，上腭前后红，中柱前可淡白，臼齿处黄白或红。重者哭啼无泪。

【加减】发烧高者，加青黛 3 克或寒砂散 3 克（分 3 次冲服）。呕吐者，加竹茹 6 克；腹胀、腹痛者，加木香 3 克、砂仁 3 克；泻重者，加五倍子 3 克、芡实 10 克；黏便或血便者，加地榆 10 克、椿皮 10 克；咳嗽者，加木瓜 10 克、乌梅 10 克；食欲差者，加草蔻 3 克、建曲 10 克；惊或抽风者，加钩藤 10 克、木瓜 10 克、益元散 10 克；口疮者，加青黛 3 克、金果榄 10 克。

【来源】北京名老中医王鹏飞（孙燕华，等．王鹏飞医生临床经验．北京市老中医经验选编．第 1 版．北京：北京出版社，1980）。

【附】寒砂散配方：寒水石 500 克、朱砂 6.2 克、雄黄 15 克共研细面。服法：1 岁以下每次服 1.0 克，1 岁以上每次服 1.5 克，日 2 至 3 次。

七、虚寒泻方[△]

【组成】肉桂 3 克　肉蔻 6 克　赤石脂 10 克　丁香 1.5 克
莲肉 10 克　寒水石 10 克

【功效】扶脾助胃，温中固肠。

【主治】面色苍白或青灰，肌肤松弛，皮花肢冷，甚则厥
逆，露睛口张，目凹囟陷，精神委靡，哭声低微，下利清稀，
完谷不化，昼夜频数，纳差或食下即吐，苔薄白，舌质淡，脉
沉微弱，上腭二白齿部及中柱发白或乳白，前后腭粉红或
淡白。

【加减】发烧高者，加藿香 10 克；呕吐者，加草蔻 6 克
伏龙肝 10 克；其余加减同实热泻方。

【来源】同方六。

八、治小儿受寒水泻不止方

【组成】白胡椒 5 粒　炮干姜 1 克　正官桂 7 克　炒雄黄
粉 1 克

【主治】小儿受寒水泻不止。

【用法】上列各药，共碾成极细粉，用脱脂棉包裹如小球
状备用。将药棉球放在患儿脐孔中，外用胶布贴紧，并用手指
在胶布外面对准脐孔按一下。通常上午贴后，下午腹泻即逐渐
减少次数，晚间即停止泄泻。次晨即可将所贴之药去掉。

【来源】安徽中医学院查少农教授（查少农 . 介绍内病外
治验方十则 . 当代名老中医临证荟萃第 1 册 . 第 1 版 . 广东科
技出版社，1987）。

九、健脾粉

【组成】党参 120 克　白术 120 克　茯苓 120 克　甘草 30

克　黄芪 120 克

【功效】补中益气，健脾止泻。

【主治】脾胃虚弱，脾虚泄泻。

【用法】上药共研细面，过筛为散。2 岁以下每次 1～2克，日 2 次；2 岁以上的加量；6 岁以上者，每次 3 克，日2 次。

【来源】北京著名老中医祁振华主任医师（邵慧中．祁振华临床经验集．第 1 版．沈阳：辽宁科学技术出版社，1985）。

十、小儿腹泻方

【组成】防风 5 克　乌梅 5 克　甘草 5 克　桔梗 3 克　葛根 10 克　生山楂 10 克　谷麦芽各 10 克　扁豆衣 10 克　黄芩10 克　黄连 2 克　陈石榴皮 10 克

【功效】祛风、清热、健脾、利湿。

【主治】腹泻病程较短，泻下稀薄或秽臭，舌苔薄白或腻，无论是六淫外感或是伤食均宜使用。

【加减】湿盛苔腻，加厚朴、马齿苋；尿少，加赤茯苓、车前子；阳虚舌淡可去芩、连，加炮姜、黑附块。

【来源】徐小洲．名医特色经验精华．第 1 版．上海中医学院出版社，1987。

十一、加减六神汤

【组成】山药　苡米　扁豆　茯苓　橘红　甘草

【功效】甘淡健脾，平补脾胃。

【主治】脾虚泄泻及一切脾虚胃弱之疾。

【来源】甘肃名老中医席梁丞主任医师（王自立．中国现代医学家丛书之一——著名中医学家的学术经验．第 1 版．长沙：湖南科学技术出版社，1984）。

十二、温中健脾汤

【组成】煨肉豆蔻 10 克 煨木香 10 克 焦白术 10 克 肉桂 10 克 焦楂炭 10 克 姜汁炒川连 5 克

【功效】温中健脾。

【主治】小儿久泻。

【加减】如需利水湿者，可酌加茯苓、泽泻；如需消食积者，可酌加炮姜炭、炙鸡内金。

【用法】上药用水浸泡 30 分钟，再煎煮 20 分钟，每剂煎 2 次，将 2 次药液混合。每日 1 剂，日服 3~4 次。

【注意】小儿脐腹必须保暖。

【来源】江苏名中医吴克潜〔吴克潜. 温中健脾汤. 中医杂志，1988，29（7）〕。

十三、四时泄泻验方△

【组成】藿香 苍术 茯苓 防风 焦楂 乌梅 黄连 白芍 甘草

【功效】清热化湿，分别清浊，健脾和胃。

【主治】小儿泄泻。本方适用于四时腹泻，尤以湿热泻为宜。主证：大便次数多，便中兼有奶瓣及黄黏物、如蛋花样或黄绿水沫，尿少腹胀，舌红苔白厚或黄腻，脉弦滑数。

【加减】夹有低热表邪者，加苏叶、藿香、防风合力透邪。呕吐甚者加苏梗，顺气降逆与黄连共同宣畅中焦，兼咳嗽者，加苏梗、杏仁以宣肺利气。尿少加滑石块或通草以分利化湿。泻久不愈，湿邪偏重者加炒扁豆、苡米以助苍术、茯苓健脾化湿之力。久泻脾虚减黄连、焦楂，加党参、伏龙肝或诃子或米壳，以收敛肺肠止泻，婴幼儿久泻不止，除用收敛药外，适当加助脾阳益下焦之品，如吴萸、丁香等。秋季腹泻多偏寒湿，上方可减去黄连、焦楂，加伏龙肝、炒扁豆，甚至白术、党参亦可用。

【来源】名中医宋祚民［宋祚民. 小儿泄泻验方一则. 浙江中医学院学报，1986，10（5）］。

十四、山药糕

【组成】山药　莲肉　茯苓　麦芽　楂肉　车前子　苏叶陈皮

【主治】小儿慢性腹泻，消化不良。

【用法】研细炒香，服时用开水调如糊状，亦可做饼于饭上蒸熟随其所喜加入糖、麦乳精、咖啡等，适宜久服。

【注意】小儿无知，常拒服药，虽捏鼻撬口强行灌入，又入口则吐，入胃则呕。为此陈老配制了一些食物性药物或无大气味之药物组成经验方，药味芳香，酸甜可口，营养丰富，患儿喜食，疗效颇佳，深受病家欢迎。

【来源】吉林名老中医陈有恒副主任医师（高光震，等. 吉林省名老中医经验选编. 第1版. 吉林科学技术出版社，1985）。

小 儿 疳 积

疳积是指小儿脾胃虚损，运化失宜，吸收功能长期障碍，脏腑失养，气液干涸，形体羸瘦，饮食不养肌肤，影响生长发育，病程较长的一种慢性疾患。本证多见于三岁左右的婴幼儿。临床以不同程度的形体干枯羸瘦，气血不荣，头发稀疏，精神疲惫，腹部胀大，青筋暴露；或者腹凹如舟，饮食异常等为其特征。多由于喂养不当、或某些疾病的影响，而引起脾胃功能障碍、消化吸收和利用不能满足机体需要。相当于西医的营养不良，是一种慢性营养障碍疾病。

一、磨积散

【组成】鸡内金30克　生谷芽30克　焦麦芽30克　生黄芪25克　胡连12克　五谷虫30克　蜣螂30克

【功效】扶脾健胃，清虚热，消疳积。

【主治】小儿疳积。症见尿如米泔经常发热，继之面黄肌瘦，腹大青筋，嗜凉多饮，小便清长，皮肤干燥，毛发稀疏竖立，结膜干燥，角膜软化，困倦多眠，肢体浮肿，大便稀溏或干如羊粪。

【加减】如有结膜干燥，角膜软化时，可加谷精草、菟丝子，重者可加枸杞子；如系脾虚腹泻可酌加茯苓、白术等，此外还可加用当归补血。

【用法】共研成细面，每晚服3~6克，用红糖水调服之。

【来源】北京同仁医院陆石如主任医师（张永玠．陆石如医生临床经验．北京市老中医经验选编．第1版．北京出版社，1980）。

二、小儿健脾散

【组成】党参60克　神曲30克　胡连30克　炒鸡内金90克　三棱60克　莪术30克　青皮30克　使君子60克　二丑60克　枳壳60克　川朴30克　青皮60克　苍术60克槟榔60克　炒麦芽90克　大黄90克　草果60克　灵脂60克

【功效】化积杀虫，健脾和胃。

【主治】小儿疳积，面黄身瘦，不思纳食，颈细腹大，喜食异物，兼有蛔虫。

【用法】以上19味共轧细面，每300克兑冰片1.5克，每包重0.6克。1周内小儿可每次服半包，日2次；3周内小儿每服 1 包，日服 2 次；5 岁上下之小儿可每服 2 包，日 2 次。

【来源】全国著名老中医赵心波教授（中医研究院西苑医院儿科．赵心波儿科临床经验选编．第 1 版．北京：人民卫生出版社，1979）

三、加减肥儿丸

【组成】台党参 7.5 克　白术土炒 15 克　茯苓 15 克　炙甘草 4.5 克　胡黄连 15 克　麦芽 15 克　焦山楂 10 克　神曲 10 克　焦槟榔 10 克　使君子肉 15 克　芦荟 4.5 克　五谷虫 10 克　焦鸡金 12 克　青皮 6 克　陈皮 6 克　砂仁 10 克

【功效】健脾扶正，消积杀虫。

【主治】小儿五疳，食积，不思乳食，肚大青筋者，虽重可治。药后如下黑色黏滞粪便，即为积化病去。

【用法】共研细末，煮黄米糊为丸，如黍米大，每服 30 丸，米汤送下。

【来源】新疆维吾尔自治区著名老中医成孚民主任医师（成孚民．成孚民医案医活．第 1 版．乌鲁木齐：新疆人民出版社，1986）。

四、肥儿粉

【组成】焦山楂 120 克　大黄 90 克　焦槟榔 90 克　炮姜 21 克

【功效】清热导下。温中化滞。

【主治】肠胃积滞，伤食吐泻，饮食失调所引起的疳积。

【用法】上药共研细末，过筛为散。3 岁以内，每日 1~2 克，分 2 次服；3 岁以上，量酌增。

【来源】北京著名老中医祁振华主任医师（邵慧中．祁振华临床经验集．第 1 版．沈阳：辽宁科学技术出版社，1985）。

五、祁氏经验方一[△]

【组成】白术 21 克　苍术 21 克　甘草 15 克　玉竹 30 克

【功效】健脾益胃。

【主治】脾胃虚弱型。表现为面色萎黄，形体消瘦，困倦，厌食，时有肠鸣、腹胀，全身皮肤干燥，毛发黄干而枯，视力呆滞，神气怯弱，脉多呈微缓、微细。

【用法】上药研极细末，每服 3 克，日 2 服，服 10~15 天。

【来源】同上。

六、祁氏经验方二[△]

【组成】阿胶 4.5 克　甘草 4.5 克　党参 6 克

【功效】培补本元。

【主治】气血衰微，脾胃虚弱不运型。主要症状为面色㿠白，形神憔悴，毛发干枯，消瘦，喜啼哭，声音嘶哑，择食，四肢欠温，呼吸气短，睡眠不实，腹泻或津液亏少而大便干燥，脉微弱或沉弱，舌苔干而少津。全身明显衰弱，为虚羸之重症。

【用法】上方可投以汤剂，每日 1 剂，3~5 日后病情减轻，可酌情增减其用量。

亦可以将上方十倍量，制成散剂，每服 1.5 克，日 3 服，连续服用 10~15 日，取效后，酌减药量。

【来源】同上。

七、祁氏经验方三[△]

【组成】党参 9 克　生芪 6 克　五味子 4.5 克

【功效】益气固脱。

【主治】虚损至极，形将脱败者，临床表现为面色苍白，毛发枯槁，大肉已脱，肌肤甲错，泪竭声嘶，四肢厥冷，午后潮热，乏力倦怠，烦扰不安，昏睡露睛，脉现迟涩，或浮大无力，舌干而少津，质淡。

【用法】浓煎频频与服，1 日尽剂。

【来源】同上。

八、消积健脾片

【组成】茯苓 30 克　神曲 30 克　胡连 18 克　炒鸡金 6 克　橘皮 18 克　莪术 15 克　桃仁 10 克　三棱 15 克　使君子 60 克　芦荟 24 克　大黄 18 克　木香 10 克

【功效】消积痞，除腹胀，杀虫开胃。

【主治】面黄肌瘦，腹胀烦躁，食欲不振，二便不调。

【用法】上药共研极细面，轧成片，每片重 0.6 克。1 岁内小儿每服 1 片，日 2 次；3 岁内小儿每服 1 片半，日 2 次；5 岁上下小儿每服 2 片，日 2 次。

【来源】同方二。

九、小儿疳积重症方

【组成】煅石燕、煅石决、煅牡蛎、使君子各 30 克　胡黄连、川厚朴、鸡内金各 15 克

【功效】理脾杀虫，涵肝软坚。

【主治】重症疳积，腹胀如鼓，青筋暴露，饮食不进，头发焦稀，甚至夜盲，或两目生翳（眼疳），或牙龈腐烂，穿腮脱齿（牙疳）。

【加减】眼疳加密蒙花、杭菊花、明夜砂，牙疳加紫草、赤芍、生地，外点《金匮》小儿疳积蚀齿散。

【用法】研末，每日 6~12 克，猪肝蒸服。

【来源】名中医欧阳履钦（卢祥之.名中医治病绝招续编.第 1 版.北京：中国医药科技出版社，1989）。

十、尚氏验方[△]

【组成】鸡内金 150 克　　五谷虫 150 克

【主治】小儿营养不良症。

【用法】先把两药烘干，然后碾成细粉，再用细筛筛成细面。每日 3 次，每次服 3 克，用开水调服。

【来源】名中医尚志钧（卢祥之.鸡内金、五谷虫治小儿营养不良.名中医治病绝招.第 1 版.北京：中国医药科技出版社，1988）。

十一、化疳散

【组成】五谷虫 90 克（炒）　　望月砂 60 克（炒）　　使君子 60 克（去壳煨）　　白茯苓 30 克　　白术 30 克（土炒）　　黄连 15 克（姜汁炒）

【功效】健运传化，泄热除蒸，兼以驱虫。

【主治】小儿疳证。

【用法】共研极细末，萆薢 10 克煎浓汁调服，每次 1 至 3 克，1 日 3 次。

【来源】江西波阳县清末名医章穆（王武振.儿科证治三要.杏林医选一江西名老中医经验选编.第 1 版.南昌：江西科学技术出版社，1987）。

十二、龚氏疳积方[△]

【组成】鸡矢藤 30 克　　鱼鳅串 30 克　　侧耳根 30 克　　隔山撬 30 克　　车前草 30 克

【功效】健脾和胃，消食利水。

【主治】小儿疳积。

【加减】大便溏泻者加石菖蒲 10 克、灯心草 15 克；小便清长者去车前草。

【注意】鱼鳅串即马兰，侧耳根即鱼腥草，隔山撬即隔山消、隔山锹。

【来源】四川名老中医龚志贤研究员（龚志贤. 龚志贤临床经验集. 第 1 版. 北京：人民卫生出版社，1984）。

十三、治疳甲方（董氏家传方）

【组成】煨三棱　煨莪术　炙干蟾皮　炒青皮　陈皮　木香　醋炒五谷虫　胡连　佛手　焦三楂　炒莱菔子

【功效】以消为主。

【主治】疳积已成，腹部鼓硬，而形体尚实者。

【来源】儿科名医董廷瑶主任医师（宋知行. 中国现代医学家丛书之二——著名中医学家的学术经验. 第 1 版. 长沙：湖南科学技术出版社，1984）。

十四、治疳乙方（董氏家传方）

【组成】米炒党参　土炒白术　茯苓　清甘草　陈皮　炒青皮　醋炒五谷虫　神曲　煨三棱　煨莪术

【功效】半补半消，消补兼施。

【主治】疳积已久，体质较虚，或服消疳药后其疳渐化。

【来源】同上。

十五、治疳丙方（董氏家传方）

【组成】米炒党参　土炒白术　茯苓　清甘草　陈皮　山药　炒扁豆　五谷虫　神曲

【功效】调补为主，掺入少量消导之品以去余积。

【主治】疳疾渐趋痊愈之时。

【注意】在服用甲、乙、丙三方汤剂的同时，必配针刺四缝穴，并需适当忌食，亦为重要的辅疗。针刺四缝，是以三棱针刺入穴位，挤出稠黏液，间日或3~4日1次，一般3至5次，迨液少见血为止。考四缝与三焦，肾命和大小肠有内在联系，针治具有调整三焦、扶元理肠的功用。忌食之品，如麦豆诸物，壅雍碍气；炒贷香食，气燥灼津；甘腻之糖果，伤阳之冷饮，亦在所禁。暂忌一月左右，则有利于脾胃化机之恢复。

【来源】同上。

惊 风

惊风又称"惊厥"，民间俗称"抽风"，临床上以抽痉或伴神昏为其特征。在任何季节、很多疾病中都可发生，一般以1~5岁婴幼儿为多见，年龄越小，发病率越高。惊风可分为急惊风与慢惊风两大类，急惊风发病大多暴急，慢惊风一般多由久病而来，也可由急风转变而成。若慢惊风进一步发展，病久延绵不愈，阳气衰败，虚风内动者，则称"慢脾风"，是慢惊风中的危重证候，总之，惊风病势突然，来势凶险，变化迅速，往往威胁小儿生命，为儿科危重急症之一。

一、镇惊汤

【组成】钩藤5克 薄荷1.5克 蝉蜕1.5克 僵蚕3克 芦根9克 地龙3克 天竺黄5克 茯神5克 琥珀1克

【功效】清热息风，镇惊安神。

【主治】小儿惊风。症见惊战、抽搐、烦躁、睡眠不宁。

【注意】方中为1岁儿童用量。

【来源】河南名老中医孙一民主任医师（孙一民．临证医案医方．第 1 版．河南科学技术出版社，1985）。

二、赵氏经验方[△]

【组成】天麻 3 克　钩藤 6 克　银花 10 克　桃仁 3 克　炒栀子 3 克　天竺黄 10 克　僵蚕 6 克　全蝎 2.4 克　薄荷 1.5克　芥穗 3 克

【主治】小儿惊风。

【用法】并加用定搐化风锭，每服 1 丸，日 2 次。

【来源】全国著名儿科专家赵心波教授（中医研究院西苑医院儿科．赵心波儿科临床经验选编．第 1 版．北京：人民卫生出版社，1979）。

三、清热息风锭

【组成】钩藤 15 克　全蝎 20 条　僵蚕 10 克　南星 10 克炒山栀 6 克　橘红 6 克　麻黄 6 克　桃仁 6 克　葶苈子 10 克甘草 6 克　生石膏 60 克

【功效】退烧，镇惊，息风，消炎。

【主治】喘憋气促，痰壅高烧，惊厥抽搐。

【用法】共研细面，兑麝香 1 克，牛黄 1 克，羚羊面 1 克，冰片 1.2 克，炼老蜜为丸，丸重 1.5 克，朱砂为衣，蜡护外。一岁上下小儿每服 1 丸，日服 2 次 3 岁以下小儿每服 1 丸半，日 2 次；5 岁以上小儿每服 2 丸，日 2 次。

【来源】同上。

四、甲壬金散

【组成】天竺黄 10 克　广橘红 10 克　银花 10 克　麻黄 6克　桃仁 6 克　杏仁 10 克　栀子 10 克　川连 10 克　浙贝 15克　全蝎 10 克　羌独活各 6 克　锦纹 30 克　赭石 10 克　朱

砂 30 克

【功效】清热解毒，息风镇惊，化痰止搐。

【主治】小儿高烧抽风，谵妄昏迷，咳嗽痰壅，鼻煽气粗，斑疹不透等。

【用法】共研极细面，每 30 克加羚羊角 2.4 克，犀角面 1.5 克，牛黄 5 克，麝香 2.4 克，珍珠 1.8 克，琥珀 5 克。冰片 1 克。小儿每服 0.3 克，日 3 次。大儿酌加至每服 0.4～0.6 克。

【注意】目前细料药供不应求，可采用壬金散原方，每 30 克草药面兑：羚羊粉 1.5 克，水牛角面 3 克，冰片 1 克，牛黄 3 克。共研匀，应用同前。

【来源】同上。

五、慢惊风方△

【组成】人参 3 克　白术 6 克　肉桂 2.4 克　黄芪 10 克　阿胶 6 克　炙甘草 3 克　橘红 5 克　僵蚕 6 克　茯苓 10 克　天麻 5 克

【功效】扶正止抽，固气息风。

【主治】形体瘦弱，小抽无力，阴虚液亏，元阳欲脱的慢惊风。

【来源】同上。

六、温潜方△

【组成】淡附片 5 克　杭白芍 9 克（炒）　　茯苓 9 克　煅牡蛎 18 克（先煎）　灵磁石 12 克（先煎）　生白术 9 克　山萸肉 6 克　浮小麦 9 克　细辛 1.8 克　淡干姜 2.4 克　炙草 3 克　肉豆蔻 4 克

【主治】幼儿入睡惊厥。

【来源】上海名中医徐小圃先生（卢祥之．名中医治病绝招续编．第1版．北京：中国医药科技出版社，1989）。

七、小儿慢脾风方△

【组成】丁香9克　吴萸9克　钩藤6克　肉桂6克　干姜9克　胡椒6克

【功效】回阳逐寒，恢复脾肾功能。

【用法】急煎，频频灌服。

【注意】赵老用此方治一3岁男童，1剂抽止，2剂神佳，后用参苓白术散开水调服，每日3克，分3次服，调理半月而痊愈。

【来源】河南名老中医赵清理主任医师（赵清理，等．临证心得选．第1版．河南科学技术出版社，1984）。

八、清宫粉

【组成】广郁金30克　黄芩30克　生栀子30克　黄连30克　寒水石30克　琥珀1.5克　玳瑁30克　朱砂1.5克冰片9克

【功效】清热、凉血、镇惊。

【主治】小儿热性病高热、惊厥。

【用法】上药共研极细面，过筛为散。1~5岁，每次服0.6~1克，每日2次。

【来源】北京名老中医祁振华（邵慧中．祁振华临床经验集．第1版．沈阳：辽宁科学技术出版社，1985）。

九、红雪丹

【组成】生石膏144克　玄参48克　寒水石144克　升麻48克　元明粉480克　火硝96克　磁石144克　甘草24克滑

石 144 克 朱砂 4.5 克 木香 15 克 沉香 15 克 丁香 3 克麝香 0.9 克

【功效】清热镇惊，芳香开窍。

【主治】高热所致的神昏谵语，狂躁不安，颈项强直，咽痛，口渴，便干，溲赤。亦适用高热惊风、小儿痘疹热盛。

【用法】上药共研极细面，过筛为散。1~5 岁，每服 1~2 克，每日 2 次，温水送下。

【来源】同上。

小 儿 癫 痫

小儿癫痫，即中医的"痫证"。是一种发作性神志异常疾病。临床以突然仆倒，昏不知人，口吐涎沫，两目上视，四肢抽搐，或作猪羊叫声，发过即苏，复如常人为特征。

一、马氏癫痫方△

【组成】蚤休（七叶一枝花根）9 克 石菖蒲 6 克 天麻 6 克 胆星 6 克 制天虫 6 克 地龙 6 克 代赭石 15 克（先煎） 白金丸 3 克（另吞）

发作时加紫金锭 0.3 克，即研灌服。

以上为学龄前儿童量。

【功效】豁痰开窍，息风定痫。

【主治】小儿癫痫休止时。

【注意】发作时若昏迷抽搐时间较长（超过 1 分钟），可用紫金锭 0.3 克，即研灌服，使之苏醒。继以本方每日 1 剂，3 个月为 1 疗程。服药期间可减少发作次数，减轻发作程度，渐至痊愈。

附：白金丸（白矾去痰、郁金去瘀），为古代治癫之有效成方。

【来源】浙江儿科专家马莲湘教授〔盛丽先．马莲湘儿科临床基本方选．浙江中医学院学报，1988，12（6）〕。

二、赵氏方一[△]

【组成】青礞石 10 克　石决明 12 克　天麻 6 克　天竺黄 10 克　胆南星 6 克　钩藤 3 克　全蝎 2.4 克　僵蚕 6 克　代赭石 10 克　南红花 5 克　桃仁 3 克　半夏 5 克

【主治】小儿癫痫，痰火盛者用之宜，即阳痫、痰痫之类。

【来源】著名儿科专家赵心波教授（中医研究院西苑医院儿科．赵心波儿科临床经验选编．第 1 版．北京：人民卫生出版社，1979）。

三、赵氏方二[△]

【组成】生石决明 12 克　天麻 6 克　蜈蚣 2 条　广郁金 10 克　南红花 5 克　菖蒲 6 克　僵蚕 6 克　胆草 5 克　神曲 10 克　桑枝 10 克　全蝎 3 克　朱砂 1.2 克（分冲）

【主治】小儿癫痫，肝风盛者用之宜，即惊痫、羊痫。

【来源】同上。

四、赵氏方三[△]

【组成】钩藤 5 克　半夏 3 克　全蝎 1.5 克　南红花 5 克桃仁 3 克　天麻 6 克　僵蚕 6 克　生侧柏 10 克　珍珠母 10 克煅牡蛎 10 克　远志 6 克

【功效】息风止搐，疏络活血。

【主治】癫痫小发作，症见短暂的意识障碍，目呆直视或头向前倾。

【来源】同上。

五、加减千金龙胆汤

【组成】龙胆草9克　钩藤6克　天麻6克　柴胡6克
黄芩6克　赤芍6克　胆南星6克　远志6克　地龙6克　甘
草3克

【功效】清肝泄热，祛痰定搐。

【主治】癫痫发作，症见：突然昏倒，面色发红，手足抽
搐，口吐涎沫，片刻即醒，一如常人，平时眠食正常，二便无
异，脉象平和，舌苔正常。

【加减】痰多、大便干燥，加青礞石9克、熟大黄6克；
痰多、头痛，加天竺黄6克、野菊花9克；纳差、腹胀，加炒
神曲9克、枳实6克；热重、烦躁，加连翘9克、山栀子
9克。

【来源】著名儿科专家王伯岳研究员（王伯岳．中医儿科
临床浅解．第1版．北京：人民卫生出版社，1976）。

六、加减涤痰汤

【组成】石莲子9克　连翘9克　姜半夏6克　胆南星6
克　橘红9克　枳实6克　茯苓9克　菖蒲6克　竹茹3克
甘草3克　天麻6克　钩藤6克

【功效】清心涤痰，理气和中。

【主治】癫痫发作较有频繁，症见：突然昏倒，面色或青
或白，手足抽搐，口吐涎沫，片刻即醒，醒后头昏，痰多，饮
食时好时坏，睡眠不安，脉象弦数，舌苔白滑。

【加减】抽搐较甚，加僵蚕9克、地龙6克，去竹茹、枳
实；汗多、气短，加太子参9克、生龙骨9克、生牡蛎9克，
去枳实；烦躁不安，加酸枣仁9克，去姜半夏；大便干燥，加

全瓜蒌9克。

【来源】同上。

七、加减钩藤饮

【组成】太子参9克　钩藤6克　天麻6克　茯苓9克
菖蒲6克　远志6克　生白芍9克　生牡蛎9克　生麦芽9克
炙甘草3克

【功效】养血柔肝，益气补脾。

【主治】癫痫经常发作，脾胃虚弱，面黄肌瘦，发作时四
肢逆冷，发作后四肢无力，懒进饮食，睡眠不安，脉细数，舌
质红，苔薄黄。

【加减】四肢逆冷较甚、自汗，加制附片6克、桂枝6
克；大便清溏，加陈皮6克、干姜6克；烦躁、睡眠不安，加
莲子肉9克、夜交藤9克；手足掣动、酸软无力，加牛膝9
克、桑寄生9克。

【来源】同上。

八、加减养营汤

【组成】党参9克　白术9克　茯苓9克　当归6克　白
芍9克　法半夏6克　橘红6克　炙甘草3克　天麻6克　桑
寄生9克

【功效】补益气血，增强体质。

【主治】癫痫缓解后，不再经常发作。

【来源】同上。

九、定痫豁痰汤

【组成】明天麻　钩藤　制天虫　地龙　陈胆星　当归
白芍　陈皮　茯苓　郁金

【主治】小儿癫痫。

【注意】本方临床显效率达90%。

【来源】浙江儿科专家詹起荪教授〔余勤．儿科专家詹起荪．浙江中医学院学报，1989，13（4）〕。

十、钩藤散

【组成】青黛3克　钩藤9克　莲子心9克　灵仙9克　天竺黄6克　寒水石12克

【主治】发热，惊厥，神昏，癫痫。

【用法】上药研细面，每次服0.9~1.5克，日服2~3次。

【来源】北京著名儿科专家王鹏飞（北京儿童医院．王鹏飞儿科临床经验选．第1版．北京出版社，1981）。

十一、化痫汤

【组成】广陈皮8克　茯苓20克　焦远志9克　粉甘草6克　姜竹茹8克　炒枳壳8克　天竺黄4克　焦白术9克　姜半夏9克　胆南星6克　白僵蚕10克　石菖蒲8克

【主治】小儿癫痫病情较轻者。

【用法】水煎，每日1剂，分2次温服。

【来源】河南名老中医刘学勤副主任医师、副教授〔刘学勤．癫痫证治．中医杂志，1988，29（2）〕。

十二、化痫散

【组成】白僵蚕20克　淡全蝎20克　青礞石20克　侧柏叶20克　草红花30克　天竺黄10克　姜半夏20克　石决明30克　广地龙20克　明天麻20克　羚羊粉3克　麝香2克

【主治】小儿癫痫。

【用法】共研细面，麝香、羚羊粉另入，兑匀，装入胶囊，分 90 次服，每日 3 次，温开水送。

【注意】病情较轻者，一般单服化痫汤即可，病情较为严重者，可两方交替服用，即 1 天服汤剂，1 天服散剂，若病情特重者，当两方同时服用，疗效比较理想，无副作用。

【来源】同上。

十三、痫可停丸

【组成】柴胡 10 克　荆芥 5 克　天竺黄 10 克　姜半夏 5 克　川芎 5 克　丹参 5 克　僵蚕 2 克　蜈蚣 1 克

【主治】小儿癫痫。

【用法】共为细粉，过 100 目筛，炼蜜为丸，每丸重 1 克，10 岁以下者每服 3~9 丸，日 3 次，姜糖水送服。

【来源】中国人民解放军 151 医院李超［李超．癫痫证治．中医杂志，1988，29（2）］。

十四、风痫方△

【组成】芥穗 6 克　防风 6 克　杭菊花 10 克　白蒺藜 10 克　防己 10 克　白芷 6 克　乌蛇肉 10 克　胆南星 6 克　天麻 6 克　僵蚕 10 克　生牡蛎 15 克　白附子 3 克　地龙 10 克　蜈蚣 1 条　生赭石 15 克　生石决 15 克　青皮 3 克　桑枝 10 克

【功效】疏风定痛，清热安神。

【主治】小儿癫痫风痛型，即头痛性癫痫。症见：面目色青，病发则抽搐僵直，七指屈伸，状如数物，项强气促，不省人事；于发病前后常伴有头痛，眩晕，恶心，吐沫，尿黄，舌质红，少津，脉弦而数。

【来源】北京名老中医袁述章（肖淑琴，等．北京市老中医经验选编．第 1 版．北京出版社，1980）。

十五、食痫方[△]

【组成】酒大黄 3 克　川朴 6 克　槟榔 10 克　莱菔子 6 克
广木香 3 克　麦芽 10 克　苍术 3 克　六神曲 10 克　陈皮 6 克
僵蚕 10 克　地龙 6 克　草河车 6 克　胆星 3 克

【功效】清热导滞，化痰定痫。

【主治】小儿癫痫食痫型，即腹痛性癫痫。症见：痫发之
时，面青腹痛，吞吐不利，如咽食之状，或吐酸臭痰涎，二便
失调。继而两目发直，四肢抽动。未发之时，常面黄腹满，易
饥善食，或嗜食异物。舌苔浊垢，脉象沉滑。

【来源】同上。

十六、痰痫方[△]

【组成】生地 10 克　当归 6 克　白薇 15 克　玉竹 10 克
郁金 10 克　竺黄 10 克　僵蚕 10 克　首乌 10 克　胆星 6 克
草河车 6 克　生龙牡 20 克　钩藤 10 克

【功效】滋阴清热，镇肝息风，祛痰止抽。

【主治】小儿癫痫痰痫型（脑病后并发痰痫）。症见：病
则猝然昏仆，不省人事，痰涎壅盛，角弓反张，或手足瘛疭，
肢体挛急，平素头痛，眩晕，急躁易怒，脉细数而滑。

【来源】同上。

十七、血瘀癫痫方[△]

【组成】当归 15 克　桃仁 10 克　红花 6 克　赤芍 10 克
穿山甲 6 克　水蛭 3 克　槐花 6 克　川芎 3 克　莲花头 3 克
生地 10 克　白薇 10 克　僵蚕 10 克　草河车 6 克　麝香 0.2
克　辛夷花 6 克　生地榆 10 克

【功效】活血通络。

【主治】血瘀型癫痫，即外伤型癫痫。主证：多见发育迟钝，智力低下，面色苍白，哭声发尖；或时见两眼发直、斜视，手足瘛疭或头及身躯前屈，反复点头痉挛等。

【来源】同上。

十八、先天性癫痫方△

【组成】生地黄 15 克　生黄氏 10 克　杭白芍 10 克　乌蛇肉 6 克　茯苓 10 克　锁阳 6 克　党参 6 克　生牡蛎 15 克　生甘草 3 克　当归 6 克　桂枝 3 克　磁石 15 克　全蝎 2 克

【功效】补肾益气，镇肝止抽。

【主治】小儿先天性癫痫（先天性大脑发育不全以及遗传性癫痫）。主证：先天不足者，除见癫痫发作频繁外，一般见有头颅畸形（如小头畸形），神志呆痴，智力低下，发育迟缓，肢体软弱等。遗传受病者，常有不定期突然昏仆，四肢抽动，口吐垂涎，面色发青等证。但平素也有症状不明显者。

【来源】同上。

附：袁述章老医生为方便患儿服药，自配三种丸药，这些丸药，在临床广泛使用，效果满意。简介如下：

1. 清痫丸：明矾、皂角、菖蒲、郁金各等量。

2. 降痫丸：黑白二丑等量，生炒各半。

3. 脑病再生丸：丹参、生地、白薇、玉竹、水红花子、生牡蛎、当归各等量。

以上三方来源同上。

十九、加味四逆散△

【组成】柴胡 4.5 克　枳实 8 克　甘草 1 克　白芍 4.5 克焦神曲、焦山楂、焦麦芽各 10 克

【功效】消积导滞，顺接阴阳。

【主治】小儿食厥（饭后昏厥）

【用法】水煎服。

【来源】河南名老中医赵清理教授（赵清理．临证心得选．第 1 版．河南科学技术出版社，1984）。

二十、雄鼠散

【组成】乳鼠（乘活焙干）60 个　朱砂 4.5 克　琥珀 9 克

【主治】小儿惊痫。

【用法】共研细末，每服 1.5 克（成人服 3 克），开水冲服，日服 3 次。

【注意】本方含有朱砂，不可久服。

【来源】甘肃著名老中医席梁丞［杨发贵．席梁丞学术经验拾萃．新中医，1990，22（6）］。

脑　积　水

小儿脑积水，古名解颅，是由于脑脊液循环障碍，颅内脑积液量增多而产生颅内压增高，脑脊液腔扩大，脑实质被压迫，头颅扩大等病理改变的一种疾病。解颅是以囟门应合不合，反为宽大，头缝开解，头颅逐渐增大，目珠下垂等为特征。重者可影响小儿体格和智力发育，多数患儿在生后六个月以后开始出现明显症状。中医学认为本病病因或为先天胎禀不足，或为生后久病体弱所致。脑为髓海，肾气不足则骨髓之成长充盈受阻，以致囟门宽大、颅缝分离而成解颅。

一、赵氏验方△

【组成】人参（或党参）6 克　炒白术 10 克　茯苓 12 克　熟地 12 克　黄芪 15 克　山药 10 克　当归 6 克　白芍 6 克

炙草 3 克　　石菖蒲 6 克　　黄精 12 克

【功效】温阳补益驱寒。

【主治】脑积水。

【来源】全国著名儿科专家赵心波教授（中医研究院西苑医院儿科．赵心波儿科临床经验选编．第 1 版．北京：人民卫生出版社，1979）。

二、兴阳活络散

【组成】附子　蜈蚣　僵蚕　全虫　土元　乌梢蛇　肉桂制马钱子　鹿茸

【功效】兴阳抑阴，温肾暖脾，活络利水。

【主治】解颅。

【用法】或服以加味三甲散（鸡内金、炮山甲、制鳖甲、榧子仁、槟榔、番泻叶、焦三仙、砂仁）配紫河车粉。

外用导水丹（苦丁香、白丁香）吹鼻。

【来源】河南名中医郑颉云（史纪．中国现代医学家丛书之二——著名中医学家的学术经验．第 1 版．长沙：湖南科学技术出版社，1984）。

三、刘氏经验方一[△]

【组成】鱼枕骨　抽葫芦　茯苓皮　土鳖虫　路路通　穿山甲　冬瓜皮　决明子　石菖蒲　广郁金

【功效】通络利水。

【主治】先天性脑积水属实证者。

【来源】名中医刘春圃（卢祥之．名中医治病绝招续编．第 1 版．北京：中国医药科技出版社，1989）。

四、刘氏经验方二[△]

【组成】山萸　枸杞　桑椹　茯苓　山药　莲肉　薏苡仁

生熟地

【功效】益脾肾，调气血。

【主治】先天性脑积水属虚证者。

【来源】同上。

遗　尿

遗尿又称"尿床"，是指 3 周岁以上的小儿，睡眠中小便自遗，醒后方觉的一种病证。其发生主要与肾和膀胱有直接关系，多由于肾气不足，下元虚寒，或病后体质虚弱，脾肺气虚或不良习惯所致。

一、赵氏简易经验方[△]

【组成】桑螵蛸、补骨脂、益智仁、覆盆子、菟丝子各 10 克

【主治】小儿遗尿症。

【用法】水煎早晚服，7 天 1 个疗程。

【注意】在治疗遗尿症的时候，一定要嘱咐家长，每晚限制患儿饮水量，养成睡前排尿习惯，夜间按时唤醒排尿，可增加药物疗效。

【来源】全国著名儿科专家赵心波教授（中医研究院西苑医院儿科．赵心波儿科临床经验选编．第 1 版．北京：人民卫生出版社，1979）。

二、遗尿方

【组成】益智仁 6 克　茯神 6 克　女贞子 6 克　覆盆子 6克　金樱子 6 克　菟丝子 9 克　生龙骨 9 克　生牡蛎 9 克　莲须 3 克　桑螵蛸 6 克　五味子 3 克　白果 6 克

【功效】养脑固肾，收涩止遗。

【主治】遗尿。睡眠中不自觉排尿者。

【注意】方中为 10 岁儿童用量。

【来源】河南名老中医孙一民主任医师（孙一民．临证医案医方．第 1 版．河南科学技术出版社，1985）。

三、五味益智汤

【组成】五味子 10 克　益智仁 10 克　炙麻黄 10 克

【主治】尿床多年，经久不愈。

【加减】神疲乏力或夜间睡眠深沉不易叫醒者，加生晒参 6 克。

【用法】每剂煎 2 遍和匀，早、晚分服，连服 2～3 周。5～8 岁 2/3 剂，9～14 岁每天 1 剂。

【注意】本病患者多数睡眠较深，有尿不知起床，服药后则睡眠较浅，有尿能自觉起床。服药的同时，如能于下半夜叫醒 2 次，起床排尿以打破多年不愿起床的习惯，则疗效更好。本方经多年实践，十之七八有效。

【来源】中国人民解放军总医院陈树森教授（陈树森．医疗经验集萃．第 1 版．人民军医出版社，1989）。

四、脾虚遗尿方[△]

【组成】小麦 60 克　甘草 12 克　大枣 12 克　花粉 12 克瞿麦 18 克

【功效】补中益气，健脾除湿。

【主治】脾虚遗尿。症状：口渴思饮，贪饮不拘冷热，以满足暂时为快，每进食亦必饮水，食欲不佳，形体瘦弱，小腹微胀，尿次较多，白天解十余次，夜间 3～5 次，每次量少不畅，要解即解，稍慢即尿于床上。

【加减】湿气甚者去大枣，可酌加海螵蛸 12 克、苡米 15 克、芡实 10 克；水气甚者可加茯苓、远志。

【用法】水煎服。

【注意】上方为成人剂量，儿童酌减。

【来源】四川名老中医龚志贤研究员（龚志贤．临床经验集．第 1 版．北京：人民卫生出版社，1984）。

五、肾虚遗尿方[△]

【组成】鹿角霜

【功效】温补肾阳。

【主治】肾虚遗尿。症见：禀赋不足，形体瘦弱，食欲不振，大便稀溏，腰酸腿软，小便清长，夜尿较多，每夜遗尿 1~2 次，舌质淡苔薄白，脉沉细无力。

【用法】研为细末，备用。

10 岁以下儿童每晚 3 克，白开水冲服（亦可伴白糖少许调味）；10 岁以上者每晚 6 克，白开水或淡盐水冲服；可连续服半月左右。

【注意】服药期间忌食萝卜。

【来源】同上。

六、赵氏遗尿验方[△]

【组成】仙茅 6 克　淫羊藿 6 克　巴戟天 4.5 克　桑螵蛸 4.5 克　金樱子 6 克　党参 9 克　黄芪 9 克　白术 6 克　益智仁 3 克　菖蒲 3 克

【功效】补肾固摄，培中健脾，醒神开窍。

【主治】小儿遗尿。

【用法】水煎服，隔日 1 剂。

【来源】河南名老中医赵清理教授（赵清理，等．临证心得选. 第 1 版. 河南科学技术出版社, 1984)。

七、王氏验方[△]

【组成】黄精 9 克　丁香 1.5 克　茴香 6 克　建曲 9 克
钩藤 9 克

【功效】温补下元, 调和气血。

【主治】小儿遗尿（下元虚寒, 气血失和）。

【用法】水煎服。

【注意】王老治本病, 主张补脾, 健脾同时, 亦注意调和
气血。常用丁香、茴香温暖下元, 黄精、紫草补脾益气, 银
杏、伏龙肝固涩缩泉。

【来源】北京名老中医王鹏飞（北京儿童医院. 王鹏飞儿
科临床经验选. 第 1 版. 北京出版社, 1981)。

八、下元虚冷方[△]

【组成】桑螵蛸 10 克　金樱子 6 克　黄芪 10 克　益智仁
10 克　茯苓 12 克　泽泻 10 克　升麻 5 克　覆盆子 10 克　党
参 10 克

【功效】培元益肾固涩。

【主治】小儿遗尿症, 肾气不足, 下元虚冷者。

【来源】同方一。

九、加减牡蛎散[△]

【组成】党参 10 克　炙黄芪 12 克　白术 6 克　茯苓 12 克
五味子 6 克　升麻 6 克　生牡蛎 15 克　桑螵蛸 12 克

【功效】健脾益气收涩。

【主治】小儿遗尿症, 脾肺气虚、摄纳无权者。

【来源】同方一。

小儿急、慢性肾炎

急性肾炎以全身浮肿，少尿、血尿和高血压为主要表现。3~8 岁为好发年龄，预后多属良好，但有少数转为慢性。慢性肾炎可有血尿、蛋白尿、高血压、水肿和不同程度的肾功能障碍。属中医学"水肿"、"阳水"、"阴水"等范畴。

一、肾炎丹一号

【组成】麻黄 30 克　生白术 45 克　泽泻 45 克　生甘草 15 克　生石膏 120 克　赤小豆 30 克　茯苓 60 克　海金沙 45 克　附片 45 克　茜草 30 克　炮姜 30 克

【功效】利尿，消肿。

【主治】急性肾炎，尿少尿赤，浮肿明显，尿内蛋白，血细胞显见。

【用法】共轧细面，炼蜜为丸，丸重 10 克。3 岁以内小儿每服半丸，日服 2 次；5 岁至 10 岁，每服 1 丸，日 2 次。

【来源】著名儿科专家赵心波教授（中医研究院西苑医院儿科．赵心波儿科临床经验选编．第 1 版．北京：人民卫生出版社，1979）。

二、肾炎丹二号

【组成】党参 90 克　车前子 90 克　肉桂 60 克　黄芪 120 克　附子 30 克　茜草 60 克　泽泻 90 克　白术 90 克　杜仲 60 克　牛膝 60 克　防己 90 克　茯苓 90 克

【功效】理脾温肾，通阳利湿，升清降浊，调整肾功。

【主治】慢性肾炎，肾功低下，浮肿时轻时重，尿化验不正常。

【用法】共研细面，蜜丸，丸重 10 克。5 岁内小儿每服半丸，日服 2 次；10 岁内小儿每服 1 丸，日 2 次。

【来源】同上。

三、急性肾炎方△

【组成】青黛　紫草　寒水石　乳香

【功效】清热解毒，调和气血。

【主治】小儿急性肾小球肾炎。

【加减】血压高者，加钩藤、莲子心、珍珠母；尿血重者，加白及、红花、五倍子；头面肿甚者，加白芷、杭菊；阴囊肿者，加琥珀、玳瑁；四肢浮肿者，加灵仙、木瓜；有腹水者，加益元散、牙皂、木香。

【来源】北京著名儿科专家王鹏飞（北京儿童医院．王鹏飞儿科临床经验选．第 1 版．北京出版社，1981）。

四、加减越婢汤

【组成】炙麻黄 6 克　紫苏 6 克　茯苓皮 9 克　泽泻 9 克苍术 6 克　防己 6 克　甘草梢 3 克　生姜 6 克

【功效】祛风利湿。

【主治】小儿急性肾炎。症见：头面浮肿，先从眼睑开始，以致头面、四肢、躯干俱肿，发热，恶风恶寒，身体酸痛，无汗，小便短少，脉浮，苔白。表邪较重者。

【来源】著名儿科专家王伯岳研究员（王伯岳．中医儿科临床浅解．第 1 版．北京：人民卫生出版社，1976）。

五、加味麻连汤

【组成】炙麻黄 6 克　连翘 9 克　赤小豆 9 克　生石膏 12克　知母 6 克　黄柏 6 克　苦杏仁 9 克　甘草 3 克　滑石粉

9克

【功效】祛风清利。

【主治】小儿急性肾炎，表邪而兼热重者。症见：全身浮肿，口渴，小便短赤，咳嗽，脉浮数，舌质红，苔白微黄。

【来源】同上。

六、加味苓皮汤

【组成】茯苓皮9克　猪苓9克　泽泻9克　白术9克桂枝6克　陈皮6克　桑白皮9克　大腹皮9克　生姜皮克

【功效】清利行水。

【主治】小儿急性肾炎，湿较重者。症见：全身浮肿，下肢较甚，小便短少，口不渴，脉沉滑，苔白腻。

【来源】同上。

七、水肿汤

【组成】麻黄　桂枝　黄芪　苡仁　通草　茯苓皮　赤小豆　冬瓜仁　白术　木香　陈皮　独活

【主治】小儿水肿。

【注意】本方用于临床，确有效果，但最后巩固，还需健脾补肾。

【来源】江西名中医许寿仁（章真如，等．中国现代医学家丛书之二——著名中医学家的学术经验．第1版．长沙：湖南科学技术出版社，1984）。

八、益肾丹

【组成】生牡蛎120克　黄芪180克　肉苁蓉120克　熟大黄180克　山萸肉120克　泽泻120克　鹿角霜90克　茯苓120克

【功效】育阴、健脾、固肾。

【主治】小儿先天不足、肾气虚弱，肾炎恢复期和尿床等病症。

【用法】上药共研细面，炼蜜为丸，每丸重6克。每次服1丸，1日2次。2岁以内减半。

【来源】北京著名老中医祁振华（邵慧中．祁振华临床经验集．第1版．沈阳：辽宁科学技术出版社，1983）。

九、鱼腥草汤

【组成】鱼腥草15克　倒扣草30克　半枝莲15克　益母草15克　车前草15克　白茅根30克　灯心草1克

【主治】小儿肾炎。

【加减】根据临床证情，分别配合以传统的"发汗、利尿、逐水、燥湿、理气、清解、健脾、温化"等八法，灵活配伍，辨证论治。血尿严重者，可加女贞子10克、旱莲草15克，止血效果更佳。

【用法】每日1剂，水煎分服。

【注意】本方不仅对小儿肾炎疗效卓著，且对泌尿系感染及肾病综合征亦常收到预期的效果。

【来源】著名儿科专家刘弼臣教授［刘弼臣．鱼腥草汤治疗小儿肾炎．北京中医学院学报，1986，9（1）］。

十、自拟导水茯苓汤

【组成】连皮茯苓15克　白术10克　大腹皮12克　泽泻10克　猪苓10克　厚朴10克　车前子10克　陈皮10克　苏叶10克　杏仁10克　六一散12克

【主治】各型小儿急性肾炎。

【加减】伴血压增高者加防己12克，心力衰竭者重用茯苓 20~30 克，气喘者加苏子 10 克、葶苈子 6 克，兼疮疡者加五味消毒饮，扁桃体肿大者加板蓝根 12 克。

【来源】董少华．小儿急性肾炎证治．中医杂志，1987，28（11）。

十一、胡氏肾炎基本方[△]

【组成】藿香 10 克　佩兰 10 克　苏叶 10 克　连翘 10 克　忍冬藤 15 克　黄芩 6 克　淡竹叶 6 克

【功效】芳香清利。

【主治】小儿急性肾炎。

【加减】兼有表证者，加桑叶 10 克、荆芥 10 克、蝉衣 6 克、牛蒡子 10 克；热重或因脓疱疮诱发者，加银花 10 克、紫花地丁 10 克、野菊花 15 克、蒲公英 15 克、黄柏 10 克、蚤休 10 克；湿重加茯苓 10 克、泽泻 10 克、车前子 6 克；血尿明显者，加凤尾草 20 克、丹皮 10 克、赤芍 10 克、鹿衔草 10 克、大小蓟各 10 克；患儿小便短赤、大便秘结、恶心、呕吐，中焦湿热阻滞，表现急性肾功能不全者，必加用生大黄 6~10 克（后下），通腑泄浊，随大便通畅，小便增多，水肿消退亦较快。小儿浮肿显著，气急咳嗽，不能平卧，可用苏葶丸加生大黄 10 克、莱菔子 10 克、牵牛子 10 克、槟榔 6 克，通腑泻肺，每可获消肿平喘之效。病儿浮肿消退后，面黄神萎，无需重用健脾之剂，当芳香清利以至痊愈。

【来源】胡培德．小儿急性肾炎证治．中医杂志，1987，28（11）。

小儿麻痹症

小儿麻痹症又名"脊髓灰质炎"，是由特异性嗜神经病毒引起的急性传染病。主要损害脊髓前角的运动神经原。临床先为发热（双峰热）、肢痛，伴有胃肠道或上呼吸道症状，继而发生肢体麻痹和弛缓性瘫痪。常流行于夏秋之间。1~5岁的小儿为多见。患病后一般有终生免疫。属中医学"痿症"、"小儿中风"、"软脚瘟"等范畴。

一、加味葛根芩连汤

【组成】生石膏18克　葛根12克　甘草9克　银花12克　杭芍12克　川连4.5克　黄芩9克　全蝎3克　蜈蚣3克（此方原有麻黄4.5克，由于是协定处方，而病人又多有自汗者，故无汗或汗不多者，麻黄临时加入）

【功效】清热透表，芳香逐秽，调肝息风，宣痹通络。

【主治】小儿麻痹急性期。

【加减】初起加局方至宝丹或安宫牛黄丸、紫雪丹（腹泻者去紫雪丹）；无汗者加麻黄；发热者加大青叶、板蓝根、连翘；烦躁者加胆草、钩藤；疼痛者加天麻、芍药；通络加地龙、僵蚕；麻痹在下肢加牛膝、寄生；麻痹在上肢加川芎、地龙、寄生；口眼㖞斜加细辛、辛夷、川芎、白芷等；兼暑者加藿香、滑石；呕者加半夏、陈皮、竹茹；大小便闭者大柴胡汤加芒硝、车前子、地肤子、紫雪丹；后期加用加味金刚丸。

【用法】加水600毫升，先煮石膏15分钟，再入其余药煎至120~150毫升，分3次温服。

【来源】北京著名中医专家赵锡武教授（中医研究院西苑医院．赵锡武医疗经验．第1版．北京：人民卫生出版社，1980）。

二、加味金刚丸

【组成】萆薢30克　杜仲30克　肉苁蓉30克　菟丝子

15 克 巴戟天 30 克 天麻 30 克 僵蚕 30 克 蜈蚣 50 条 全蝎 30 克 木瓜 30 克 牛膝 30 克 乌贼骨 30 克 精制马钱子 60 克（必须严格炮制，以解其毒）

【功效】滋肝肾，强筋骨，温补气血。

【主治】小儿麻痹恢复期。

【加减】在热退、瘫痪出现后，可根据病情配用当归补血汤、黄芪桂枝五物汤、桂枝附子细辛汤、当归四逆汤。

【用法】蜜丸 3 克重，每服 1 粒至 2 粒，日服 1 次至 3 次，或单用或与汤合用、白开水化服。

【注意】若见早期马钱子中毒症状，如牙关紧，可即停药并服凉水。

【来源】同上。

三、蝙蝠散

【组成】蝙蝠 2 个（新瓦上焙干） 乌蛇 10 克 朱砂 10 克 蝎尾 10 个

【主治】小儿麻痹后遗症。

【加减】上肢麻痹，用桂枝 3~5 克煎汤送下；下肢麻痹用黄芪 3~5 克、川牛膝 3~5 克，煎汤送下；瘀血，用红花 3~5 克煎汤送下；食少腹胀，用鸡内金 3 克煎汤送下。

【用法】共为细末，每服 1 克，每日 3 次。

【来源】第十代世医梁秀清（郭博信. 梁秀清家传秘方选. 第 1 版. 山西科学教育出版社，1987）。

四、血竭花散

【组成】血竭 10 克 朱砂 4 克 儿茶 3 克

【主治】小儿麻痹后遗症。

【用法】共为细末，再用公鸡冠血 10 克和匀，晾干成块，

用时碾成细末，米醋调匀。在内服蝙蝠散的同时，用血竭花散
0.01 克抹手心、足心、上下胳肢窝，每日 1 次。

【注意】梁师名闻遐迩，近二十年来治愈此症者，凡七十
有五。惟患半年者，须用药一个月。一年者用药两个月，二年
者用药三个月，三年者用药四个月。务须坚持用药，始能
收功。

【来源】同上。

五、后遗症方

【组成】乌梢蛇 6 克　南红花 3 克　宣木瓜 10 克　生侧柏
10 克　桃仁 3 克　川续断 6 克　川牛膝 10 克　威灵仙 6 克
天麻 6 克　松节 6 克　桂枝 3 克

【主治】小儿麻痹后遗症。

【来源】著名中医专家赵心波教授（中医研究院西苑医院
儿科. 赵心波儿科临床经验选编. 第 1 版. 北京：人民卫生出
版社，1979）。

六、痿痹通络丹

【组成】宣木瓜 10 克　川牛膝 10 克　嫩桑枝 15 克　南红
花 6 克　伸筋草 6 克　桃仁 6 克　生侧柏 10 克　蜈蚣 5 条
全蝎 3 克　地龙 6 克　麝香 1 克　羌独活各 6 克　天麻 10 克
当归 10 克　川芎 10 克　青海风藤各 6 克　麻黄 1.5 克　杜仲
炭 10 克　丹皮 6 克　生地 12 克　广木香 1.5 克

【功效】舒筋活血，疏风通络，通利关节，促进瘫痪
恢复。

【主治】风湿麻痹，筋骨诸疾，偏废不用，筋络拘挛，项
背强直，行动艰难，体质偏实者，皆可用之。

【用法】共研细末，将麝香纳入，炼蜜为丸，丸重 3 克。

小儿每服 1 至 2 丸，白水送下。成人每服 2 至 4 丸，黄酒送服。每日服 2 次。

【来源】同上。

胎　黄

胎黄，又名胎疸，系指初生儿全身皮肤及双目发黄。胎黄主要是由于母体湿热熏蒸于胎儿所致。现代医学称为新生儿黄疸。其中属于生理性的，多在数日内能自行消退，精神亦佳，一般不需治疗。属于病理性的，黄疸出现早，消退晚，或日益加深，并兼见其他症状，此时必须积极查明原因，及时治疗。

一、新生儿阳黄清解汤

【组成】绵茵陈 10 克　白英 6 克　生栀子 6 克　黄柏 3 克 四川金钱草 15 克　川郁金 3 克

【功效】清热利湿，祛瘀退黄。

【主治】新生儿黄疸，常见于新生儿感染伴有发热及黄疸，新生儿肝炎综合征及部分新生儿阻塞性黄疸等，临床症状主要表现为阳黄者。

【加减】若身有发热者加柴胡、黄芩祛邪热；呕吐者加鲜竹茹、陈皮和胃降逆，大便秘结者加生大黄通腑泄热、釜底抽薪；小便欠利者加滑石、车前草利水通淋；腹胀甚者加枳壳、厚朴。

【用法】每日 1 剂，水煎 2 次，混合一起，日分 2~3 次温服。

【来源】福建名老中医王著础主任医师（中国中医药报.第 3 版 .1990 年 10 月 1 日）。

二、裴氏阳黄汤△

【组成】生麦芽9克 茵陈12克 龙胆草3克 炒栀子4克 穿肠草6克 金钱草9克 黄柏4克 青黛、血竭各0.3克（分3次冲服）

【功效】清化湿热，疏肝泻胆。

【主治】颜色鲜明，黄如橘色，精神食欲尚好，小便深黄；尿时痛感，甚则啼哭；大便黄白相兼；体质尚佳。舌苔黄腻、质红，手纹青。

【加减】若腹胀满加木香3克、大腹皮4克；腹壁静脉曲张者加丹参9克、红花4克，舌绛毒热盛者加紫草9克，黄疸重者加熊胆0.3克；烦躁者加竹叶0.6克、灯心草0.6克，大便稀者加黄连3克，溢奶者加竹茹4克；吐不止者加用黄连3克、苏叶1克；小便时痛者加萹蓄6克、瞿麦6克、木通3克。若黄染消退，病情向愈，惟谷丙转氨酶偏高者，加马齿苋9克、败酱草9克、绿茶3克、生铁落90克。

【来源】北京名老中医裴学义主任医师（裴学义医生临症经验．北京市老中医经验选编第2集．第1版．北京出版社，1986）。

三、裴氏阴黄汤△

【组成】生麦芽9克 干白术4克 茯苓9克 薏苡仁9克 茵陈9克 通草3克 金钱草9克

【功效】健脾利湿，调和肝胆。

【主治】其黄色暗（不鲜明），腹满不胀，易吐，便溏色白手足不温，甚则发凉。喜静恶动，神思困倦，食少。舌质不红或淡、苔白，甚则白如积粉，上腭乳白，手纹伏。

【加减】若禀赋不足，脾阳不振，肢冷者加党参、干姜；

腹满重者加橘核；泄泻者加莲肉、肉蔻，甚则加明矾；呃逆者
加丁香；呕吐者加半夏、陈皮；夜寐不宁者加茯神、橘红；肝
大者加软坚散结药，如炙鳖甲、生牡蛎；肝硬者加活血化瘀
药，如桃仁、红花，同时配合海藻、昆布。

【用法】服药应以少量多次为宜。日服 3 次，重者 5 至 6
次，必要时连夜服之。煎药时间切忌过长（约 15 分钟即可），
茵陈要后下。裴氏阳黄汤同此。

【来源】同裴氏阳黄汤。

四、袁氏胎黄方

【组成】茵陈 10 克　瓦松 10 克　紫草 5 克　青皮 6 克
茜草 6 克　穿肠草 10 克

另配青矾散（即青黛、明矾）组成，随汤剂冲服。

【主治】新生儿不完全性胆道阻塞，或胆汁黏稠综合征所
致的黄疸。

【加减】常用于加减的药物有：白鲜皮 10 克，茯苓皮 15
克，冬瓜皮 10 克，桑白皮 10 克，陈皮 6 克，马鞭草 6 克。或
另配琥珀面，猪膏发煎，随服。若腹胀重者，加蛇虫、水蛭、
丹参、红花。若便秘者，加火麻仁、郁李仁，或酒大黄。

【来源】北京名老中医袁述章主任医师（肖淑琴，等．北
京市老中医经验选编．第 1 版．北京出版 1980）。

附：消黄利胆汤

【组成】茵陈 15 克　炙大黄、泽泻各 3 克　茯苓、金钱草
各 9 克　栀子 6 克

【功效】消黄利胆。

【主治】新生儿黄疸。

【加减】有皮肤脓疱疮及脐炎者，加双花；惊厥者，加钩
藤、僵蚕；腹泻者去大黄，加黄芩；热重者加羚羊粉。

【用法】水煎至 100ml，每日 1 剂，少量频服（所选病例均每隔 1~2 小时喂 1 次，每次 10ml）。

【来源】华北石油总医院儿科张志魁等［张志魁，等. 中西医结合治疗新生儿黄疸 45 例临床观察. 中西医结合杂志，1986，6（7）］。

水　痘

水痘是由于感染水痘病毒引起的一种急性传染病。临床以发热、皮肤及黏膜分批出现斑疹、丘疹、疱疹、痂盖为特征。该病传染性很强，常容易造成流行。全年都可发病，但以冬春两季较多。任何年龄皆可发生，以 1~6 岁小儿患病为多。由于疱疹内含水液，状如豆粒，故名"水痘"。

一、赵氏水痘方△

【组成】蒲公英 6 克　银花 10 克　紫地丁 6 克　连翘 10 克　黄芩 5 克　芦根 10 克　炒栀衣 3 克　薄荷 2.4 克　蝉蜕 3 克　木通 3 克　滑石 10 克　甘草 3 克

【功效】散风清热，解毒利湿。

【主治】出痘期。先见红色斑、丘疹，瘙痒，触之碍手。很快变为椭圆形疱疹，大小不等，多见于胸腹，少见于四肢。重症患儿口腔、咽部、眼结合膜均可见痘疹。此时发热较高，但亦有不发热者，多烦躁不安，夜寐不宁，纳谷不香，倦怠，便溏或干，尿黄，舌质尖边赤、苔白或黄多腻，脉滑数。

【注意】如果体质虚弱，感染严重，可形成重症水痘，发病急，热度高，痘疹密且大，全身症状明显，甚至有口腔、鼻、肠道出血症状。此时治疗要加重清热解毒凉血之品，可用清瘟败毒饮加减，同时可服用壬金散或紫雪散，以防湿热毒邪深陷，变生险症。

【来源】全国著名儿科专家赵心波教授（中医研究院西苑医院儿科.赵心波儿科临床经验选编.第 1 版.北京：人民卫生出版社，1979）。

二、水痘汤

【组成】芦根 9 克　桑叶 5 克　蝉蜕 3 克　薄荷 1 克　淡豆豉 5 克　山栀衣 2 克　金银花 6 克　连翘 6 克　紫花地丁 6 克

【功效】透表，清热，解毒。

【主治】水痘初起，发热，微痒。

【加减】若水痘浑浊，周围紫红，可在上方中酌加板蓝根、蒲公英、生地等凉血解毒药。

【注意】方中为 3 岁儿童用量。

【来源】河南名老中医孙一民主任医师（孙一民临证医案医方.第 1 版.河南科学技术出版社，1985）。

三、祁氏经验方一△

【组成】连翘 4.5 克　金银花 4.5 克　赤芍 3 克　大青叶 6 克　薄荷 4.5 克　生栀子 3 克　茵陈 6 克

【功效】辛凉宣透，清热分利。

【主治】水痘。外感时邪、发病早期，症见微发热，恶风，轻咳，流涕，舌苔薄白，脉浮略数。

【来源】北京名老中医祁振华（邵慧中.祁振华临床经验集.第 1 版.沈阳：辽宁科学技术出版社，1985）。

四、祁氏经验方二△

【组成】木通 3 克　连翘 4.5 克　生地 6 克　炒栀子 4.5

克　滑石4.5克　板蓝根6克　甘草1.5克

【功效】清热分利。

【主治】水痘。湿热外发阶段：水痘分批出现，以头面、躯干为多，个别破溃结痂，发痒，舌苔薄白或薄黄，舌质红或正常，脉滑数。

【加减】若水痘毒热较重，或有感染而高热不退，水痘较多，疮疹混浊者，可用上方加人工牛黄0.9~2.5克以解毒清热。

【来源】同方三。

婴 儿 湿 疹

婴儿湿疹，中医称"奶癣"、"胎癥疮"。症见皮肤丘疹、瘙痒、破后糜烂、滋水淋漓。疮疹好发于头额与眉间是本病的主要特点。常见于1个月至1岁以内的哺乳婴儿，尤以百日之内的婴孩更为多见，故称奶癣。

一、马氏验方△

【组成】野菊6克　银花6克　车前草9克　生甘草5克地肤子9克　白鲜皮6克　米仁9克　茯苓皮9克　苍术6克川柏4克　生首乌9克　干蟾皮4克

【功效】清热解毒，利湿抗敏。

【主治】婴儿湿疹，头面部为甚，以水泡、糜烂、渗液为著，瘙痒不宁。

【来源】浙江儿科专家马莲湘教授［盛丽先．马莲湘儿科临床基本方选．浙江中医学院学报，1988，12（6）］。

二、外洗湿敷方

【组成】蛇床子 9 克 银花 9 克 野菊花 9 克 生甘草 6 克

【主治】婴儿湿疹。

【用法】煎水外洗或湿敷局部，每天 2~3 次，每次约 10 分钟。

【来源】同上。

三、王氏验方[△]

【组成】青黛 3 克 紫草 9 克 白芷 6 克 白及 9 克 乳香 6 克 藿香 9 克

【功效】清热化湿，行气活血。

【主治】婴儿湿疹属胎内毒热、壅滞肌肤者。

【来源】北京著名儿科专家王鹏飞（北京儿童医院．王鹏飞儿科临床经验选．第一版．北京出版社，1981）。

四、疏风利湿清热方[△]

【组成】防风 3 克 连翘 6 克 焦麦芽 6 克 菊花 5 克 黄芩 3 克 生草 3 克

【功效】疏风利湿清热。

【主治】婴儿湿疹。

【用法】水煎服。另配至圣保元丹，每服半丸，日服 2 次。

【来源】著名儿科专家赵心波教授（中医研究院西苑医院儿科．赵心波儿科临床经验选编．第 1 版．北京：人民卫生出版社，1979）。

五、外敷方

【组成】川连面、黄柏面、乳香面、龟板面各 3 克

【主治】婴儿湿疹严重者。

【用法】研匀，香油调敷。

【注意】须与疏风利湿清热方配合运用。

【来源】同上。

小儿荨麻疹

荨麻疹，中医称"瘖瘤"或"隐疹"，俗称"风疹块"，系风湿热郁结肌肤所致。其特征是瘙痒性皮疹，大小不一，小如芝麻，大如豆瓣，甚至成片，呈红斑与水肿，突然发生，迅速消退。当机体对某些内外刺激的感受性增高的时候（这些刺激物包括饮食鱼腥虾蟹、某些药物，以及虫咬、寄生虫或细菌感染等，甚至温度突然改变，精神紧张等）均可诱发。

一、紫草散

【组成】青黛 3 克　　紫草 12 克　　白芷 6 克　　乳香 9 克　　寒水石 12 克

【功效】清热散风，凉血解毒。

【主治】小儿荨麻疹。

【来源】北京著名儿科专家王鹏飞（北京儿童医院. 王鹏飞儿科临床经验选. 第 1 版. 北京出版社，1981）。

二、赵氏荨麻疹验方[△]

【组成】芥穗 6 克　　薄荷 3 克　　浮萍 6 克　　连翘 10 克　　生地 10 克　　山栀 10 克　　生草 5 克　　生石膏 24 克　　麻黄 1.0 克

板蓝根 10 克　赤芍 6 克　蝉蜕 5 克　地肤子 6 克　防风 5 克

【功效】散风清热解毒。

【主治】小儿荨麻疹。

【注意】本病初期疗效易于明显，如若荨麻疹时轻时重，已经用药过久，转致顽症，则较难治。凡属荨麻疹有便秘者，皆可加用大黄。若因食物过敏而致者，则可用承气汤下之。若瘙痒激烈烦躁不宁者，也可加用白虎汤。若经常时发时愈者，也可以防风通圣汤加蝉蜕、僵蚕治之。

【来源】著名儿科专家赵心波教授（中医研究院西苑医院儿科．赵心波儿科临床经验选编．第 1 版．北京：人民卫生出版社，1979）。

三、祛风消疹方

【组成】路路通 10~20 克　乌梅 6~10 克　地龙 6~10 克
北防风 6~10 克　蝉衣 3~6 克　丹皮 6~10 克　甘草 3~10 克

【功效】疏风清热，凉血活血，解毒通络，透疹止痒。

【主治】过敏性皮肤病（此处指因进食某些食物、药物或接触某些致敏物质而引起的皮疹）。本方辨证要点：皮损为丘疹、红斑或风团，伴有轻度发热、口渴、瘙痒等症，舌苔薄黄，脉象浮数。

【加减】血虚者加当归，气虚者加党参、黄芪，有表证者加荆芥。

【用法】先将上药用水浸泡 30 分钟，再煎煮 30 分钟，每剂煎 2 次，将两次煎出的药液混合。每日 1 剂，早、晚各服 1 次。

【注意】凡过敏性皮肤病，临床辨为风热证者，均可用之，应用时尚需随证加减。

【来源】江西名老中医张海峰〔张海峰. 祛风消疹方. 中医杂志，1988，29（11）〕。

四、龚氏风疹验方△

【组成】当归 10 克　赤芍 12 克　生地 12　玄参 15　丹皮 10 克　丹参 12 克　麻黄 10 克　连翘 12 克　升麻 6 克　茵陈 12 克　泽泻 12 克

【功效】补血凉血，疏风除湿。

【主治】小儿风疹（荨麻疹）。

【用法】水煎服。

【注意】本方为四物汤合麻黄连翘赤小豆汤加减而成。

【来源】四川名老中医龚志贤研究员（龚志贤. 龚志贤临床经验集. 第 1 版. 北京：人民卫生出版社，1984）。

小 儿 夜 啼

小儿白天如常，入夜则啼哭，或每夜定时啼哭者称为夜啼。应与其他原因引起的啼哭作鉴别，如因饥渴、痛痒、尿布浸湿、衣带包裹太紧或内伤乳食、脾胃不和等而致夜啼者，不在本病讨论范围内。本病多见于半岁以下的乳婴儿。

一、钩藤饮

【组成】钩藤 10 克　蝉衣、木香、槟榔各 3 克　乌药 6 克益元散 10 克

【主治】小儿夜啼，入夜惊闹，日间倦乏，食欲不佳，指纹淡紫，舌质红苔白。

【功效】钩藤饮既可甘寒清热平肝，又具辛苦而温、调理胃肠，再有益元散通利关窍，使患儿三焦安宁、啼哭烦闹自

止矣。

【来源】著名儿科专家王鹏飞家传验方（卢祥之．名中医治病绝招．第 1 版．北京：中国医药科技出版社，1988）。

二、赵氏夜啼方[△]

【组成】朱寸冬 10 克　炒枣仁 6 克　木通 6 克　滑石 10 克　莲子心 3 克　知母 5 克　焦麦芽 6 克　神曲 6 克　甲壬金散 0.6 克（方见惊风证），日服 3 次。

【功效】清心泻热，安神益智。

【主治】小儿夜啼。赵老用此方治疗一 9 个月女婴，服药 1 剂而病愈。

【来源】著名儿科专家赵心波教授（中医研究院西苑医院儿科．赵心波儿科临床经验选编．第 1 版．北京：人民卫生出版社，1979）。

重　舌

重舌因其舌下血脉胀起，舌系带两旁的舌下腺肥大，俨如双重舌头，但较正常短小。若连贯而生，状如莲花者，称为莲花舌。本病乃心脾有热，热气随脉冲于舌本，以致血脉胀起如舌之状而成。小儿初生六七日见有重舌，局部无特殊表现者，一般多不属病态，不必治疗。

一、董氏验方[△]

【组成】吴萸　生蒲黄

【功效】引热下行，凉血止血。

【主治】小儿重舌，肿胀满口，血液外溢。

【用法】用吴萸外敷涌泉穴，引热下行；另用生蒲黄，以冷水清之，徐徐含嗽，取其凉血止血，逆治之意。董老曾治一重舌小儿，用药 3 日重舌消，出血止，未再复发。

【来源】吉林名老中医董治中副主任医师（高光震，等. 吉林省名老中医经验选编. 第 1 版. 吉林科学技术出版社，1985）。

小 儿 汗 证

小儿汗证，是指小儿在安静的状态下（如静坐、静卧、睡眠等），全身或身体某些部位汗出很多，或大汗淋漓不止的一种证候。如因天气酷热，衣着失宜，食用姜椒辣物，或暴受惊吓，或外感风热、暑湿引起出汗，均不属本证讨论范围。小儿汗证，多发生于 2~6 岁体质虚弱小儿，故又称"虚汗"；气睡中汗出，醒时汗止者称"盗汗"；不分寤寐，无故汗出者称"自汗"。

一、马氏多汗方△

【组成】生黄芪 9 克　炒白术 6 克　淮山药 9 克　生甘草 4 克　浮小麦 9 克　稽豆衣 9 克　碧桃干 9 克　糯稻根 9 克　煅牡蛎 12 克

【功效】益气养阴，固涩敛汗，

【主治】小儿气阴不足，自汗盗汗，面色少华，舌苔薄净，脉细。及轻中度佝偻病患儿。

【注意】方中为学龄儿童量。

本方不仅止汗，且能增强体质、预防感冒，对轻中度佝偻病患儿也颇为合适。

【来源】浙江儿科专家马莲湘教授［盛丽先. 马莲湘儿科临床基本方选. 浙江中医学院学报，1988，12（6）］。

二、自拟参苓红枣汤

【组成】人参须 6 克　茯苓 10 克　红枣 7 枚

【主治】小儿气虚盗汗。

【加减】一般服 1～2 剂汗即止，若见毛发无华、面色㿠白、盗汗冷湿如洗、舌胖有印者，可加附子、龙骨、牡蛎、桑螵蛸等以温肾敛汗。

【来源】浙江名老中医管琼（管生昊．管琼治疗小儿盗汗经验．浙江中医杂志，1987，（10）］。

三、自拟双五萸肉汤

【组成】五味子、山萸肉各 6 克　五倍子 3 克　牡蛎 15 克

【主治】小儿阴虚盗汗。

【加减】若兼气虚者，加生黄芪、太子参；低热者，加银柴胡、地骨皮等。

【来源】同上。

四、芍麦钩藤汤

【组成】杭白芍、钩藤各 6 克　麦冬 10 克　连翘 3 克　竹叶 5 克

【功效】清肝止汗。

【主治】小儿汗证属肝热郁蒸者。

【来源】同上。

五、赵氏多汗方△

【组成】炒鸡金 10 克　焦麦芽 10 克　淮山药 12 克　炒白术 6 克　煅牡蛎 10 克　浮小麦 10 克　使君子 10 克　龟板胶 6 克　茯苓 10 克　知母 6 克　炙甘草 3 克

【功效】健脾益胃，和中止汗。

【主治】小儿虚多汗。

【来源】著名儿科专家赵心波教授（中医研究院西苑医院儿科．赵心波儿科临床经验选编．第1版．北京：人民卫生出版社，1979）。

小儿蛔虫证

蛔虫病是小儿常见的一种肠道寄生虫病。临床以食欲异常，脐周疼痛，时作时止，大便下虫或大便检查有虫卵等为特征。小儿脾胃薄弱，卫生习惯不良，饮食不节，是感染本病的主要原因。蛔虫夺取营养，损伤脾胃，不能化生精血，对小儿的健康和生长发育影响较大。尤其是蛔虫的并发症较多，诸如肠梗阻、肠穿孔、胆道蛔虫等，常常危及生命，必须积极加以防治。

一、驱蛔方[△]

【组成】炒使君子肉6克　花槟榔6克　乌梅2枚　苦楝根皮9克　贯众6克　甘草3克（5~8岁量）

【功效】驱肠道蛔虫。

【主治】蛔虫积聚肠内，腹痛绕脐阵作，面黄鼻痒，磨牙等。

【用法】药煎两遍，混和煎汁约计50~80毫升，晚间睡前或晨起空腹顿服，连服2天。

【注意】本方为腹痛缓解时的驱虫剂，若腹痛剧烈时，可先用乌梅安蛔丸15克煎汤加白蜜30克，冲后频频服之，约半小时可达缓急止痛之目的，痛止后再行上方驱逐虫体以治本。一般服后24小时内蛔虫随大便排出，不必另服泻下药。

【来源】浙江儿科专家马莲湘教授（盛丽先．马莲湘儿科临床基本方选．浙江中医学院学报，1988，12（6）〕。

二、驱蛔汤

【组成】使君子6克（炒香）　炒榧子9克　乌梅3克　鹤虱6克　胡黄连6克　槟榔9克　香附6克　厚朴6克　甘草3克

【功效】驱虫，理气解痉止痛。

【主治】肠蛔虫症。症见脐周和腹部疼痛或隐痛。

【注意】方中为5岁儿童用量。

【来源】河南名老中医孙一民主任医师（孙一民．临证医案医方．第1版．河南科学技术出版社，1985）。

三、胆蛔汤

【组成】槟榔15克　苦楝根皮6克　使君子9克（炒香）炒榧子9克　乌梅3克　木香3克　炒枳壳3克

【功效】驱蛔，解痉止痛。

【主治】胆道蛔虫病。症见右上腹阵发性剧痛，大汗淋漓，面色苍白，屈膝体位。

【注意】方中为6~10岁儿童用量。

【来源】同上。

四、驱蛔连梅汤

【组成】川黄连3克（或胡黄连6克）　乌梅6克　榧子6克　雷丸6克　芜荑6克　青皮6克　槟榔9克　使君子9克　川楝子6克　熟大黄3克　花椒6克

【主治】适用于一般体质较强小儿，症见：经常腹部绕脐痛，食欲一般，或时好时坏，夜间咬牙，曾便下蛔虫。

【用法】每日1剂，水煎2次，分2次早晚空腹时服，连服2至3剂。

【来源】著名儿科专家王伯岳研究员（王伯岳．中医儿科临床浅解．第1版．北京：人民卫生出版社，1976）。

五、加减理中安蛔汤[△]

【组成】党参9克　炒白术9克　干姜6克　乌梅6克花椒6克　青、陈皮各6克　焦三仙各6克　茯苓9克　炙甘草3克

【主治】适用于体质较弱的小儿。症见：颜面青苍，消瘦，经常腹部绕脐痛，食欲不振，夜卧不宁，咬牙，爱俯卧，头上出汗，大便不调，腹泻或便秘，曾便下过蛔虫。

【用法】每日1剂，水煎2次，分2次早晚服，连服3剂。

【来源】同上。

六、加味异功散[△]

【组成】太子参9克　白术9克　茯苓9克　炒陈皮9克山药9克　炒神曲9克　乌梅3克　使君子9克　炙甘草3克

【主治】适用于小儿驱虫后，症见：腹痛缓解，面黄肌瘦，纳差，大便不调，便溏或秘结，睡眠不安稳，多汗。

【用法】每日1剂，水煎2次，分2次早晚服，连服3至5剂。

【来源】同上。

七、赵氏方[△]

【组成】焦麦芽10克　炒枳壳6克　姜黄5克　焦楂榔各6克　使君子10克　滑石12克　雷丸6克　焦军5克　苦楝根皮12克　桃仁3克　炮姜3克

【功效】导滞通下杀虫。

【主治】小儿蛔虫症。

【注意】赵老用此方治疗一 3 岁半女孩服药 2 剂，下虫 6 条，腹痛大减。

【来源】北京著名儿科专家赵心波教授（中医研究院西苑医院儿科．赵心波儿科临床经验选编．第 1 版．北京：人民卫生出版社，1979）。

八、祁氏经验方[△]

【组成】雷丸 7.5 克　槟榔 6 克　鹤虱 6 克　苦楝皮 6 克熟大黄 6 克　使君子 6 克　生甘草 3 克（或生大黄 1.5 克）

【主治】小儿蛔虫症。

【注意】祁老认为：在用驱虫药时，须佐大黄以推导（体弱、大便正常者用熟大黄，体壮便干结者用生大黄），便秘者可加芒硝。

【来源】北京著名老中医祁振华（邵慧中．祁振华临床经验集．第 1 版．沈阳：辽宁科学技术出版社，1985）。

九、龚氏验方一[△]

【组成】乌梅 12 克　黄连 6 克　炒川椒 10 克　干姜 6 克广木香 10 克

【功效】温脏安蛔，驱虫止痛。

【主治】小儿蛔虫病。

【用法】水煎服。

【来源】四川名老中医龚志贤研究员（龚志贤．龚志贤临床经验集．第 1 版．北京：人民卫生出版社，1984）。

十、龚氏验方二[△]

【组成】生大黄 15 克（后下）　芒硝 10 克（化服）　厚

朴 25 克 枳壳 12 克 桃仁 12 克 槟榔 20 克

【功效】通下止痛杀虫。

【主治】小儿蛔虫。

【用法】水煎服。

【注意】服后以大便通利为好,若 1 服大便仍不畅,可再服。

【来源】同上。

小儿蛲虫证

蛲虫病也是小儿常见的一种肠道寄生虫病。临床以夜间肛门奇痒为特征。蛲虫寄生于人体小肠末端及结肠,雌虫于夜间爬出肛门产卵,在肛门口可见到白线头样成虫。由于肛门、会阴奇痒,影响小儿睡眠,常烦躁不安,或夜间惊叫啼哭;如皮肤搔破,可引起疮疹,或尿频、遗尿。蛲虫寄生肠内,影响脾胃摄纳和运化功能,故可见食欲减退、面黄肌瘦、腹痛、腹泻、恶心等症状。

一、百部汤

【组成】百部 9 克 槟榔 9 克 使君子 9 克 青皮 6 克 苍术 6 克 黄柏 6 克 甘草 3 克

【主治】小儿蛲虫证,症见:肛门、会阴部位瘙痒,夜卧不宁,惊叫,间或腹痛、腹泻、恶心、食欲不振等。

【用法】每日 1 剂,水煎 2 次,分 2 次早晚空腹时服,连服3 剂。

【来源】著名儿科专家王伯岳研究员(王伯岳.中医儿科临床浅解.第 1 版.北京:人民卫生出版社,1976)。

二、简易治蛲虫方[△]

【组成】槟榔 15 克　南瓜子仁 15 克（捣碎）

【主治】小儿蛲虫证。

【用法】每日 1 剂，水煎 2 次，分 2 次早晚空腹时服。连服 3 天。

【来源】同上。

三、治蛲虫外洗方[△]

【组成】鹤虱 15 克　苦参 15 克　百部 15 克　花椒 6 克

【主治】小儿蛲虫证。

【用法】水煎，临睡前洗肛门、前阴局部，连洗 3 天，

【来源】同上。

四、蛲虫粉

【组成】百部 15 克　苦楝根皮 30 克　鹤虱 15 克

【功效】杀虫。

【主治】小儿蛲虫症。

【用法】上药共研极细面，装入胶囊。每晚用温水洗肛门后，纳入肛门内一个，保留至次日自行消化，连续 5 天为 1 个疗程。

【来源】北京著名老中医祁振华（邵慧中．祁振华临床经验集．第 1 版．沈阳：辽宁科学技术出版社，1985）。

五、龚氏验方一[△]

【组成】百部 15 克　苦参 15 克

【功效】燥湿解毒杀虫。

【主治】小儿蛲虫病。

【用法】每晚煎水熏洗肛门，再将六神丸 1 粒塞入肛门内，连续使用 1 周。

【来源】四川名老中医龚志贤研究员（龚志贤．龚志贤临床经验集．第 1 版．北京：人民卫生出版社，1984）。

六、龚氏验方二[△]

【组成】苦参 30 克　百部 30 克　消毒药棉 30 克

【功效】燥湿解毒杀虫。

【主治】小儿蛲虫病。

【用法】上药合煮 2 小时，取药棉烘干，然后用雄黄末 6 克拌和，做成 15~20 个小棉球，每晚将棉球 1 个塞入肛门内，连用 15~20 次。

【来源】同上。

第六章　五官科

针　　眼

本病为常见病、多发病，多见于青少年。症见胞睑生小疖肿，形似麦粒，易于溃脓，相当于西医学之睑腺炎。

一、加减银翘散

【组成】银花 15 克　连翘 10 克　薄荷 6 克　赤芍 15 克防风 10 克　蒲公英 25 克　黄芩 10 克　白芷 6 克

【功效】祛风清热。

【主治】睑腺炎早期，风热初起，眼睑局部刺痒、疼痛，皮肤硬结稍红。

【用法】每日 1 剂，水煎服。

【来源】成都中医学院眼科名老中医陈达夫（罗国芬．陈达夫中医眼科临床经验．第 1 版．成都：四川科学技术出版社，1985）。

二、溃疡汤

【组成】穿山甲　皂角刺　银花　连翘　黑山栀　当归赤芍　天花粉　黄芩

【功效】清热解毒，托毒排脓。

【主治】眼睑睑腺炎，红肿而痛。

【用法】水煎服。

【加减】如化脓而溃破者，可去皂角刺及穿山甲，加生地、丹皮等。

【来源】上海第二医学院附属第三人民医院名老中医陆南山（陆南山．眼科临证录．第1版．上海：上海科学技术出版社，1979）。

三、托里排脓养阴汤

【组成】生黄芪　党参　天花粉　生地黄　黄芩　青蒿　地骨皮　玄参　麦冬　北沙参　当归　川芎　甘草　白芍

【功效】托里排脓，清热养阴。

【主治】体质较弱，所患睑腺炎久不溃破。

【用法】水煎服。

【加减】大便不秘结者，可去生地、麦冬、玄参。

【来源】上海第二医学院附属第三人民医院名老中医陆南山（陆南山．眼科临证录．第1版．上海：上海科学技术出版社，1979）。

四、托里消毒饮加减方

【组成】党参15克　黄芪15克　银花15克　连翘10克　防风10克　赤芍15克　白芷6克　川芎6克　皂角刺10克　蒲公英25克

【功效】扶正祛邪。

【主治】针眼反复发生，终年不愈者。

【用法】水煎服。

【来源】成都中医学院眼科名老中医陈达夫（罗国芬．陈达夫中医眼科临床经验．第1版．成都：四川科学技术出版1985）。

急性结膜炎

急性结膜炎是发病较急、易互相传染，甚至引起广泛流行的一类结膜炎。临床上如急性卡他性结膜炎、流行性出血性结膜炎等均属之。类似于中医的天行赤眼和暴风客热等。

一、加减桑菊饮

【组成】冬桑叶 15 克　菊花 15 克　薄荷 10 克　防风 10 克　蝉蜕 6 克　赤芍 15 克　黄芩 10 克　甘草 6 克

【功效】疏风清热。

【主治】急性结膜炎风重于热：初起即见胞睑浮肿，痒痛多泪，白睛红赤不甚，眵少。

【用法】水煎服。

【加减】气轮肿胀者加葶苈子 6 克。

【来源】成都中医学院眼科名老中医陈达夫（罗国芬．陈达夫中医眼科临床经验．第 1 版．成都：四川科学技术出版社，1985）。

二、加减银翘散

【组成】银花 15 克　连翘 10 克　薄荷 6 克　赤芍 15 克　栀子 10 克　黄芩 10 克　竹叶 10 克　蒲公英 25 克

【功效】清热解毒，辅以疏风。

【主治】急性结膜炎热重于风：白睛红赤较甚，眵多泪少，眵易黏结。

【用法】水煎服。

【加减】痒甚者，可酌加僵蚕；红肿甚，时流淡血水者，去防风加生地、紫草、败酱草、板蓝根等，合并黑睛星翳者，加石决明、木贼草、夏枯草。

【来源】成都中医学院眼科名老中医陈达夫（罗国芬.陈达夫中医眼科临床经验.第1版.成都：四川科学技术出版社，1985）。

三、退红良方

【组成】龙胆草6克　甘菊花6克　生地15克　焦栀子6克　密蒙花6克　夏枯草5克　黄芩3克　连翘6克　桑叶6克　草决明10克

【功效】清肝泻火，滋阴清热，退翳明目。

【主治】急性卡他性结膜炎及肝胆火盛之巩膜炎、单纯性角膜溃疡等。

【用法】水煎服。

【加减】大便秘结者，可加大黄、元明粉等。

【来源】中医研究院广安门医院名老中医韦文贵（中医研究院广安门医院.韦文贵眼科临床经验选.第1版.北京：人民卫生出版社，1980）。

四、赤眼方

【组成】桑叶10克　菊花10克　银花10克　柴胡10克　杭芍10克　草决明10克　防风10克　生地10克　地骨皮10克　厚朴10克　谷精草10克　钩藤10克　焦楂10克

【功效】祛风清热，平肝明目。

【主治】天行赤眼眼红肿痛，畏光流泪，沙涩难开，头痛眩晕，口苦耳鸣，便秘尿赤。

【用法】水煎服，日3次。

【注意】不宜久煎。忌煎炒辛辣食物。

【来源】贵州省中医学会副理事长罗俊儒名老中医（袁家

玑，等．医林拔萃．第 1 版．贵阳：贵州人民出版社，1985）。

聚　星　障

本病是黑睛骤生多个细小星翳的眼病。多单眼为患，也可双眼同时或先后发生，病程较长，易反复发作，日久互相连缀，排列成树枝状，常伴有抱轮红赤，羞明，流泪疼痛，类似于现代医学之病毒性角膜炎。

一、桑菊退翳散

【组成】桑叶　菊花　谷精草　白蒺藜　木贼草　蝉衣嫩钩藤

【功效】疏风热，清头目。

【主治】肝经风热上攻导致黑睛星翳成为聚星障（适于角膜点状炎症较轻者）。

【用法】水煎服。

【来源】上海第二医学院附属第三人民医院名老中医陆南山（陆南山．眼科临证录．第 1 版．上海：上海科学技术出版社，1979）。

二、聚星决明散

【组成】决明子　蔓荆子　蛇蜕　蝉蜕　白蒺藜　嫩钩藤黑山栀　连翘　荆芥　防风　谷精草

【功效】疏散风热，去翳明目。

【主治】风热上攻，目赤流泪严重、疼痛，黑睛星翳成为聚星障。

【用法】水煎服。

【来源】上海第二医学院附属第三人民医院名老中医陆南

山（陆南山．眼科临证录．第1版．上海：上海科学技术出版社，1979）。

三、加味柴芩四物汤

【组成】生地　赤芍　当归　川芎　柴胡　黄芩　羌活　防风　栀子　连翘　青葙子　木贼草　菊花

【功效】祛风清热退翳。

【主治】聚星障早期。

【用法】水煎服。

【来源】陕西中医学院老中医张子述副教授［金文亮，等．张子述眼科治验举隅．中医杂志，1987，28（1）］。

四、红肿痛方

【组成】柴胡6克　黄芩6克　赤芍6克　川芎6克　夏枯草6克　生锦纹12克　苏薄荷5克　木贼草9克　枳壳9克　生地15克

【功效】泻火解毒，活血行瘀，清肝明目。

【主治】肝胆实火之角膜炎或角膜溃疡，症见红肿赤痛，眉棱骨痛，羞明流泪眵多，腑气不通。

【用法】水煎服。

【来源】中医研究院广安门医院名老中医韦文贵（中医研究院广安门医院．韦文贵眼科临床经验选．第1版．北京：人民卫生出版社，1980）。

五、加味四物汤

【组成】熟地　当归　川芎　赤芍　青葙子　草决明　密蒙花　谷精草　蝉蜕　石决明　青皮

【功效】养血退翳，调肝宣散。

【主治】聚星障热退邪却之后期。

【用法】水煎服。

【来源】陕西中医学院老中医张子述副教授［金文亮，等. 张子述眼科治验举隅. 中医杂志，1987，28（1）］。

六、加减明目细辛汤

【组成】细辛 3 克　羌活 10 克　防风 10 克　川芎 6 克 藁本 10 克　当归 10 克　麻黄 3 克　蔓荆子 10 克　荆芥 10 克 甘草 6 克

【功效】祛风散寒，辛温解表。

【主治】聚星障属风寒袭表，上攻于目者。症见羞明流泪，眼睑难睁，白睛赤脉，黑睛生翳陷下，头痛鼻塞，恶寒无汗，苔黑润或薄白脉浮紧或弦紧。

【用法】水煎服。

【加减】白睛紫虬加桃仁 10 克，红花 5 克

【来源】张怀安. 聚星障从风论治的体会. 辽宁中医杂志，1534，8（3）。

七、加减助阳活血汤

【组成】黄芪 10 克　当归 10 克　升麻 6 克　柴胡 10 克 防风 10 克　白芷 10 克　蔓荆子 10 克　炙甘草 10 克

【功效】祛风退翳，补气升阳。

【主治】聚星障过服寒凉，真气不能上通九窍。

【用法】水煎服。

【加减】头痛恶寒加羌活 10 克；口渴加金银花 15 克，连翘 10 克；中气下陷加党参 10 克。

【来源】张怀安. 聚星障从风论治的体会. 辽宁中医杂志，1984，8（3）。

角 膜 溃 疡

角膜溃疡包括细菌所致的匐行性角膜溃疡、病毒性角膜溃疡、真菌性角膜溃疡等。中医根据病损形态特征，分别称为花翳白陷、凝脂翳、黄液上冲、蟹睛等。

一、双解汤

【组成】银花、蒲公英各 15 克　桑白皮、天花粉、黄芩、荆芥、防风、龙胆草各 9 克　甘草 3 克　枳壳 6 克

【主治】肝胆内热、外受风邪之角膜溃疡。

【用法】水煎服。

【加减】便燥加川军，目痒多眵加羌活。

【来源】庞赞襄主任医师〔庞赞襄，等. 角膜溃疡 100 例小结. 浙江中医杂志，1980，（9）〕。

二、养阴清热汤

【组成】银花、生地、生石膏各 30 克　天花粉、知母各 12 克　黄芩、龙胆草、荆芥、防风各 9 克　枳壳 6 克　甘草 3 克

【主治】肺虚津液不足、肝火上乘于目之角膜溃疡。

【用法】水煎服。

【来源】庞赞襄主任医师（庞赞襄，等. 角膜溃疡 100 例小结. 浙江中医杂志，1980，411（90）〕。

三、红肿翳障方

【组成】生地 15 克　赤芍 10 克　蒙花 10 克　白芷 6 克石决明（先煎）25 克　赤石脂 10 克　焦冬术 6 克　夏枯草 10

克　细辛3克　川芎6克　黄芩10克　甘草5克

【功效】祛风清热，滋阴活血，退翳明目。

【主治】肝肺风热壅盛，羞明、流泪、疼痛等刺激症状明显的角膜炎和角膜疡溃。

【用法】水煎服。

【来源】中医研究院广安门医院名老中医韦文贵（中医研究院广安门医院．韦文贵眼科临床经验选．第1版．北京：人民卫生出版社，1980）。

四、加减龙胆泻肝汤

【组成】龙胆草6克　柴胡10克　黄芩10克　栀子10克　生地15克　当归10克　前仁10克　蒲公英25克　羚羊角粉0.6克（冲服）

【功效】凉肝息风，泻火解毒。

【主治】肝胆火邪炽盛、热在气分之角膜溃疡。

【用法】水煎服。

【来源】陈达夫教授（罗国芬．陈达夫中医眼科临床经验．第1版．成都：四川科学技术出版社，1985）。

五、眼珠灌脓方

【组成】生锦纹（后下）12克　枳实6克　玄明粉（冲服）9克　瓜蒌仁9克　银花10克　黄芩6克　生石膏（先煎）12克　夏枯草6克　天花粉6克　淡竹叶6克　甘草3克

【主治】应用于大便燥结、小便短赤之角膜溃疡所致前房积脓者。

【用法】水煎服。

【来源】韦文贵名老中医（中医研究院广安门医院．韦文贵眼科临床经验选．第1版．北京：人民卫生出版社，1980）。

六、加味白通汤

【组成】附片（先煎）15克　生姜15克　葱白5根　桂枝10克　白芍15克　乌贼骨30克

【功效】通阳散寒。

【主治】角膜溃疡属厥阴里虚寒者，见眼痛不剧，涕清，泪冷清，白睛血丝淡红，头顶闷痛，黑睛溃陷苍白暗滞，前房积脓色白而清稀，脉细微。

【用法】水煎服。

【来源】陈达夫教授（罗国芬．陈达夫中医眼科临床经验．第1版．成都：四川科学技术出版社，1985）。

宿 翳

宿翳是指黑睛疾患痊愈后遗留之瘢痕翳障。历代眼科文献据其不同表现有冰瑕翳、云翳、厚翳、斑脂翳等称谓。本病相当于西医学的角膜瘢痕。

一、五蜕散

【组成】蝉蜕30克　蛇蜕18克　蚕蜕（蚕蛾产卵之纸，幼蚕已出尽）15克　穿山甲24克　猪蹄甲（炮）一对　荆芥穗、防风各18克　杭菊花、石决明各30克

【功效】退翳明目。

【主治】翳膜遮睛。

【用法】上药研细末，早晚空腹服9克，白开水吞服。

【来源】贵州省名老中医李彦师（袁家玑，等．医林拔萃．第1版．贵阳：贵州人民出版社，1985）。

二、陈氏家传涩化丹

【组成】赤石脂 300 克 炉甘石 180 克（共研极细） 薄荷 3 克 僵蚕 30 克 麻黄 30 克 北细辛 15 克 蔓荆子 30 克 紫草 20 克 胆草 12 克 黄连 3 克 芦荟 3 克 草乌 12 克

【功效】温湿化翳。

【主治】日久之角膜翳。

【用法】水煎去渣，以浸赤石脂、炉甘石，绵纸封贮药器口，日晒夜露，干时再加空青石 30 克、珊瑚 10 克、琥珀 6 克，血竭 3 克，珍珠 1.5 克，共研为极细末，每晚取少许点于翳障上。

【加减】翳膜厚者，可加硇砂少许，但不能多加。

【注意】珍珠应使用未经穿过孔者，还须塞入白豆腐内加水煮 2 小时，才能取出合药。

【来源】成都中医学院名老中医陈达夫家传方（罗国芬．陈达夫中医眼科临床经验．第 1 版．成都：四川科学技术出版社，1985）。

三、四物退翳汤

【组成】生地 15 克 赤芍 10 克 归尾 10 克 川芎 5 克 木贼草 10 克 白蒺藜 15 克 蒙花 10 克 谷精草 10 克 青葙子 10 克

【功效】滋阴活血，退翳明目。

【主治】球结膜充血未消、角膜溃疡初愈之角膜薄翳和角膜斑翳。对球结膜充血已消之角膜翳亦适用。

【用法】水煎服。

【来源】中医研究院广安门医院名老中医韦文贵（中医研究院广安门医院．韦文贵眼科临床经验选．第 1 版．北京：人民卫生出版社，1980）。

近视　远视

近视是以视近清楚，视远模糊为特征的眼病，相当于西医学之近视眼，远视轻者视远较视近清楚，病重者视远亦不清楚，相当于西医学之远视眼。

一、屈光不正方

【组成】楮实子25克　菟丝子25克　茺蔚子18克　枸杞子15克　木瓜15克　三七粉（冲）3克　青皮15克　五味子6克　紫河车粉10克　寒水石10克

【功效】补肾调肝。

【主治】近视或远视以及老年肝肾虚衰之视近困难。

【用法】水煎服。

【加减】若阴虚有热者，去紫河车粉、寒水石，加伸筋草、松节。

【注意】一般以3个月为1疗程。

【来源】成都中医学院眼科名老中医陈达夫（罗国芬．陈达夫中医眼科临床经验．第1版．成都：四川科学技术出版社，1985）。

二、李氏家传还睛丸

【组成】活磁石30克　朱砂6克　鹅管石30克　银精石30克　石决明24克　枸杞子18克　杭菊花18克　熟地30克　天冬10克　枣皮18克　山药18克　牡丹皮15克　白茯苓15克　泽泻12克　炙远志18克　建菖蒲15克　人参15克　黄芪24克　当归15克　夜明砂30克　青葙子18克　芸苔子

30 克

【功效】填精髓，养气血，镇潜通窍。

【主治】近视、远视及不能久视。

【用法】上方改丸为汤为 1 剂量，水煎服。

【来源】贵阳医学院中医系名老中医李彦师（袁家玑，等. 医林拔萃. 第 1 版. 贵阳：贵州人民出版社，1985）。

急 性 鼻 炎

本病临床极为常见，相当于中医之伤风鼻塞，以鼻塞、流涕、鼻痒、打喷嚏等局部症状为特征，可有全身不适、畏寒发热、头痛等症。

一、斑蝥贴剂

【组成】斑蝥 1 只

【功效】疏风散热通鼻窍。

【主治】急性鼻炎。

【用法】将斑蝥研细粉，取少许置于两眉中间，外用胶布贴紧固定，晚贴早揭，揭处有小水泡，泡破作局部消毒处理（可涂紫药水）。

【注意】（1）药粉要现配现用。（2）药粉不可进入眼内。起泡过程一般 2～4 小时，有痛感但可以耐受，万一痛甚可揭去。

【来源】南京市中医院老中医傅宗翰［傅宗翰. 斑蝥贴剂. 中医杂志，1988，29（5）］。

二、加减川芎茶调散

【组成】紫苏 10 克　防风 6 克　白芷 10 克　细辛 3 克

苍耳子 10 克　羌活 6 克　川芎 6 克

【功效】辛温解表，宣肺通窍。

【主治】风寒袭表之急性鼻炎。症见鼻塞声重，时流清涕，喷嚏频作，恶寒发热，头痛身楚。

【用法】水煎服。

【来源】北京中医医院名中医徐鸿庆（徐鸿庆．实用中医耳鼻喉科学．第 1 版．北京：人民卫生出版社，1981）。

三、清气泄热通窍汤[△]

【组成】桑叶 10 克　菊花 10 克　黄芩 10 克　生栀子 10克　苍耳子 10 克　白芷 10 克　金银花 10 克　蔓荆子 6 克芦根 12 克

【功效】清气泄热，宣肺通窍。

【主治】风寒束表，日久郁而化热，由表而里。症见发热加重，鼻塞、头胀头痛亦加重，流黄稠涕，大便干，小便赤。

【用法】水煎服。

【加减】大便干秘者，加酒大黄 6 克。

【来源】徐鸿庆．实用中医耳鼻喉科学．第 1 版．北京：人民卫生出版社，1981。

慢 性 鼻 炎

本病为一种常见病，分单纯性与肥厚性两种，是鼻黏膜及其下层组织的非特异性慢性炎症。类似于中医的鼻窒，以鼻塞时轻时重，或双侧鼻腔交替堵塞，反复发作，经久不愈，甚则嗅觉失灵为特征。

一、清气肃鼻汤

【组成】连根丝瓜藤 15 克（切断晒干，微炒）　黄芩 12 克　金莲花 10 克　甘草 6 克

【功效】散风通络活血，清肺与大肠。

【主治】慢性单纯性鼻炎、轻度肥厚性鼻炎和慢性上颌窦炎。

【用法】水煎服。

【加减】若交替鼻塞者，加菖蒲 6 克、路路通 6 克；若流涕较多者，加桔梗 10 克、白芷 10 克；兼有头痛，加川芎 10 克、蔓荆子 10 克；若肥厚性者，加土贝母 10 克，白蔹 10 克，芙蓉叶 10 克，若黏膜色赤，加紫草 6 克，丹皮 6 克；若在冬季，且遇寒即重，而舌脉均显寒象者，加鹿角屑 3~6 克，或再酌加辛夷。

【注意】配合外治，其效更佳。可用秘制清窍散（荸荠粉、硼砂、冰片等）吸入鼻内，可两侧交替吸用。

【来源】中国中医研究院研究员耿鉴庭［中医杂志，1986，27（11）］。

二、加减通窍活血汤

【组成】赤芍　川芎　桃仁　红花　老葱　生姜　红枣山慈菇　天竺黄　茺蔚子

【功效】行滞活血，化瘀散结。

【主治】肥厚性鼻炎由气滞血瘀，痰（涕）凝于鼻窍者。

【用法】水煎服。

【注意】可辅以 5% 鱼肝油酸钠下甲注射，每次每下甲各注射 0.5ml，每周 1 次，每下甲注射 3 次为 1 疗程，一般 2~3 个疗程即可。

【来源】甘肃中医学院教授华良才〔干祖望，等．慢性鼻炎证治．中医杂志，1986，27（11）〕。

三、鼻炎灵

【组成】苍耳子、白芷、辛夷各 60 克　冰片粉 6 克　薄荷霜 5 克　芝麻油 500ml　液状石蜡 1000ml

【功效】通鼻窍，疗鼻炎。

【主治】慢性鼻炎、萎缩性鼻炎、过敏性鼻炎、鼻窦炎。

【用法】将芝麻油、苍耳子、白芷、辛夷同放锅内浸泡 24小时后加热，待苍耳子、白芷、辛夷炸成黑黄色捞出，再下冰片粉、薄荷霜、液状石蜡，搅匀，冷却后过滤，分装眼药水瓶内，用时仰头滴鼻，每次滴 1~2 滴，日滴 1~2 次。

【来源】河南中医学院教授蔡福养〔蔡福养．鼻炎灵治疗360 例鼻炎的介绍．新中医，1981，（11）〕。

四、蠲痹通窍方

【组成】苍耳子　赤茯苓　白芷　菖蒲　辛夷　甘草　黄芩　黄连　苡仁　通草　藿香　丝瓜藤

【功效】清化湿热，调理脾胃，蠲痹通窍。

【主治】脾胃蕴湿积热，湿热循经脉上注之慢性鼻炎。

【用法】水煎服。

【来源】河南中医学院教授蔡福养〔王永钦，等．蔡福养教授治疗慢性鼻炎的经验．辽宁中医杂志，1987，（7）〕。

五、益肺固表汤△

【组成】黄芪　白术　玉竹　苍耳子　辛夷　白芷　防风

【功效】益肺气、固表、散风寒。

【主治】证属肺气虚弱，易受风寒侵袭而为病，多发于冬天寒冷季节之慢性鼻炎。

【用法】水煎服。

【加减法】兼见脾虚者，加党参、茯苓；如有瘀血者，可加路路通；如有肾虚症状者，可加真武汤或肾气丸。

【来源】中国中医研究院西苑医院李书良副主任医师〔干祖望，等．慢性鼻炎证治．中医杂志，1986，27（11）〕。

萎缩性鼻炎

本病为一种常见的鼻腔疾病，主要表现为鼻腔黏膜、骨膜及骨质的萎缩性病变。以鼻内干燥出血、鼻塞、嗅觉减退、鼻腔恶臭、鼻腔宽大为特征。中医称之为鼻槁。

一、养阴润肺汤△

【组成】桑叶 10 克　生石膏 30 克　杏仁 10 克　枇杷叶 10 克　沙参 10 克　麦冬 10 克　玉竹 10 克　石斛 10 克　芦根 30 克　柿霜（冲服）3 克

【功效】养阴润肺。

【主治】萎缩性鼻炎属肺燥津伤者。

【用法】水煎服。

【来源】南京中医学院教授干祖望〔干祖望，等．慢性鼻炎证治．中医杂志，1986，27（11）〕。

二、滋阴益肾汤△

【组成】生熟地　玄参　桑椹子　山萸肉　制首乌　黑芝麻　女贞子　百合　知母　黄柏　龟板　鳖甲　鹿角胶　猪脊髓

【功效】滋阴益肾。

【主治】萎缩性鼻炎属肾虚水涸者。

【用法】水煎服。

【来源】南京中医院教授干祖望〔干祖望，等．中医杂志，1986，27（11）〕。

三、柔肝生津汤△

【组成】绿萼梅 6 克　菊花 9 克　干地黄 12 克　经霜桑叶 9 克　天冬 9 克

【功效】柔肝清热　滋肾生津。

【主治】肾阴虚肝火旺型萎缩性鼻炎。

【用法】每日 1 剂，水煎服。7 日为 1 疗程，约需 2 疗程。

【来源】中国中医研究院西苑医院耿鉴庭研究员〔耿鉴庭．赤脚医生杂志，1978，（2）〕。

附：萎缩性鼻炎外治方

1. 以少量麻油或蜂蜜滴鼻，也可用棉签蘸搽鼻腔。用药之前，宜以温生理盐水或高锰酸钾溶液（1：2000～1：5000）冲洗鼻腔，排除涕痂，每日 1～2 次。

2. 杏仁去皮，捣成糊状，用甘草煎水调匀，涂擦鼻腔。

3. 用黄连油膏涂擦鼻腔。

【来源】南京中医学院干祖望教授〔中医杂志，1986，27（11）〕。

变态反应性鼻炎

本病可分常年性和季节性两种。常年性变态反应性鼻炎的典型症状是阵发性发作，鼻内发痒，连续喷嚏，大量清水样鼻涕，且有鼻塞和嗅觉减退等；季节性变态反应性鼻炎的症状比常年性者严重，多在花粉季节发生，症状呈持续性，除鼻部症状外，尚有眼痒，流泪，咽喉、气管发痒咳嗽，哮喘等。本病类似于中医之鼻鼽。

一、益气固表汤[△]

【组成】黄芪　防风　白术　党参　当归　柴胡　五味子　乌梅

【功效】补气固表。

【主治】变态反应性鼻炎。

【用法】每日 1 剂，水煎服。

【加减】若为季节性变态反应性鼻炎，病程短，鼻塞重，鼻黏膜水肿明显者，重用柴胡、防风，酌加辛夷、苍耳子、白芷、麻黄、细辛等；鼻黏膜潮红加黄芩、丹皮；若为常年性变态反应性鼻炎，病程较长，反复发作，遇凉易犯，鼻塞不重，鼻黏膜轻度水肿或淡白，以益气固表为主；兼脾虚或小儿患者用云苓、山药、红枣等；兼肾虚，晨起即犯或伴哮喘者，佐补骨脂、淫羊藿、冬虫夏草、紫河车、枸杞子等；若鼻黏膜灰蓝色或暗红色，妇女月经前后发作明显者，佐当归消风汤。

【来源】天津市中西医结合耳鼻喉科研究室林文森老中医〔林文森. 益气固表为主治疗变态反应性鼻炎 255 例总结. 上海中医药杂志，1987，（1）〕。

二、加味过敏煎[△]

【组成】防风　银柴胡　乌梅　五味子　白芷　菖蒲　辛夷　菊花　细辛　生地　苍耳子　葛根

【主治】过敏性鼻炎。

【用法】每日 1 剂，水煎服。

【来源】北京祝谌予教授〔李德新. 祝谌予运用过敏煎的经验. 浙江中医杂志，1988，23（4）〕。

三、清热脱敏汤

【组成】紫草、茜草、旱莲草、徐长卿各 10 克　蝉蜕 3 克

【主治】鼻衄属热者，症见鼻痒、涕出黏稠，遇热而作、鼻黏膜潮红。

【用法】水煎服。

【来源】南京中医学院干祖望教授（马有度，等．中医精华浅说．第 1 版．成都：四川科学技术出版社，1986）。

鼻 窦 炎

本病为临床常见病，可分急性和慢性两类。急性鼻窦炎是鼻窦黏膜的急性炎症，多继发于急性鼻炎，以鼻塞，流脓涕和头痛为主要症状；慢性鼻窦炎多因急性鼻窦炎迁延不愈转化而来，主要症状是鼻塞、流涕、头痛及嗅觉障碍等。本病类似于中医的鼻渊。

一、升麻解毒汤

【组成】升麻 6 克　葛根 15 克　赤芍、黄芩、鱼腥草各 12 克　蒲公英 20 克　桔梗、白芷、苍耳子各 10 克　生甘草 6 克

【功效】清解阳明热毒，排脓畅窦。

【主治】急性鼻窦炎。

【用法】水煎服。

【加减】身热脉数，舌红，伴胸闷，加生石膏；口苦咽干，耳鸣耳聋加藿香、龙胆草；头晕身重，脘胀纳呆加藿香、佩兰、苡仁；中鼻甲水肿较剧加木通、车前子、苡仁；鼻塞不解加辛夷花、当归尾、杏仁；涕中带血加茜草根、丹皮、白茅

根、小蓟；涕黄量多加银花、虎杖；涕白量多加苡仁、茯苓、泽泻；头痛甚者加白蒺藜、白芍、制草乌；体虚加生黄芪、当归；便秘加酒大黄。

【来源】湖南中医学院附属二院老中医谭敬书〔谭敬书，等．升麻解毒汤治疗急性鼻窦炎 48 例．湖北中医杂志，1986，31（6）〕。

二、鼻渊方

【组成】粉葛根 9 克　嫩桂枝 6 克　净麻黄 1.2 克　杭赤芍 9 克　苦桔梗 9 克　生苡仁 15 克　生甘草 4.5 克　生姜 3 片　大枣 4 枚

【主治】风寒内闭之鼻渊，效良。

【用法】每日 1 剂，水煎服。

【加减】也可去麻黄、桂枝，加薄荷、藿香、辛夷、苍耳子等。

【来源】袁家玑，等．医林拔萃．第 1 版．贵阳：贵州人民出版社，1985。

三、辛前甘桔汤

【组成】辛夷花、青防风各 6 克　嫩前胡、天花粉各 9 克　苡仁 12 克　白桔梗 4.5 克　生甘草 3 克

【主治】鼻渊。

【用法】每日 1 剂，分 2 汁煎服。

【减法】气虚明显加黄芪、白术；鼻塞重者，加细辛、藿香；分泌物清稀加杏仁、浙贝母；分泌物黄稠加瓜蒌皮、冬瓜子，黏膜水肿甚者，加茯苓、泽泻；黏膜红肿者，加赤芍、丹皮。兼头痛：额部痛多选白芷、藁本；颞部痛宜加白芍、白蒺藜；头顶或枕部痛可加蔓荆子；眼眶痛加决明子、青葙子。

【来源】上海中医学院张赞臣教授〔张赞臣，等．鼻洲诊治经验．中医杂志，1984，25（11）〕。

四、鼻窦炎Ⅲ号方

【组成】苍耳子 9~15 克　黄芩 9 克　葛根 9 克　桔梗 6 克　蒲公英 15 克　车前草 12 克　白芷 3 克　生甘草 6 克

【功效】清湿热，通鼻窍。

【主治】湿热型鼻窦炎。

【用法】水煎服，日服 2 次。

【加减】鼻息肉或息肉样变，加牡丹皮 12 克、羊蹄根 9 克；嗅觉减退加菖蒲 9 克；便秘加玄参 12 克，麦冬 9 克，鲜生地 12 克；乏力、纳差加炒白术 9 克，神曲 9 克，生苡仁 12 克；失眠多梦加夜交藤 15 克，合欢皮 15 克；咳嗽多痰加白毛夏枯草 9 克；咽痛加野菊花 9 克，射干 6 克；肝区不适加郁金 9 克，菊花 9 克；高血压加泽泻 9 克，钩藤 9 克，蔓荆子 9 克；慢性鼻窦炎急性发作加荆芥 9 克，防风 6 克。

【来源】沈惠英，等．中药治疗慢性鼻窦性 65 例疗效观察．上海中医药杂志，1987，29（3）。

五、慢性鼻窦炎方△

【组成】蒲公英 30 克　野菊花 12 克　黄芩 15 克　鱼腥草 15 克　败酱草 15 克　板蓝根 10 克　白芷 15 克　辛夷 15 克苍耳子 10 克　蔓荆子 10 克　赤芍 10 克　川芎 6 克　桔梗 10 克藁本 6 克　生甘草 3 克

【功效】清热解毒，排脓止痛，活血消肿。

【主治】慢性鼻窦炎。

【用法】每日 1 剂，水煎 2 次，分 2 次饭后 1 小时服。

【加减】便秘者加酒大黄 3~6 克（后下）

【来源】谭慧珍．中医药治疗慢性鼻窦炎 100 例临床报道．中医杂志，1986，（6）。

六、藿香丸

【组成】广藿香

【主治】鼻渊流黄浊鼻涕，涕黏稠如脓。

【用法】研末，以猪胆汁和丸如梧桐子大，每服 15 克，以苍耳子 9 克煎汤送下。食后服，每日 2 次。

【来源】袁家玑，等．医林拔萃．第 1 版．贵阳：贵州人民出版社，1985。

七、苦寒直折方[△]

【组成】龙胆草 夏枯草 山栀 黄芩 苍耳子 白芷鱼腥草 芦根

【主治】鼻渊久流黄涕，易罹感冒。

【用法】水煎服。

【注意】脾胃虚弱者慎用。

【来源】南京中医学院教授干祖望［项楠．干祖望变通应用"冲击"法的经简．中医杂志，1987，28（2）］。

鼻　息　肉

本病多见于成年人，系鼻腔及鼻窦因慢性炎症分泌物长期刺激或因变态反应性鼻炎所引起。中西医同名，以鼻塞、黏脓涕为本病的主要症状。检查可见鼻腔内有单个或多个息肉。

一、鼻菌散

【组成】甘遂末 3 克　甜瓜蒂 3 克　硼砂 1.5 克　飞辰砂

1.5 克　冰片 0.6 克

【功效】蚀疮散结。

【主治】鼻菌（鼻息肉）。

【用法】共研细末，过筛，取少许吹搐鼻内，每日2~3次。

【注意】本品有毒，不可误作内服。用药后如有鼻中流粉红涕液，是为药物溶化的轻微反应，可用手帕拭去；如反应有痛感，应间隔使用。

【来源】上海中医学院张赞臣教授（上海中医研究所．张赞臣临床经验选编．第 1 版．北京：人民卫生出版社，1984）。

二、加减辛夷散

【组成】木笔花 6 克　升麻 4.5 克　葛根 9 克　甘草 3 克生石膏 6 克　寸麦冬 9 克　肥知母 6 克　淡黄芩 6 克　川芎4.5 克　白桔梗 1.5 克　桂枝 3 克　生姜 3 片　枇杷叶 6 克

【主治】鼻息肉和副鼻窦炎。

【用法】每日 1 剂，每剂煎 3 次，分早中晚 3 次内服，直至痊愈为止。

【注意】外用硇砂散（硇砂 1.5 克　轻粉 0.6 克　梅片0.6 克　为 1 次量，共研末）每日 3 次吹鼻，鼻息肉消除逾速。

【来源】徐焙．治疗鼻息肉和副鼻窦炎的经验介绍．广东中医，1960，（7）。

三、温肺散结汤△

【组成】生黄芪 12 克　茯苓 10 克　细辛 3 克　丁香 6 克苍术 12 克　三棱 10 克　红花 10 克　生牡蛎 15 克　昆布 12克　辛夷 10 克

【功效】温肺益气，化瘀散结。

【主治】鼻息肉体弱易倦，怕冷喜暖，鼻黏膜色泽灰淡，水肿明显，属虚寒者。

【用法】水煎服。

【来源】徐鸿庆．实用中医耳鼻喉科学．第 1 版．北京：人民卫生出版社，1981。

鼻　　衄

鼻衄即鼻出血，是多种疾病的常见症状，轻者仅涕中带血迹，重者可因出血过多引起休克而危及生命。

一、羚羊止衄汤△

【组成】羚羊角粉　生石决明　珍珠母　钩藤　白蒺藜

【主治】肝阳上亢之鼻衄。

【用法】水煎服。

【加减】兼有热症者，加夏枯草、野菊花、黄芩；在病人大出血时，酌加旱莲草、槐米、茜草、山茶花、甜杏仁。

【来源】上海老中医朱宗云（上海市卫生局．上海老中医经验选编．第 1 版．上海：上海科学技术出版社，1980）。

二、止衄汤△

【组成】野荠菜 30 克　白茅根 20 克　水牛角 20 克（先煎）　生地黄 15 克　藕节 12 克

【主治】肺胃蕴热、逼血妄行之鼻衄。

【用法】每日 1 剂，水煎服。

【来源】瑞金县中医院陈金鋐（江西卫生厅．杏林医选．第 1 版．南昌：江西科学技术出版社，1987）。

三、加味建瓴汤

【组成】生地黄30克 白芍30克 怀牛膝15克 生龙骨30克（先煎） 生牡蛎30克（先煎） 代赭石30克（先煎）淮山药30克 柏子仁30克 白茅根30克 赤芍12克丹皮12克

【功效】平肝潜阳，凉血止血。

【主治】虽以肝阳偏亢之鼻衄为优，但几乎可用于血液病以外的各种顽固性鼻衄。

【用法】水煎服。

【来源】黄兆铨，等.加味建瓴汤治疗顽固性鼻衄.浙江中医学院学报，1989。

四、清泻肺胃止衄汤△

【组成】石膏70克（先煎） 肥知母、连翘、当归、黄芩炭、丹皮炭、侧柏叶、仙鹤草、藕节炭各10克 甘草3克生大黄5克（后下） 芦根30克

【功效】清泻肺胃，凉血止血。

【主治】肺胃蕴热，上灼窍络而为鼻衄。

【用法】水煎服。

【注意】宜戒烟酒，忌辛辣食物。

【来源】南京中医学院干祖望教授［徐静.干祖望教授治疗鼻衄经验.江苏中医杂志，1987，8（4）］。

五、止衄归脾汤

【组成】黄芪 党参 白术 熟地 当归 山药 陈棕炭血余炭 甘草 大枣

【功效】健脾益气摄血。

【主治】脾虚鼻衄。

【用法】水煎服。

【来源】南京中医学院干祖望教授〔徐静. 干祖望教授治疗鼻衄经验. 江苏中医杂志，1987，8（4）〕。

六、藕节地黄汤

【组成】藕节　生地黄　麦冬　玄参　甘草

【功效】养阴清热，凉血止血。

【主治】热伤阳络衄血证：鼻衄或齿衄，或合并肌衄，苔微黄或黄燥，脉细数等。

【用法】水煎服。

【加减】属温热病久，阴亏热邪盛者，可加白芍、丹皮、炒黄芩、黑栀子，久病阴亏，孤阳独炽者，加龙骨、牡蛎、大小蓟。

【来源】卢祥之. 名中医治病绝招续编. 第 1 版. 北京. 中国医药科技出版社，1989。

耳 鸣 耳 聋

耳鸣、耳聋都是听觉异常的症状。以病人自觉耳内鸣、响，如闻潮声，或细或暴，妨碍听觉的称耳鸣，听力减弱，妨碍交谈，甚至听觉丧失而不闻外声的称为耳聋。

一、耳聋方

【组成】磁石 60 克　葛根 45～60 克　骨碎补 30～60 克山药 30 克　白芍 15 克　川芎 15　石菖蒲 9 克　酒大黄 15～18克　甘草 12 克　大枣 15 克

【主治】突发性耳聋。

【用法】每日1剂，水煎2次，分2次口服。

【加减】肾精亏损者加女贞子、枸杞子；肝气郁结者加钩藤、菊花；肝火上扰加龙胆草、黄芩、车前子；脾胃虚弱加党参、黄精。无论辨证为哪一类型，初诊时酒大黄概为6克其后视服药情况酌情增减。

【注意】辅用硫酸亚铁、维 B_6、维 C 等疗效更著。

【来源】孙爱华，等．中药耳聋方治疗突发性聋的初步研究．中医杂志，1984，25（1）。

二、聪耳汤

【组成】生白芍、炒当归、丹皮、丹参、白蒺藜、枸杞子各9克　炙远志4.5~6克　石菖蒲3~4.5克　耳聋左慈丸（包煎）12克

【功效】调肝和营，益肾通窍。

【主治】随症加减治各种耳聋。

【用法】每日1剂，分2次煎服。

【加减】耳内有发胀感者加郁金；肝郁气滞而致耳闭者，应以疏泄为主，一般不宜用重镇药及安神药；见肝热症状者，可用桑芽清之；因惊恐而致突发性耳聋者可加龙骨牡蛎。

【注意】耳聋左慈丸内之磁石，长服易碍胃，一般需包煎，此药对震伤致聋者不宜；菖蒲性燥，用量不宜过多；服药需注意脾胃功能。

【来源】上海张赞臣教授经验方。

三、升举清阳汤[△]

【组成】升麻　柴胡　葛根　路路通　菖蒲　马兜铃

【功效】升举清阳。

【主治】清阳不升，耳窍被蒙之耳鸣耳闭，对药物中毒性

耳聋有一定疗效。

　　【用法】水煎服。

　　【来源】南京中医学院名老中医干祖望教授〔项楠. 干祖望变通应用"冲击"法的经验. 中医杂志，1987，28（2）〕。

四、填阴镇逆汤△

　　【组成】熟地 3.0 克　萸肉 6 克　天冬 10 克　麦冬 10 克磁石 10 克　龟板 10 克　五味子 3 克　白芍 10 克　牛膝 5 克秋石 3 克

　　【功效】填阴镇逆。

　　【主治】真阴虚之耳鸣。

　　【用法】水煎服。

　　【来源】湖南省中医药研究所老中医周执中〔周锡鹏. 周执中治疗五官科疾病的经验. 辽宁中医杂志，1984，8（11）〕。

五、清胆化痰汤△

　　【组成】桑叶 10 克　丹皮 6 克　栀皮 10 克　连翘 6 克菊花 10 克　川尖 6 克　蒌皮 15 克

　　【功效】清胆化痰。

　　【主治】痰火内闭耳窍之耳鸣。

　　【用法】水煎服。

　　【来源】湖南省中医药研究所老中医周执中〔周锡鹏. 周执中治疗五官科疾病的经验. 辽宁中医杂志，1984，8（11）〕。

脓　　耳

　　脓耳是指耳膜穿孔、耳内流脓为主要表现的疾病。为常见病、多发病，多发于夏热季节。相当于西医之急性和慢性化脓性中耳炎等。

一、柴胡渗湿汤[△]

　　【组成】半夏　柴胡　黄芩　人参　甘草　生姜　茯苓前仁　木通　泽泻　白术

　　【功效】疏解少阳，兼行渗湿。

　　【主治】急性化脓性中耳炎，鼓室积脓或流脓量多者。

　　【用法】水煎服。

　　【来源】广州中医学院林先智教授［林先智．小柴胡汤在耳科的应用．新中医，1981，（8）］。

二、柴胡清泻汤[△]

　　【组成】柴胡　黄芩　半夏　甘草　生姜　龙胆草　山栀子　夏枯草　大青叶

　　【功效】清泻肝胆火热。

　　【主治】急性化脓性中耳炎酿脓期，耳部炎症剧烈，红肿痛俱重。

　　【用法】水煎服。

　　【加减法】若热盛毒重，乳突骨膜下脓肿，加银花、连翘、地丁草　野菊花　蒲公英。

　　【来源】广州中医学院林先智教授［林先智．小柴胡汤在耳科的应用．新中医，1981，（8）］。

三、脓耳出脓方△

【组成】香附 10 克　黄芪 15 克　柴胡 6 克　黄芩 10 克
生地 10 克　龙胆草 4.5 克　白芍 10 克　甘草 10 克　白芷 6
克　地骨皮 10 克　当归 10 克

【功效】清热泻火，散风除湿，托里排脓。

【主治】脓耳出脓（化脓性中耳炎）。

【用法】水煎，2 日 1 剂，分 4 次服，7 剂为 1 疗程。

【来源】湖北中医学院名老中医张梦侬（张梦侬．临证会
要．第 1 版．北京：人民卫生出版社，1981）。

四、加味知柏地黄汤

【组成】熟地　山药　丹皮　茯苓　泽泻　山萸肉　知母
黄柏　双花　公英　苦参

【功效】补肾扶正，解毒祛邪。

【主治】慢性化脓性中耳炎。

【用法】每日 1 剂，水煎服。

【加减】鼓膜穿孔不愈合者，加制首乌；服药后耳鸣不愈
者，加磁石、龙骨、牡蛎；耳聋重者加丝瓜络、路路通。

【来源】河南中医学院蔡福养教授［蔡福养，等．中医辨
证治疗 141 例慢性化脓性中耳炎．辽宁中医杂志，1980，
（1）］。

五、清肺化浊汤△

【组成】黄芩 10 克　芦根 15 克　金银花 12 克　苍耳子
10 克　紫苏 10 克　白芷 10 克　辛夷 10 克　石菖蒲 6 克　生
甘草 10 克

【功效】清肺化浊，行气通窍。

【主治】慢性化脓性中耳炎耳内出脓，色白或清或微黄，时轻时重，质黏如涕，无臭。伴鼻塞流涕。平素易于感冒或咳嗽痰多。

【用法】水煎服。

【来源】徐鸿庆. 实用中医耳鼻喉科学. 第1版. 北京：人民卫生出版社，1981。

六、耳炎灵

【组成】大黄、黄芩、黄连、黄柏、苦参各20克　冰片面6克　香油500ml，液体石蜡1000ml

【主治】脓耳。

【用法】先将前五味药放入香油锅内浸泡24小时，然后加热炸至药枯成黑黄色时，滤净药渣，再加石蜡、冰片面，搅匀过滤，分装于眼药水瓶内备用。用前以棉签拭净耳内脓液，然后滴入1~2滴药液，每日1次。

【来源】河南中医学院教授蔡福养［蔡福养. 用"耳炎灵"治疗脓耳379例疗效观察. 辽宁中医杂志，1981，(10)］。

急 性 喉 炎

急性喉炎是喉部黏膜的急性炎症。声音嘶哑为其主要症状，一般发病较急，可有畏寒、发热及周身不适，局部检查见声带红肿。与中医之急喉瘖相类似。

一、前桔杏苏汤

【组成】信前胡5克　白桔梗6克　苦杏仁9克　苏叶6克　蝉衣6克　橘皮6克　甘草4克

【功效】温散风寒、清音。

【主治】风寒突然袭受，喉痛声嘶，咳嗽气较粗。亦治以风寒为主之感冒。

【用法】加水 400ml，煎至 200ml，分 2 次服，服后覆被，使其得汗，亦可服 2 煎。

【加减】若袭受风寒，以寒为重，可去苏叶加麻黄；若咳嗽较频，可加紫菀、款冬花；若痰多欲呕，可加半夏；若内有痰滞，可加枳壳、郁金、陈萝卜缨；若小便不利，可加赤茯苓。

【来源】中国中医研究院研究员耿鉴庭（耿鉴庭，等．喉科正宗．第 1 版．南宁：广西科学技术出版社，1990）。

二、清肺开音汤

【组成】射干 3 克　马兜铃 6 克　冬瓜仁 9 克　蝉衣 3 克　生牛蒡子 9 克　胖大海 9 克　沙参 9 克　生甘草 3 克　枇杷叶 9 克　川贝母 3 克

【功效】清肺开胸膈，宣气开音。

【主治】外感风热，咳嗽、音哑，或小儿麻疹后肺气未清，音哑或咽喉作痛，脉滑舌红。

【用法】水煎服。

【加减】胖大海缺货时可用瓜蒌皮代之；并可加鲜梨 1 只，连皮去心切片与各药同煎。

【注意】肺痨吐血音哑，需滋阴清肺者，忌服此方。

【来源】浙江省中医院主任医师魏长春（魏长春．中医实践经验录．第 1 版．北京：人民卫生出版社，1986）。

慢 性 喉 炎

慢性喉炎是喉部黏膜的慢性炎症，多发生于成年人，是最常见的喉病，可分为单纯性慢性喉炎、肥厚性慢性喉炎、声带小结或息肉。声音嘶哑是其主要症状，类似于中医之慢喉瘖。

一、增损响声破笛丸

【组成】生诃子9克　木蝴蝶12克　虫蜕6克　桔梗9克　薄荷6克　川芎6克　连翘9克　甘草6克

【主治】失音。

【用法】水煎服。

【加减】如素体内热，可加清泄透发之牛蒡子或胖大海；如火为寒郁，咳嗽痰滞之失音，加前胡、杏仁、瓜蒌；肺热阴亏加沙参、麦冬、花粉、芦根。

【来源】云南省名老中医来春茂（来春茂．来春茂医话．第1版．昆明：云南人民出版社，1984）。

二、润喉清音汤[△]

【组成】北沙参12克　麦冬10克　玄参12克　薄荷10克　青果10克　木蝴蝶6克　丹皮10克　生甘草10克　枸杞子10克

【功效】养阴清肺，润喉清音。

【主治】慢性喉炎属阴虚肺热者。

【用法】水煎服。

【来源】徐鸿庆．实用中医耳鼻喉科学．第1版．北京：人民卫生出版社，1981。

三、三甲散

【组成】鳖甲 龟板 穿山甲 蝉蜕 僵蚕 䗪虫 当归 三棱 莪术 落得打 昆布 海藻 九香虫 瓦楞子 乳香 没药

【功效】行瘀散结。

【主治】增生性喉炎即室带肿胀之声音嘶哑。也用来治声带息肉、声带小结。

【用法】水煎服。

【来源】南京中医学院教授干祖望〔项楠. 干祖望变通应用"冲击"法的经验. 中医杂志, 1987, 28（2）〕。

四、疏肝化痰汤△

【组成】柴胡 白芍 当归 白术 薄荷 生姜 茯苓 桔梗 川贝 天竺黄 硼砂 海浮石 僵蚕 蝉衣 孩儿茶 昆布 海藻

【功效】疏肝和脾，利气化痰。

【主治】声带小结之痰气郁结者。临床表现为声嘶逐渐加重，咽喉部常觉憋闷不适，每遇情志不畅则加重，喉中常觉有痰堵塞，有时咯出块状顽痰，检查双侧声带小结颜色灰白闭合不佳。

【用法】水煎服。

【来源】甘肃中医学院教授华良才〔中医杂志, 1987, 28（3）〕。

五、加味补中益气汤△

【组成】黄芪 党参 当归 陈皮 炙甘草 升麻 柴胡 白术 诃子 桔梗 童便 川贝 天竺黄

【功效】补肺益脾，散结亮音。

【主治】气虚失荣型声带小结：音哑，语音低微，多有中气虚表现。检查：声带苍白，松弛无力，小结基底部无明显充血。

【用法】水煎服。

【来源】甘肃中医学院华良才教授［中医杂志，1987，28（3）］。

急性扁桃体炎

本病为一常见病，尤多发于儿童和青壮年。类似于中医之风热乳蛾。主要表现咽喉疼痛，扁桃体肿大，表面可有脓性渗出物或黄白色脓点。常伴发热。

一、荆公消毒汤

【组成】荆芥穗 7 克　苏薄荷 5 克　淡豆豉 10 克　牛蒡子 10 克　白僵蚕 6 克　灰马勃 5 克　浙贝母 10 克　七叶一枝花 10 克　甘草节 5 克　蒲公英 12 克

【主治】乳蛾红肿，且有腐点，颔下生核结肿。亦可治痄腮。

【用法】加水 400ml　煎成 700ml，去渣温服，2 煎同上，隔 6 小时服。

【加减】若大便秘者，牛蒡子、蒲公英加倍用，且可再加全瓜蒌 10~15 克；若服 1~2 剂后热减轻者，可去薄荷、豆豉；若核肿不消，可加玄参、忍冬藤、连翘、山慈菇、赤芍、板蓝根之类。

【来源】中国中医研究院研究员，全国著名耳鼻喉科专家耿鉴庭方（耿鉴庭，等 . 喉科正宗 . 第 1 版 . 南宁：广西科学技术出版社，1990）。

二、咽喉消肿八味汤

【组成】前胡、炙僵蚕、牛蒡子、光杏仁各 9 克　生甘草
3~5 克　土牛膝根、野菊花各 9~15 克　鲜芦根 30 克

【主治】急性咽喉病（包括急性咽喉炎、急性扁桃体炎、
扁桃体周围脓肿等喉科常见病）。

【用法】每日 1 剂，水煎服。

【加减】表证明显者加荆芥、薄荷各 6~9 克；里热明显加
赤芍、粉丹皮、黄芩、金银花、挂金灯各 9 克，山豆根 5~9
克；痰涎壅盛，咳吐不爽者加桔梗 4~5 克，地枯萝、象贝母
各 9 克，射干 5 克，或重用土牛膝根 15~24 克；肿胀消退缓
慢或脓肿形成者加皂角刺 6~9 克，穿山甲、芙蓉花、天花粉
各 9 克，桔梗 4~5 克；体质虚弱、阴虚火旺明显者加玄参、
天花粉各 9 克；小便赤少，觉热者，加淡竹叶；大便干结者加
瓜蒌仁、火麻仁、元明粉各 9 克。

【来源】倪合也，等．中医药治疗急性咽喉病 118 例疗效
观察．中医杂志，1981，22（9）。

附：喉痛方

【组成】天花粉 30 克　连翘 12 克　金银花 12 克　丹参 9
克　射干 9 克　玄参 9 克　乳香、没药各 6 克　炙山甲 4.5 克
薄荷 4.5 克

【功效】滋阴清热，消肿利咽，疏风止痛。

【主治】风热外感、阴虚内热所致之咽喉疼痛，效良。

【用法】水煎服，1 日 1 剂。

【加减】脉洪实加生石膏 30 克；小便不利加滑石 18 克；
大便结加大黄 9 克。

【来源】贵州省名老中医王聘贤（袁家玑，等．医林拔

萃 . 第 1 版 . 贵阳：贵州人民出版社，1985）。

慢性扁桃体炎

本病多由急性扁桃体炎转变而成。平时可有咽部不适、刺激性咳嗽、口臭或轻微疼痛、疲乏。检查局部暗红充血，扁桃体大小不定，上有黄白色脓点或有脓样物被挤出。类似于中医之虚火乳蛾或慢性乳蛾。

一、山豆金莲汤

【组成】山豆根 4 克　金莲花 9 克　马勃 5 克　浙贝母 10 克　甘草 4 克　玄参 10 克　橄榄 12 克　陈萝卜缨 12 克

【功效】降浮火，清浮热，消僵肿。

【主治】乳蛾一侧或两侧，僵肿不消，时有疼痛或常常急性发作者。

【用法】加水 400ml，煎至 200ml，待稍凉，徐徐服下，6 小时后，服 2 煎。

【加减】内热重者，可加雪里青，阳浮于上者，加牛膝；痰象重者，加桔梗、山慈菇；有血郁现象者，可加紫荆皮；红肿重者加金果榄；若服五六剂后，症状未见变动者，可加迎春柳叶 2 克；若服后胃失冲和者，加橘皮；若体质虚弱者，可加鲜赤首乌；若项外㿉肿，可加夏枯草、郁金。

【来源】中国中医研究院耿鉴庭研究员（耿鉴庭，等 . 喉科正宗 . 第 1 版 . 南宁：广西科学技术出版社，1990）。

二、凉血清气限娥退热汤

【组成】软白薇 10 克　地骨皮 10 克　粉丹皮 6 克　肥知母 5 克　甘草节 5 克　金莲花 9 克　紫草 6 克

【主治】体虚儿童，乳蛾频频发作，有时高热，但长期有断续低烧，往往不过半度，绛舌少苔，脉数，肌瘦，观其外形，呈质弱不健康现象者。

【用法】加水 400ml，如法煎汤煎至 200ml，并服二煎，频服。

【加减】咽干舌燥，可加玄参、麦冬；呈肺燥现象，微有干咳者，可加天冬；间有鼻腔、牙龈出血者，可择加生地、茅根、仙鹤草、翻白草；低热久久不退，可加鳖甲；体虚乏力，可酌加玉竹、黄精之类；若久而体弱无力，甚至关节酸疼可加秦艽、归须；饮食欠香，可加谷芽、鲜稻叶、山药；心烦者，可加栀子；睡眠不安，加朱染灯心、萱草叶。

【来源】中国中医研究院耿鉴庭研究员（耿鉴庭，等．喉科正宗．第 1 版．南宁：广西科学技术出版社，1950）。

三、化痰散结汤△

【组成】当归 10 克　川芎 6 克　制香附 10 克　川贝母 10克　山慈菇 10 克　僵蚕 10 克　昆布 12 克　桔梗 10 克

【功效】行气解郁，化痰散结。

【主治】慢性乳蛾属气郁痰结者，特点为双侧扁桃体明显肥大，但色泽不红，甚至略显苍白。质地实而不柔，表面亦多光滑，无明显疼痛。

【用法】水煎服。

【加减】兼有胃腑积热者，加黄连 6 克、知母 10 克、酒大黄 6 克；见肝郁不舒者，加柴胡 6 克、白芍 10 克。

【来源】徐鸿庆．实用中医耳鼻喉科学．第 1 版．北京：人民卫生出版社，1981。

四、阴滋降火汤△

【组成】熟地黄 12 克　玄参 12 克　盐黄柏 10 克　射干

10 克　山慈菇 10 克　丹皮 10 克　青果 10 克　牛膝 6 克　地
骨皮 10 克

【功效】滋阴降火，清咽解毒。

【主治】虚火上炎之慢性扁桃体炎：扁桃体肥大不甚，但
多有效明显的充血，色红略深，伴虚火症状。

【用法】水煎服。

【来源】徐鸿庆．实用中医耳鼻喉科学．第 1 版．北京：
人民卫生出版社，1981。

梅　核　气

本病为咽喉中有异常感觉，如梅核塞于咽喉，咳之不出，
咽之不下，但不碍饮食，症状的轻重与情绪变化有关，检查：
咽内无异常发现。其多发于妇女，相当于咽部神经官能症或
癔球。

一、加味半夏厚朴汤

【组成】制半夏 10 克　制厚朴 10 克　茯苓 10 克　紫苏叶
9 克　石菖蒲 15 克　生姜 10 克

【主治】梅核气。

【用法】每剂煎 2 遍，和匀，日 3 次分服。

【加减】胸闷嗳气较频者，加广木香 6 克；心烦眠差加炒
枣仁 10 克。

【注意】咽干颧红、舌光无苔，属阴虚燥热者，不宜用
此方。

【来源】解放军总医院主任军医陈树森（陈树森．陈树森
医疗经验集萃．第 1 版．北京：人民卫生出版社，1989）。

二、解郁养阴汤[△]

【组成】八月扎9克　绿萼梅4.5克　白残花4.5克　川楝子9克　郁金9克　茯苓12克　泽泻9克　白芍9克　甘草4.5克　海浮石12克　代赭石12克　麦冬9克　玄参9克

【功效】理气化痰养阴。

【主治】梅核气之属郁热伤阴、咽干少津者。

【用法】水煎服。

【加减】痰多加蛤壳；咽干甚者加石斛、花粉。

【注意】应嘱患者清心寡欲，情怀畅达。

【来源】上海第二医学院附属瑞金医院朱宗云老中医（上海市卫生局上海老中医经验选编．第1版．上海：科学技术出版社，1930）。

三、梅核气汤[△]

【组成】苏梗　厚朴　半夏　陈皮　茯苓　大腹皮　白芥子　炒莱菔子　薤白　降香　路路通　白通草　竹茹

【功效】疏肝解郁，理气化痰。

【主治】梅核气。

【用法】水煎服。

【来源】北京名老中医蒲辅周（吴漩景．梅核气病的诊断与治疗．第2版．太原：山西科学教育出版社，1987）。

四、喜气汤（Ⅱ号）

【组成】丹参　赤芍　柴胡　半夏　桔梗　甘草

【功效】活血化瘀，疏肝解郁。

【主治】梅核气咽中憋胀感或同时并有咽中异物感，或并现咽部干燥感，久治不愈，睡眠欠佳，舌稍暗（或正常），脉弦（或正常），属气滞血瘀者。

【用法】水煎服。

【加减】失眠、梦多严重者，加夜交藤、合欢花；胸胁满闷严重者，加香附；胃呆少食严重者，加木香；气血虚者，加党参、黄芪、当归、白芍；消化不良较重者，加焦三仙。

【来源】山西医学院吴漩景副教授（吴漩景．梅核气病的诊断与治疗．第2版．太原：山西科学教育出版社，1987）。

喉 痈

喉痈是发生于咽喉间及其附近部位的痈肿的总称。以喉关痈为多见，其生于喉关，相当于扁桃腺周围脓肿；生于喉底的叫里喉痈，相当于咽后壁脓肿；生于颌下的叫颌下痈，相当于咽旁脓肿；生于上腭者，称上腭痈，又称外喉痈。本病发展迅速，咽部疼痛剧烈，张口困难，患处红肿高突，伴高热恶寒，可致吞咽、呼吸受影响。

一、金灯山根汤

【组成】挂金灯9克　山豆根9克　白桔梗4.5克　生甘草3克　嫩射干4.5克　牛蒡子9克

【功效】疏风化痰，清热解毒，消肿利咽。

【主治】咽喉红肿、乳蛾、喉痈、喉风、咽痛等病症。

【用法】上方用清水600ml煎至300ml，日服2次。

【加减】凡见恶寒发热，脉浮数，表邪甚者，加荆芥、薄荷、蝉衣等；但热不寒，里热甚者，加赤芍、丹皮、知母、金银花等；痰涎多，苔浊腻者，加僵蚕、瓜蒌皮、地枯萝等；头目晕眩，两目红比，肝火较旺者，加桑叶、夏枯草、白芍等；大便干涩不爽者，加瓜蒌仁；大便闭结者，加元明粉；体质阴虚火旺，舌红少津，加玄参、麦冬、生地等。

【来源】上海张赞臣教授（上海中医研究所．张赞臣临床经验选编．第 1 版．北京：人民卫生出版社，1984）。

二、荆贝甘休汤

【组成】紫荆皮 10 克　浙贝母 10 克　郁金 10 克　蚤休 10 克　防风 9 克　甘草 4 克　木芙蓉叶 10 克

【功效】消散凝结。

【主治】喉痈初起，红肿僵硬，身发寒热，有化脓之势者。

【用法】取水 400ml，先将紫荆皮，郁金、蚤休三味泡 2 小时，然后入诸药，上火煎成 200ml，顿服。二煎则加水 300ml，煎成 200ml，相距 6 小时再服。

【加减】若寒热无汗，可加荆芥、豆豉；若肿处色赤，可加赤芍或荔枝草；若皮色红艳，可加紫草、连翘；若肿势甚重，可加女贞叶、木槿花、黄蜀葵花；若痰壅，可加鲜土牛膝；若大便秘结，可加全瓜蒌、莱菔子；若小便赤热，可加鸭跖草。

【来源】中国中医研究院耿鉴庭研究员（耿鉴庭，等．喉科正宗．第 1 版．南宁：广西科学技术出版社，1990）。

三、茅皂决痈汤

【组成】茅针 10 克　皂角刺 10 克　连翘 10 克　甘草节 5 克　紫花地丁 10 克　七叶一枝花 10 克　磨金果榄（冲服）5 克。

【功效】排托穿透。

【主治】喉痈发病 4~7 日，脓将成熟，臃肿并未聚头。此时之化脓热，脓出自解。

【用法】加水 400ml，煎至 200ml，待稍凉服，并服二煎。

【加减】此方亦可加入天花粉、浙贝母；外皮发白，脓难酿成者，可加川芎、白芷；老人、虚人可少加黄芪与当归；神昏有内陷之势者，可加玳瑁粉；一剂不溃者，加炮山甲片或冬葵子，或加入土牛膝。

【来源】中国中医研究医院研究员耿鉴庭（耿鉴庭，等．喉科正宗．第 1 版．南宁：广西科学技术出版社，1990）。

四、泻脓汤

【组成】象贝母　皂角刺　炙山甲　银花　连翘　焦山栀　板蓝根　炒僵蚕　黄芩　天花粉　山豆根　芦根

【功效】清热解毒，破瘀消肿。

【主治】急性扁桃体炎和扁桃体周围脓肿，无论脓肿形成与否，皆可使用。

【用法】水煎服。

【加减】妇女经来加小蓟；孕妇应去活血药；本病初起，脓肿还不明显者，可减去皂角刺、炙山甲；兼表邪，发热恶寒，骨节酸痛较重者，可加重象贝，并加薄荷、桑叶等；里热较重，可重用皂角刺、炙山甲；后期实热已减，可减山豆根、板蓝根、黄芩、加玄参、麦冬

【来源】上海老中医朱宗云（上海市卫生局．上海老中医经验选编．第 1 版．上海：上海科学技术出版社，1990）。

五、益气养阴汤[△]

【组成】党参 10 克　生黄芪 10 克　生山药 12 克　天花粉 10 克　金银花 10 克　石斛 12 克　生甘草 10 克

【功效】益气养阴，托毒生肌。

【主治】喉痈脓溃泄毒期。

【用法】水煎服。

【来源】徐鸿庆．实用中医耳鼻喉科学．第 1 版．北京：人民卫生出版社，1981。

白　　喉

白喉是由白喉杆菌引起的急性传染病，成人和年长儿童的白喉绝大多数是咽白喉，喉白喉、鼻白喉，其他黏膜上的白喉较多见于年幼儿。临床表现有发热、咽喉等黏膜处形成白色假膜，不易和黏膜下组织分离，并由外毒素引起中毒症状，严重者可致心肌炎和神经瘫痪。

一、疏风解毒汤[△]

【组成】桑叶 10 克　薄荷 5 克　连翘 10 克　牛蒡子 10 克　金银花 15 克　生地黄 15 克　北沙参 12 克　土牛膝根 15 克

【功效】疏风祛邪，除瘟解毒。

【主治】白喉病初有明显的风热表证，咽部红肿、疼痛明显，甚则颈项俱肿。

【用法】水煎服。

【加减】若表证已净，白腐不退者，去桑叶、薄荷、连翘，加玄参 15 克、丹皮 10 克；喉间红肿而痛，颈项肿者，加板蓝根 15 克、加夏枯草 15 克。

【来源】徐庆鸿．实用中医耳鼻喉科学．第 1 版．北京：人民卫生出版社，1981。

二、养阴润燥清咽汤

【组成】生地黄 12 克　玄参 10 克　麦冬 10 克　白芍 7 克　川贝母 10 克　磨金果榄 5 克（和服）　甘草 4 克　陈萝卜缨

12克

【功效】养阴润燥清咽。

【主治】白喉，白腐生于咽部，里热重，津液现受灼之势，而无风痰哮吼等现象者。

【用法】加水400ml泡20分钟，用芦柴微火缓煎，沸后至入磨药和匀，重煎沸，以布挤汁，待稍冷，缓缓服。

【加减】若蒸热不退，伴有出血之象者，可牡丹皮；咳嗽加桑叶、枇杷叶；胸闷加枳壳；小便不利加赤茯苓；大便干者加麻仁；若秘结数日不解可加大黄。

【来源】中国中医研究院研究员耿鉴庭（耿鉴庭，等. 喉科正宗. 第1版. 南宁：广西科学技术出版社，1990）。

三、扶正固本汤△

【组成】炙甘草15克　炒枣仁12克　阿胶12克（烊化）生龟板12克　生黄芪15克　五味子6克　党参10克　麦冬10克　土牛膝根30克

【功效】益气养阴，扶正固本。

【主治】疫毒之邪陷入心包，灼伤心营，耗散心气，心烦心悸，面唇青白，汗出如珠，四肢逆冷，神倦欲寐等。

【用法】水煎服。

【来源】徐鸿庆. 实用中医耳鼻喉科学. 第1版. 北京：人民卫生出版社，1981。

口　疮

口疮是指口腔黏膜上发生的表浅，如豆大的溃疡点。又称口疳。临床上分为实证与虚证两大类。与西医阿弗他性口炎即复发性口疮相类似。

一、复方连术汤

【组成】川连 3 克　苍术 30 克　胡黄连 10 克　人中黄 10 克　生甘草 10 克

【功效】清热化湿，泻火解毒，健脾护中。

【主治】复发性口疮。

【用法】水煎服。

【加减】湿热上蒸加银花、公英、生石膏，大便干加制川军；湿盛，苔白腻加砂仁、川朴；热伤阴者加石斛，花粉；若溃疡点数目不多，常在唇颊内侧及上腭处，周围黏膜淡红，加丹皮、知母；中气虚者加黄芪、升麻；若溃疡面生于舌尖处，舌尖红，加阿胶、鸡子黄、生地；寐差齿浮之心肾不交者，加枣仁、肉桂。

【来源】浙江余姚市中医院赵炯恒主任医〔李振吉，等．复发性口腔炎证治．中医杂志，1987，28（5）〕。

二、清胃泻火汤△

【组成】连翘　黄连　当归　生地　丹皮　生石膏　升麻　大黄　甘草

【功效】清胃泻火，凉血通便。

【主治】实火口疮。特点是发病急，病程较短，溃疡呈多形性，大小不等，数量较多，可互相融合，边缘平坦或稍隆起，有充血的环状红晕，疼痛明显，影响进食和语言。

【用法】水煎服。

【来源】李振吉，等．复发性口腔炎证治．中医杂志，1987，28（5）。

三、泻心饮△

【组成】生地 30 克　木通 3 克　生甘草 6 克　川连 3 克

知母9克　黄柏9克　女贞子15克　墨旱莲15克　龟板9克
生熟谷芽各15克

【主治】溃疡生于舌者。

【用法】水煎服。

【加减】失眠加柏子仁、枣仁各9克，夜夜藤30克；小便
黄赤加前仁15克，茯苓12克；便秘加川军9克；背畏寒加肉
桂1克，附片1.5克。

【来源】上海医科大学中山医院陈泽霖教授［李振吉，
等.复发性口腔炎证治.中医杂志，1987，28（5）］。

四、加减玉女煎

【组成】生石膏30克　知母9克　生甘草6克　生地30
克　玄参9克　麦冬9克　活芦根30克　天花粉30克　石斛
15克　连翘15克

【主治】溃疡生于唇、颊、齿龈，属胃火上炎。

【用法】水煎服。

【来源】上海陈泽霖教授［李振吉，等.复发性口腔炎证
治.中医杂志，1987，28（5）］。

五、温中除火汤△

【组成】生黄芪30克　党参20克　白术15克　茯苓12
克　炙甘草6克　肉桂3克　土茯苓20克

【功效】补中益气，温中除火。

【主治】元气亏虚，阴火上炎之口疮。

【用法】水煎服。

【注意】对口腔炎反复发作，缠绵难愈者，切不可拘于局
部的炎症，而滥施苦寒泻火之品。

【来源】李振吉，等.复发性口腔炎证治.中医杂志，

1897，28（5）。

六、口疮方

【组成】煅炉甘石 2 克　人中白（煅）1 克　青黛 2 克冰片 0.3 克　枯矾 0.5 克

【功效】燥湿收敛，化腐生肌，清热止痛。

【主治】各种口腔溃疡。

【用法】上药共为极细末，取少许搽于患处，1 日 1 次。

【注意】药收贮瓶中应盖严，勿受潮湿。

【来源】山东中医学院张珍玉教授祖传验方［张珍玉．口疮方．中医杂志，1987，28（12）］。

七、赴筵散

【组成】川连粉 10 克　青黛 3 克　硼砂 10 克　枯矾 5 克冰片 5 克

【主治】口疮发作，溃烂疼痛，久不愈合者。亦治牙疳、牙宣等。

【用法】研极细末，瓶贮备用。先用茶叶水或淡盐水漱口，然后涂药于患处。日 2~3 次或食后漱口涂药。

【加减】口疮发作经久不愈，疼痛或口臭较重者，另加黄柏 10 克，诃子 10 克，硼砂 10 克，先煎前 2 味，滤净后再将硼砂和入溶化，用此药漱口后涂药。

【注意】清洁口腔，发作时吃半流或流食，多饮水。

【来源】陈树森主任军医（陈树森．陈树森医疗经验集粹．第 1 版．北京：人民卫生出版社，1989）。

牙　痛

牙痛是牙齿疼痛的简称。无论是牙体或牙齿周围的病变均可引起该症，其仅是口腔科疾病的一个症状。

一、牙痛方 I

【组成】生石膏（研末）30 克　薄荷叶 6 克　生赭石 30 克　怀牛膝 9 克

【主治】牙痛、龈肿之属火热上冲者。

【用法】水煎服。

【来源】袁家玑，等．医林拔萃．第 1 版．贵阳：贵州人民出版社，1985。

二、加味地黄汤

【组成】知母 10 克　黄柏 10 克　生地 10 克　淮山药 10 克　茯苓 10 克　丹皮 6 克　泽泻 6 克　萸肉 6 克　龟胶 10 克

【功效】滋阴清热。

【主治】中年或老年猝然牙痛不可忍，属阴虚火旺者。

【用法】水煎服。

【来源】湖南省中医药研究所老中医周执中〔周锡鹏．周执中治疗五官科疾病的经验．辽宁中医杂志，1984，8 (11)〕。

三、牙痛方 II

【组成】金银花 4.5 克　双钩藤 6 克　粉丹皮 1.5 克　丝瓜络 9 克　连翘壳 6 克　生柏叶 4.5 克　生甘草 1.5 克

【功效】清热解毒，凉血祛风。

【主治】风热牙痛。

【用法】水煎服，1 日 1 剂。

【加减】上齿痛加生石膏、知母；下齿痛加生地、秦艽；风痛加荆芥、防风；水亏火旺加生地、二冬、玄参，去钩藤、连翘、丝瓜络；食饭后倍痛加生石膏、知母；大便结加生地、风化硝，去双钩藤、丝瓜络、连翘。

【来源】袁家玑，等．医林拔萃．第 1 版．贵阳：贵州人民出版社，1985。

四、牙痛方Ⅲ

【组成】石膏 18 克　石斛 12 克　川连 5 克　生地 12 克　牛蒡子 12 克　防风 10 克　白芷 10 克　葛根 10 克　薄荷 10 克　厚朴 12 克　内金 12 克　地骨皮 10 克　淡竹叶 10 克

【主治】用于胃热或感受外邪，牙龈肿痛、口渴、口臭，便秘尿赤，头痛，舌红苔黄，脉数者。

【用法】水煎服，1 日 3 次。

【注意】忌油及糖食。

【来源】贵州省名老中医罗俊儒（袁家玑，等．医林拔萃．第 1 版．贵阳：贵州人民出版社，1935）。

五、疗牙痛汤

【组成】升麻 3 克　葛根 3 克　生甘草 1.5 克　赤芍 3 克

【功效】清热宣散消肿。

【主治】牙痛及牙龈肿胀等症。

【用法】用清水煎汤约 300ml，日服 2 次。

【加减】如因风火郁遏宜加减使用：风胜加荆芥 4.5 克，防风 4.5 克，薄荷 3 克；火胜加黄芩、连翘各 9 克，丹皮 6 克，生地 15 克，牛蒡子 9 克；久痛不愈加柴胡 2.4 克，知母

9 克。

【来源】上海中医学院教授张赞臣（上海中医研究所．张赞臣临床经验选编．第 1 版．北京：人民卫生出版社，1984）。

第七章　皮肤科

荨　麻　疹

荨麻疹是一种常见的过敏性皮肤病，其临床表现为局限性风疹块样损害，骤然发生并迅速消退，愈后不留任何痕迹，有剧烈瘙痒及烧灼感。与祖国医学中的"瘖瘟"相类似。

一、荆防方

【组成】荆芥穗6克　防风6克　姜虫6克　金银花12克牛蒡子9克　丹皮9克　紫背浮萍6克　干生地9克　薄荷4.5克　黄芩9克　蝉衣4.5克　生甘草6克

【功效】疏风解表，清热止痒。

【主治】急性荨麻疹。

【用法】水煎服，每日1剂、分2次服。

【来源】全国著名中医皮肤病专家赵炳南教授（北京中医医院．赵炳南临床经验集．第1版．北京：人民卫生出版社，1975）。

二、消风清热饮

【组成】荆芥9克　防风9克　浮萍9克　蝉衣6克　当归9克　赤芍9克　大青叶9克　黄芩9克

【功效】清热消风。

【主治】急性荨麻疹。

【来源】全国著名中医皮肤科专家朱仁康（中国中医研究院广安门医院．朱仁康临床经验集．第 1 版．北京：人民卫生出版社，1979）。

三、过敏煎

【组成】防风、银柴胡、乌梅、五味子各 10 克

【功效】消风抗敏。

【主治】过敏性荨麻疹，过敏性紫癜，过敏性哮喘等过敏性疾病。

【服法】每日 1 剂，水煎服，早晚服。

【加减】过敏性荨麻疹属风寒者，加桂枝、麻黄、升麻、荆芥；风热者加菊花、蝉衣、银花、薄荷；血热者加丹皮、紫草、白茅根；热毒内盛加连翘、银花、甘草、公英、地丁、板蓝根。

【注意】本方曾经上海等医院实验研究和临床验证，确有抗过敏作用，祝谌予氏运用于临床几十年，属于过敏性疾患的均获满意疗效。

四、多皮饮

【组成】地骨皮 9 克　　五加皮 9 克　　桑白皮 15 克　　干姜皮 6 克　　大腹皮 9 克　　白鲜皮 15 克　　粉丹皮 9 克　　赤苓皮 15 克　　冬瓜皮 15 克　　扁豆皮 15 克　　川槿皮 9 克

【功效】健脾除湿、疏风和血。

【主治】亚急性、慢性荨麻疹。

【用法】水煎服，每日 1 剂，分 2 次服。

【按语】此方主要针对顽固性、慢性荨麻疹、经常复发、用过麻黄方不效的患者为宜。本方可以常服，若患者遇冷而复

发则重用干姜皮，遇热而复发则去干姜皮，另加干生地 15~30克效果更好。

【来源】全国著名中医皮肤病专家赵炳南教授（北京中医医院．赵炳南临床经验集．第 1 版．北京：人民卫生出版社，1975）。

五、止痒永安汤

【组成】荆芥 9 克　防风 9 克　麻黄 6 克　桂枝 9 克　白芷 6 克　羌活 9 克　蝉衣 6 克　当归 9 克　赤芍 9 克　桃仁 9克　红花 9 克

【功效】祛风散寒，活血和营。

【主治】冷激性荨麻疹。

【用法】水煎分两次分服。

【来源】全国著名中医皮肤病专家朱仁康（中国中医研究院广安门医院．朱仁康临床经验集．第 1 版．北京：人民卫生出版社，1979）。

六、百部酒

【组成】百部 300 克　75%酒精 600 克

【制法】将百部碾碎置酒精中，浸泡七昼夜，过滤去渣备用。

【功效】解毒杀虫，疏风止痒。

【主治】荨麻疹、神经性皮炎等瘙痒性皮肤病。

【用法】用棉棒毛刷蘸涂。

【来源】全国著名中医皮肤病专家赵炳南教授（北京中医医院．赵炳南临床经验集．第 1 版．北京：人民卫生出版社，1975）。

七、李氏止痒方[△]

【组成】苦参3克　荆芥9克　炒山栀3克　防风9克
苍术15克　蝉蜕6克　赤茯苓15克　苍耳子9克　生姜皮6
克　胡麻15克　刺蒺藜9克

【功效】消风润燥。

【主治】顽固性荨麻疹。

【来源】著名老中医李继昌验方（李继昌医案．第1版．
昆明：云南人民出版社，1978）。

八、治风痹方

【组成】丹参24克　当归9克　生地10克　玄参10克
赤芍10克　防风6克　麻黄5克　荆芥穗6克　泽泻12克
连翘12克　土茯苓20克　益母草12　茵陈10克

【功效】凉血解毒，祛风胜湿。

【主治】因湿热引起的风疹。

【用法】水煎服，每日一剂，分2次服。

【来源】全国著名老中医，重庆市中医研究所所长，龚志
贤研究员验方（龚志贤．龚志贤临床经验集．第1版．北京：
人民卫生出版社，1984）。

九、张氏抗过敏方[△]

【组成】路路通10~20克　乌梅6~10克　地龙6~10克
蝉衣3~6克　丹皮6~10克　甘草3~10克

【功效】祛风止痒。

【主治】过敏性皮肤病。

【用法】水煎服，每日1剂。

【来源】张海峰．名医名方．中医杂志，1988（11）。

十、祛风止痒和胃汤[△]

【组成】地肤子30克 净蝉衣、草红花各12克 皂角刺、槟榔、独活各7克 荆芥、防风、全虫、炒枳实、川厚朴各9克 白鲜皮14克

【主治】荨麻疹。症见：胃脘不适，全身瘙痒，起扁平疙瘩，大小不一，唇及眼睑水肿，脉滑，舌质淡，舌体胖，苔白厚。

【用法】水煎服，每日1剂。

【来源】河南名老中医刘学勤副主任医师，副教授经验方。

湿　疹

湿疹是一种常见的过敏性皮肤病，其特征为皮疹具有多形性，易于渗出，自觉瘙痒，常对称分布和反复发作。此病与祖国医学记载的"奶癣"、"旋耳疮"、"锈球风"、"四弯风"类似。多因体质因素、内蕴湿热、或素有肾、肝、消化系统疾病耗伤阴血，加之复感外邪、或过食荤腥、化燥生风而引发。

一、健脾除湿汤

【组成】生薏米15～30克 生扁豆15～30克 山药15～30克 芡实9～15克 枳壳9～15克 萆薢9～15克 黄柏8～15克 茯苓9～15克 大豆黄卷9～15克

【功效】健脾除湿利水。

【主治】慢性湿疹，湿臁疮，慢性足癣，渗出较多者。

【用法】上药水煎服，每日1剂，分2次服。

【来源】全国著名中医专家，中医皮肤科专家赵炳南教授

（北京中医医院．赵炳南临床经验集．第 1 版．北京：人民卫生出版社出版，1975）。

二、滋阴除湿汤

【组成】生地 30 克　玄参 12 克　当归 12 克　丹参 15 克　茯苓 9 克　泽泻 9 克　白鲜皮 9 克　蛇床子 9 克

【功效】滋阴养血，除湿止痒。

【主治】原发性湿疹、阴囊湿疹、天疱疮等。

【用法】水煎服，每日 1 剂，分 2 次服。

【来源】全国著名的中医专家，皮肤科专家，广安门医院研究员朱仁康（中医研究院广安门医院．朱仁康临床经验集．第 1 版．北京：人民卫生出版社出版，1979）。

三、全虫方

【组成】全虫（打）6 克　皂角刺 12 克　猪牙皂角 6 克　刺蒺藜 15~30 克　炒槐花 15~30 克　威灵仙 12~30 克　苦参 6 克　白鲜皮 15 克　黄柏 15 克

【功效】息风止痒，除湿解毒。

【主治】慢性湿疹，慢性阴囊湿疹，神经性皮炎，结节性痒疹等慢性顽固瘙痒性皮肤病。

【用法】每日 1 剂，煎 2 次分服。

【来源】北京中医医院．赵炳南临床经验集．第 1 版．北京：人民卫生出版社出版，1975。

四、利湿清热方

【组成】生地 30 克　黄芩 9 克　赤苓 9 克　泽泻 9 克　车前子 9 克（包）　木通 4.5 克　六一散 9 克（包）

【功效】利湿清热。

【主治】急性湿疹，下肢丹毒、带状疱疹等。

【用法】每日 1 剂，煎 2 次分服。

【来源】中医研究院广安门医院. 朱仁康临床经验集. 第 1 版. 北京：人民卫生出版社出版，1979。

五、乌蛇蝉衣汤

【组成】乌梢蛇 15 克　蝉衣 6 克　姜虫 6 克　露蜂房 6 克 丹皮 9 克　赤芍 9 克　苦参 9 克　土茯苓 30 克　虎耳草 30 克 千里光 30 克　白鲜皮 6 克

【功效】清热解毒，除湿通络，祛风止痒，化瘀消疹。

【主治】急慢性湿疹。

【用法】每日 1 剂，分 2 次煎服。

【加减】急性湿疹加薏仁、茯苓；慢性湿疹加四物汤以养血祛风。

【来源】名老中医张锡君（卢祥之. 名中医治病绝招. 第 1 版. 北京：中国医药科技出版社出版，1988）。

六、湿毒膏

【组成】青黛 150 克　黄柏末 310 克　煅石膏末 310 克 炉甘石末 180 克　五倍子末 90 克

【制法】先将青黛和黄柏研细，后加入三种药研和，再加入凡士林，调成 30% 油膏。

【功效】收湿止痒。

【主治】慢性湿疹，皲裂性湿疹。

【用法】涂敷皮损上，每日 1~2 次。

【来源】中医研究院广安门医院. 朱仁康临床经验集. 第 1 版. 北京：人民卫生出版社，1979。

七、狼毒膏

【组成】狼毒、槟榔、川椒、蛇床子、大风子仁、硫黄、五倍子各 90 克　朴硝 90 克　黄蜡 250 克　猪胆汁 10 个　麻油 1300 毫升

【制法】（1）将前七味药研成细末，过筛；（2）另将麻油入锅内加温，逐渐加入朴硝（可起泡沫，当心外溢），然后加入黄蜡熔化，再加猪胆汁、药末，同调和成膏。

【主治】慢性阴囊湿疹，皲裂性湿疹。

【用法】外用涂敷皮损上。

【来源】中医研究院广安门医院（朱仁康临床经验集．第 1 版．北京：人民卫生出版社，1979）。

八、皮湿一膏

【组成】地榆末 620 克　煅石膏 620　枯矾 30 克

【制法】上药研和，加入凡士林调成 50%~60% 油膏，即可。随天气冷热而不同。

【功效】收湿、清热、止痒。

【主治】急性、亚急性湿疹。

【用法】外搽患处。

【来源】中医研究院广安门医院．朱仁康临床经验集．第 1 版．北京：人民卫生出版社，1979。

九、苦参膏

【组成】苦参面 60 克　凡士林 240 克

【制法】调匀成膏。

【功效】祛湿、杀虫、止痒。

【主治】亚急性湿疹、牛皮癣静止期、皮肤瘙痒症、股

癣、阴囊湿疹、女阴瘙痒症。

【用法】外敷患处。

【来源】北京中医医院．赵炳南临床经验集．第1版．北京：人民卫生出版社，1975。

十、皮脂膏

【组成】青黛6克　黄柏末60克　烟胶60克

【制法】以上各药共研细末，加凡士林500克调成浊膏。

【功效】收湿止痒。

【主治】慢性湿疹。

【用法】外搽患处。

【来源】中医研究院广安门医院．朱仁康临床经验集．第1版．北京：人民卫生出版社，1979。

十一、小儿湿疮方△

【组成】西牛黄0.3克　胡黄连1.5克　人中黄1.5克

【制法】共研末，和透，每服0.3克，白糖调下。

【功效】解毒收湿。

【主治】小儿湿疮。

【来源】丁甘仁．丁甘仁医案续编．第1版．上海：上海科学技术出版社，1989。

十二、湿疹外洗方

【组成】苦参60克　蛇床子、百部、益母草各30克

【功效】清热解毒，除湿杀虫。

【主治】湿疹。

【用法】水煎外洗，每剂可煎2~3次。

【来源】全国著名老中医，重庆市中医研究所所长龚志贤

研究员验方（龚志贤．龚志贤临床经验集．第1版．北京：人民卫生出版社，1984）。

银屑病（牛皮癣）

银屑病又称牛皮癣，是一种常见的红斑鳞屑性皮病。该病经过缓慢，具有复发倾向。临床具有皮损边界清楚，搔刮后有白色干燥的鳞屑层层脱落。最后一层与基底面附着较紧，呈光滑的薄膜，刮下薄膜为细小出血点的特点。与祖国医学的"白疕、蛇虱"、"疕风"相类似。多认为因情志内伤或饮食失节，复受风热邪毒而发病；或阴血亏血，化燥生风，肌肤失养而致本病。

一、白疕一号方

【组成】生地30克　生槐花30克　山豆根9克　白鲜皮15克　草河车15克　大青叶15克　紫草15克　黄药子12克

【功效】凉血清热，解毒治疮。

【主治】牛皮癣进行期。

【用法】上药水煎服，每日1剂，分2次服。

【来源】全国著名的中医皮肤科专家朱仁康研究员（中医研究院广安门医院．朱仁康临床经验集．第1版．北京：人民卫生出版社，1979）。

二、白疕二号方

【组成】土茯苓30克　忍冬藤9克　生甘草6克　板蓝根15克　威灵仙15克　草河车15克　白鲜皮15克　山豆根9克

【功效】清热解毒，祛风除湿。

【主治】牛皮癣早期。

【用法】上药水煎服，每日 1 剂，分 2 次服。

【来源】全国著名中医皮肤科专家朱仁康（中医研究院广安门医院．朱仁康临床经验集．第一版．北京：人民卫生出版社，1979）。

三、土槐饮

【组成】土茯苓 30 克　生槐花 30 克　生甘草 9 克

【功效】除湿清热解毒。

【主治】牛皮癣进行期，亚急性、慢性湿疹、脂溢性皮炎。

【用法】水煎服或泡水代茶饮。

【来源】全国著名中医专家，中医皮肤科专家赵炳南教授（北京中医医院．赵炳南临床经验集．第 1 版．北京：人民卫生出版社，1975）。

四、李氏治癣方[△]

【组成】土茯苓 15 克　苦参 6 克　白鲜皮 9 克　苡仁 15 克　灵仙 12 克　胡麻仁 15 克　炒山栀 6 克　生甘草 6 克　苍术 6 克　川连 3 克　川楝根皮 9 克　榧子 9 克

【功效】清热解毒、健脾燥湿。

【主治】牛皮癣各期。

【用法】水煎服，每日 1 剂，分 2 次服，

【来源】著名老中医李继昌验方（李继昌医案．第 1 版．昆明：云南人民出版社，1978）。

五、癣药浸液

【组成】百部 9 克　斑蝥（去头足与元未同炒）4.5 克

槟榔尖 9 克　白及 9 克　马钱子 9 克　樟脑 4.5 克　土槿皮 9 克白芷 9 克　土大黄 15 克

【制法】上药浸于高粱酒 250 克中，为期一周，去渣取药液。

【用法】用药液少许搽患处，每日 1~2 次。

【功效】杀虫止痒。

【主治】牛皮癣、头癣等。

【注意】①皮肤破损，不宜应用，否则易引起疼痛。②本品刺激性较强用时须注意，不要侵及正常皮肤，以免引起红肿。

【来源】上海著名老中医张赞臣验方（上海中医研究所．张赞臣临床经验选编．第 1 版．北京：人民卫生出版社，1981）。

六、龚氏治癣方 △

【组成】细辛 3 克　马钱子（生用不去毛）3 克　生草乌 3 克　硫黄 3 克　雄黄 6 克　生白矾 6 克　冰片 3 克

【功效】解毒、杀虫、除湿。

【主治】各种牛皮癣，顽癣久治不愈之证。

【用法】上药共研细末，用酒精 100 毫升浸泡一周，用棉签蘸药汁外搽患处，每日 1~2 次，以愈为度。

【来源】全国著名老中医，重庆市中医研究所所长，研究员龚志贤验方（龚志贤．龚志贤临床经验集．第 1 版．北京：人民卫生出版社，1984）。

七、土茯苓丸

【组成】土茯苓 310 克　白鲜皮 125 克　山豆根 250 克草河车 250 克　黄药子 125 克　夏枯草 250 克

【制法】上药共研细末，炼蜜为丸，每丸重 6 克。

【功效】清热解毒。

【主治】银屑病进行期。

【用法】每日 2 次，每次 3 丸，开水送服。

【来源】全国著名中医皮肤科专家朱仁康（中医研究院广安门医院．朱仁康临床经验集．第 1 版．北京：人民卫生出版社，1979）。

八、山白草丸

【组成】山豆根 90 克　白鲜皮 90 克　草河车 90 克　夏枯草 45 克　鱼腥草 90 克　炒三棱 45 克　炒文术 45 克　王不留行 45 克　大青叶 45 克

【制法】上药共研成细末，炼蜜为丸，每丸重 6 克

【功效】清热解毒、散风软坚。

【主治】银屑病静止期，皮损较厚者。

【用法】每日服 2 次，每次 3 丸，开水送服。

【来源】全国著名中医皮肤科专家朱仁康（中医研究院广安门医院．朱仁康临床经验集．第 1 版．北京：人民卫生出版社，1979）。

九、豆青膏

【组成】白降丹 3 克　巴豆油 4.5 克　青黛面适量　羊毛脂 30 克　凡士林 120 克

【制法】搅匀成膏。

【功效】软坚角化，润肤止痒。

【主治】牛皮癣静止期，顽癣等慢性肥厚性皮肤病。

【用法】外用薄敷。

【注意】对汞过敏者及急性皮肤病不宜用。

【来源】全国著名中医皮肤科专家赵炳南教授（北京中医医院．赵炳南临床经验集．第 1 版．北京：人民卫生出版社，1975）。

十、苦参膏

【组成】苦参 100 克　凡士林 400 克

【制法】调匀成膏。

【功效】祛湿杀虫止痒。

【主治】牛皮癣静止期，湿疹、皮肤瘙痒。

【用法】外敷患处。

【来源】全国著名中医皮肤病专家赵炳南教授（北京中医医院．赵炳南临床经验集．第 1 版．北京：人民卫生出版社，1975）。

十一、红粉膏

【组成】红粉研末 6 克　玉黄膏 30 克

【制法】调和成膏。

【功效】润肌止痒。

【主治】银屑病。

【用法】薄薄涂皮损上（开始用时，先试涂一小片，观察有无过敏反应），大面积皮损慎用。

【来源】全国著名中医皮肤病专家朱仁康（中医研究院广安门医院．朱仁康临床经验集．第 1 版．北京：人民卫生出版社，1979）。

十二、段氏验方△

【组成】班蝥 0.2 克　皂角刺 5 克　车前草 5 克

【制法】将上药共研细粉，与醋相调擦患部。

【主治】牛皮癣。

【来源】段洪光．临证秘津．第 1 版．上海：上海中医学院出版社，1989。

硬　皮　病

硬皮病是一种以皮肤肿胀、硬化、小血管痉挛狭窄为特征的结缔组织疾病。一般分为局限性和系统性两型。局限性主要侵犯皮肤某一局部，起病缓慢，初起呈淡红色略带水肿性斑块，以后逐渐硬化、表面光亮呈蜡样光泽，可有毛细血管扩张，久之局部发生萎缩。系统性多侵犯全身，除皮肤损害外常出现内脏损害。本病相当于祖国医学的"皮痹"、"血痹"。

一、朱良春硬皮病验方[△]

【组成】淫羊藿 15 克　全当归 10 克　川芎 10 克　生黄芪 20 克　生白术 30 克　蜂房 10 克　乌梢蛇 10　鸡血藤 30 克　地鳖虫 10 克　赤白芍各 10 克　制首乌 15 克　甘草 6 克

【功效】温阳益气，调和营卫，健脾充肌。

【主治】硬皮病。

【用法】水煎服，每日 1 剂。

【加减】病早期有热毒瘀滞之象者加白花蛇草、虎杖、二花、威灵仙；晚期出现肝肾阴虚，去温阳之品，加用杞果、生地、女贞子、黄精、鳖甲。

【注意】起病后，长期服六味地黄丸，归脾丸，防寒保暖，少下冷水，不用碱性肥皂洗手，不吸烟。

【来源】朱良春验方［中医杂志，1990，（1）］。

二、伸筋草洗方

【组成】伸筋草 50 克　透骨草 15 克　祁艾 50 克　刘寄奴 15 克　桑枝 30 克　官桂 15 克　苏木 9 克　穿山甲 15 克　红花 9 克

【制法】将上药碾碎，装成布袋内，用桑枝架水锅上蒸后用，或煮水浸泡后用。

【功效】活血通络，温经软坚。

【主治】硬皮病，象皮肿，下肢静脉曲张等。

【用法】蒸后热熨或浸泡，隔日 1 次。

【注意】急性炎症及破溃成疮者勿用。

【来源】全国著名中医皮肤科专家赵炳南教授（北京中医医院．赵炳南临床经验集．第 1 版．北京：人民卫生出版社，1975）。

三、乌头桂枝治硬皮病

【组成】制川草乌、桂枝各 9 克　羌独活各 4.5 克　秦艽、炒防风各 6 克　汉防己 9 克　伸筋草、连翘各 12 克　白芥子 1.5 克　生黄芪 12 克　全当归、桑寄生、川牛膝、玄参各 9 克

【主治】硬皮病。

【加减】雷诺氏症明显者减玄参，加附子，丹参，泽兰，漏芦；肌肉关节酸痛麻木者加泽兰，丹参、白薇、贯众；咳嗽加麻黄，前胡，桔梗；尿蛋白阳性者加白术、黑料豆、玉米须；肝脏损害者加黄芩、香附、丹皮。

【来源】卢祥之．名中医治病绝招．第 1 版．北京：中国医药科技出版社，1988。

四、温经方

【组成】净麻黄9克 大熟地18克 川桂枝9克 红花9克 全当归9克 淫羊藿15克 肉苁蓉15克 锁阳15克 补骨脂15克 菝葜30克 生甘草9克

外用川楝子60克 花椒30克食盐炒后布包，趁热时熨。

【功效】温经散寒、补肾阳、和营卫、开腠理。

【主治】硬皮病。

【来源】著名中医顾伯华验方（余瀛鳌．现代名中医类案选．第1版．北京：人民卫生出版社，1983）。

五、硬皮病良方△

1. 方一

【组成】苦参30克 艾叶30克 蛇床子30克 地肤子60克 苍耳子30克 商陆30克

【制法】上药加水煎，泡浸患处，或蘸药液温敷。

【主治】硬皮病。

2. 方二

【组成】黄药子250克加水煎，趁热熏泡患处。

【来源】贾河先．百病良方（第一集）．第3版．重庆：科学技术文献出版社重庆分社，1989）。

斑 秃

斑秃又名圆形脱发，系突然发生于头部的无炎症的限局性脱发，与祖国医学的"鬼舐头"、"油风"类似。临床特点为头发呈斑片状脱落、脱发区为圆形、椭圆形或不规则形、表面光滑、无炎症有自愈倾向。祖国医学认为本病因肝肾阴亏，气虚血弱，风邪乘虚而入，风盛血燥，发失所养而造成。

一、苣胜子方

【组成】苣胜子 9 克　黑芝麻 9 克　桑椹 9 克　川芎 9 克　菟丝子 12 克　首乌 12 克　酒当归 9 克　炒白术 15 克　木瓜 6 克　白芍 12 克　甘草 9 克

【功效】养阴补血，乌须生发。

【主治】斑秃、脱发。

【用法】水煎服，每日 1 剂，分 2 次口服。

【来源】全国著名中医皮肤病专家赵炳南教授方（北京中医医院．赵炳南临床经验集．第 1 版．北京：人民卫生出版社，1975）。

二、一味茯苓饮

【组成】茯苓 500～1000 克

【用法】为细末，每服 6 克，白开水冲服，1 日 2 次，坚持长期服用，以发根生出为度。

【功效】祛湿生发。

【来源】全国著名的中医专家岳美中教授（卢祥之．名中医治病绝招．第 1 版．北京：中国医药科技出版社，1988）。

三、乌发丸

【组成】当归 90 克　黑芝麻 90 克　女贞子 60 克　旱莲草 60 克　桑椹子 60 克　侧柏叶 60 克

【制法】上药研成细末，炼蜜为丸，每丸重 9 克。

【功效】凉血清热，滋肝益肾。

【主治】斑秃，青少年白发。

【用法】每日早晚各服一丸，开水送服。

【来源】全国著名中医皮肤科专家朱仁康（中医研究院广安门医院．朱仁康临床经验集．第1版．北京：人民卫生出版社，1979）。

四、生发二号方

【组成】干地黄60克　山药60克　枸杞子60克　女贞子60克　桑椹子60克　神曲30克　蚕砂30克

【制法】共细研末，炼蜜为丸，每丸重9克。

【功效】滋肝益肾，凉血消风。

【主治】斑秃。

【用法】每日早晚各服1丸，开水送服。

【来源】全国著名中医皮肤科专家朱仁康（中医研究院广安门医院．朱仁康临床经验集．第1版．北京：人民卫生出版社，1979）。

五、二黄散△

【组成】雄黄30克　硫黄60克

【制法】上药共为细末，和匀，调猪油外敷患处，用力揉擦，使药透入，每日换药1次。

【主治】斑秃。

【来源】贾河先．百病良方（第一集）．第3版．重庆：科学技术文献出版社重庆分社，1989。

六、一麻二至丸

【组成】黑芝麻30克　女贞子、旱莲草、侧柏叶、杞果各10克　生熟地各15克　黄精20克

【功效】滋补肝肾。

【主治】斑秃。

【用法】水煎服，每日 1 剂，分 2 次服。

【来源】董建华教授方［董建华．中医杂志，1988，（10）］。

七、治秃生发酊

【组成】鲜侧柏叶 30 克　干红辣椒 10 克　75%酒精 100 毫升

【制法和用法】将上药研碎放入酒精中浸泡 1 周后方可使用。用棉球蘸药液少许，在脱发处擦拭，日 3~4 次。

【加减】如头皮发痒者加大黄以清热而止痒。

【主治】斑秃。

【注意】局部皮肤有破损者不能用。

【来源】陈树森验方（陈树森．陈树森医疗经验集萃．第 1 版．北京：人民军医出版社，1989）。

八、脱发方

【组成】侧柏叶　旱莲草　生地　首乌　黑芝麻

【制法】水煎服或配丸常服。

【主治】斑秃。

【用法】每日 2 次，每次服 9 克。

【加减】肾阴虚加杞果、女贞子；血虚加当归、丹参；血热加赤芍、丹皮；脂溢多加防风、苦参；头皮赤痒加桑叶、白蒺藜。

【来源】著名中医吴少怀验方（王允升，等．吴少怀医案．第 1 版．山东：山东科学技术出版社，1983）。

鹅　掌　风

鹅掌风即手癣，往往是由于足癣发展传染而来，由真菌侵入表皮所引起。

一、羊蹄根酒

【组成】羊蹄根 300 克　　75%酒精 600 克

【制法】将羊蹄根研碎置酒精内，浸泡七昼夜，过滤去渣备用。

【功效】杀虫止痒。

【主治】手癣、甲癣、落屑性脚癣、体癣等。

【用法】用棉棒或毛刷蘸药水涂于患处。

【注意】慎勿入目。

【来源】全国著名中医皮肤科专家赵炳南教授（北京中医医院．赵炳南临床经验集．第 1 版．北京：人民卫生出版社，1975）。

二、醋泡方

【组成】荆芥 18 克　　防风 18 克　　红花 18 克　　地骨皮 18 克　　皂角 30 克　　大风子 30 克　　明矾 18 克

【制法】上药用米醋 1500 毫升，放盆中泡 3~5 天后备用。

【功效】灭菌止痒。

【主治】鹅掌风，干脚癣。

【用法】每天晚上将手或脚浸泡半小时，每剂药可连泡两周为一疗程，有效可继续泡 2~3 个疗程。

【来源】全国著名中医皮肤科专家朱仁康（中国中医研究院广安门医院．朱仁康临床经验集．第 1 版．北京：人民卫生出版社，1979）。

三、顾氏鹅掌风方[△]

【组成】大风子肉（研碎）　花椒各9克　明矾12克　皂荚15克　烟膏（研碎）　五加皮各9克　土槿皮15克

【功效】疏通气血　杀虫止痒。

【主治】鹅掌风，灰指甲。

【用法】加鲜凤仙花15朵，米醋0.5~1公斤，将药与醋放在砂锅内先浸一夜，次日煮沸后将药汁倒入瓷面盆内待温，再将患手浸入，第一天浸入8小时左右，第2~4天浸两小时左右。

【注意】开始浸泡日起，7天内不能用碱水洗手，如若手部有裂口者，暂缓使用。

【来源】顾伯华经验方（卢祥之．名中医治病绝招．第1版．北京：中国医药科技出版社，1988）。

四、鹅掌风秘方[△]

1. 方一

【组成】轻粉　冰片　硫黄　龙骨　炉甘石　按1：2：3：4：5的比例组成。

【制法】先将冰片、轻粉、龙骨研极细末，过筛再与硫黄，炉甘石混匀，用凡士林（或醋）调膏配用。

【用法】先将患处用生理盐水擦干净，然后外涂药膏，1日3次。

【注意】必须按比例配制。

2. 方二

【组成】鸽子屎1000克　花椒500克　白矾250克

【制法】上三味各用锅炒，共研细末，芝麻油调成药膏。

【用法】先用沉香煎水洗净患处，去掉旧皮涂上药膏。

【来源】李德新等．祖传秘方大全．第 1 版．北京：北京科学技术出版社，1990。

五、鹅掌风良方[△]

【组成】凤仙花（全草）60 克　土槿皮 60 克　花椒 30 克米醋 500 克

【制法】前三味药放入米醋中浸泡一周，取滤液备用。

【主治】鹅掌风。

【用法】用此药液浸泡患处，每次浸泡 15 分钟，每日 1 次；如有甲癣，浸泡 5 分钟后，用刀除去灰指甲再行浸泡。

【来源】［贾河先．百病良方（第一集）．第 3 版．重庆：科学技术文献出版社重庆分社，1989］。

足　　癣

足癣是极常见的皮肤病，俗称"脚气"，是由真菌侵入足部表皮所引起。通常发生在两侧足底及趾间。临床有人将此分为三型：汗泡型、擦烂型、鳞屑角化型；与祖国医学的"臭田螺"、"田螺疱"相似。

一、健脾除湿汤

【组成】生苡米 15~30 克　生扁豆 15~30 克　山药 15~30克　枳壳 9~15 克　萆薢 9~15 克　黄柏 9~15 克　白术 9~15克　茯苓 9~15 克　大豆黄卷 9~15 克

【功效】健脾除湿利水。

【主治】慢性足癣渗出液较多者。

【用法】水煎日两次服。

【来源】全国著名中医皮肤科专家赵炳南教授（北京中医医院．赵炳南临床经验集．第 1 版．北京：人民卫生出版社，1975）。

二、足癣浸泡方[△]

【组成】王不留行 30 克　明矾 9 克

【功效】收敛止汗，灭菌止痒。

【主治】手足癣，手足多汗症。

【用法】每天用药一份，煎水半盆，趁半温时将手或脚泡入，约 15 分钟，每日两次，再泡时加温。

【来源】全国著名中医皮肤科专家朱仁康（中医研究院广安门医院．朱仁康临床经验集．第 1 版．北京：人民卫生出版社，1979）。

三、羊蹄根散

【组成】羊蹄根（土大黄）200 克　枯矾 50 克

【功效】杀虫收敛止痒。

【主治】趾间足癣、体癣、股癣、汗泡足癣。

【用法】直接外撒或用植物油调上。

【来源】全国著名中医皮肤科专家赵炳南教授（北京中医医院．赵炳南临床经验集．第 1 版．北京：人民卫生出版社，1975）。

四、枯矾散

【组成】枯矾 9 克　煅石膏 9 克　东丹 9 克　轻粉 3 克

【制法】共研细末。

【功效】收湿止痒。

【主治】脚部湿烂、作痒者。

【用法】撒于患处。

【来源】上海名老中医张赞臣验方（上海中医研究所．张赞臣临床经验选篇．第 1 版．北京：人民卫生出版社，1981）。

五、龚氏单方[△]

【组成】马兜铃藤 30 克　金果榄 30 克　樟脑 9 克

【功效】清热解毒，消肿止痛。

【主治】湿脚气，湿疹。

【用法】上药共研细末，用白酒 500 克浸泡。用药汁搽患处。

【来源】全国著名老中医龚志贤（龚志贤．龚志贤临床经验集．第 1 版．北京：人民卫生出版社，1984）。

六、清热利湿方[△]

【组成】炒苍术 3 克　川柏皮 4.5 克　茵陈 9 克　白鲜皮 9 克　丹皮 4.5 克　山栀子 9 克　腹皮、赤苓各 9 克　生苡仁 9 克　银花 9 克　怀牛膝 6 克

【功效】清热利湿。

【主治】足癣。

【来源】浙江省中医药研究所．张山雷专辑．北京：人民卫生出版社，1983。

七、脚气粉

【组成】六一散 9 克　枯矾 3 克。

【功效】收湿止痒。

【制法】研成细末。

【主治】脚气渗水，糜烂发痒。

【用法】渗脚隙内。

【来源】全国著名中医皮肤科专家朱仁康（中医研究院广安门医院．朱仁康临床经验集．第 1 版．北京：人民卫生出版社，1979）。

八、斑蝥醋

【组成】（1）土槿皮 180 克　蛇床子 125 克　百部 125 克　斑蝥 3 克

（2）硫黄 125 克　樟脑 18 克　白信 18 克　轻粉 18 克

【制法】共研细末。先将（1）加入米醋 5000 毫升内，浸泡一月后去渣，再加入（2）。

【功效】灭菌止痒。

【主治】足癣、体癣、头癣、神经性皮炎。

【用法】用时振荡，毛笔蘸水涂上。

【来源】全国著名中医皮肤科专家朱仁康（中医研究院广安门医院．朱仁康临床经验集．第 1 版．北京：人民卫生出版社，1979）。

九、足癣良方△

【组成】大风子仁、明矾、红花、荆芥、皂角、防风各 15 克

【制法】上药加醋 2 斤，浸泡 8 天，滤去药渣备用。

【主治】足癣、手癣、甲癣。

【用法】先洗净患处擦干，浸入上述药醋中泡半小时，每日泡 1 次。

【来源】贾河先．百病良方（第一集）．第 3 版．重庆：科学技术文献出版社重庆分社，1989。

皮 肤 瘙 痒

皮肤瘙痒症是一种自觉瘙痒而无原发损害的皮肤病，由于不断搔抓，常有抓痕、血痂、色素沉着及苔藓样变化等继发损害。与祖国医学的"痒风"相类似。

一、乌蛇驱风汤

【组成】乌蛇 9 克　蝉衣 6 克　荆芥 9 克　防风 9 克　羌活 9 克　白芷 6 克　黄连 6 克　黄芩 9 克　银花 9 克　连翘 9 克　甘草 6 克

【功效】搜风透邪清解郁热。

【主治】顽固性皮肤瘙痒症，神经性皮炎，扁平苔藓，结节性痒疹。

【用法】水煎服。

【来源】全国著名中医皮肤科专家朱仁康方（中医研究院广安门医院．朱仁康临床经验集．第 1 版．北京：人民卫生出版社，1979）。

二、斩痒丸

【组成】人参 240 克　白蒺藜 60 克　苦参 500 克（以酒浆、姜汁各浸泡一日，晾干）　僵蚕 45 克　石楠枝 60 克　没药 60 克　乳香（去油）60 克　红花 60 克　玳瑁 120 克　甘草 15 克

【制法】上药共研细末，炼蜜为丸如绿豆大。

【功效】益气活血，除湿止痒。

【主治】皮肤瘙痒症，慢性湿疹。

【用法】每次 30～60 粒，每日 1～2 次，黄酒或温开水

送下。

【注意】孕妇慎用。

【来源】全国著名中医皮肤科专家赵炳南方（北京中医医院．赵炳南临床经验集．第 1 版．北京：人民卫生出版社，1975）。

三、止痒息风方

【组成】生地 30 克　玄参 9 克　当归 9 克　丹参 9 克　马勃 9 克　煅龙牡各 9 克　炙甘草 6 克

【功效】养血润燥，息风止痒。

【主治】皮瘙痒症，阴囊瘙痒症，女阴瘙痒症等。

【用法】水煎服。

【来源】全国著名中医皮肤科专家朱仁康方（中医研究院广安门医院．朱仁康临床经验集．第 1 版．京北：人民卫生出版社，1979）。

四、养血息风方

【组成】黄芪 15 克　当归 9 克　白芍 9 克　川芎 6 克　红花 9 克　玄参 9 克　荆芥 9 克　马勃 9 克　甘草 6 克

【功效】养血润燥，消风止痒。

【主治】老年性皮肤瘙痒症。

【用法】水煎服。

【来源】全国著名中医皮肤科专家朱仁康方（中医研究院广安门医院．朱仁康临床经验集．第 1 版．北京：人民卫生出版社，1979）。

五、活血祛风汤

【组成】归尾 9 克　赤芍 9 克　桃仁 9 克　红花 9 克　荆

芥9克　蝉衣6克　马勃9克　甘草6克

【功效】活血祛瘀，和营消风。

【主治】皮肤瘙痒症，慢性荨麻疹。

【用法】水煎服。

【来源】全国著名中医皮肤科专家朱仁康方（中医研究院广安门医院．朱仁康临床经验集．第1版．北京：人民卫生出版社，1979）。

六、祛风止痒汤

【组成】蝉衣15克　徐长卿15克　生地15克　红枣10枚

【功效】养血润燥。

【主治】老年性皮肤瘙痒症，入夜尤甚，皮肤干燥脱屑等。

【用法】每日1剂，气煎2次和匀，分2~3次服用。

【加减】大便干燥或便秘加生首乌15~30克。

【来源】陈树森方（陈树森．陈树森医疗经验集萃．第1版．北京：人民军医出版社，1989）。

七、百部洗方

【组成】百部120克　苦参120克　蛇床子60克　雄黄15克　狼毒75克

【制法】共碾粗末，装纱布袋内，用水3000克左右煮沸30分钟。

【功效】疏风止痒，祛湿杀虫。

【主治】皮肤瘙痒症，神经性皮炎，阴囊湿疹，荨麻疹等。

【用法】用软毛巾溻洗，或溻洗后再加热水浸浴。

【注意】有抓破疮面慎用。

【来源】全国著名中医皮肤科专家赵炳南教授方（北京中医医院．赵炳南临床经验集．第 1 版．北京：人民卫生出版社，1975）。

八、润肤止痒液

【组成】生甘草 30 克　　蛇床子 30 克

【制法】水煎两次和匀，去渣浓缩成 200 毫升，装瓶备用。

【功效】清热解毒。

【主治】老年皮肤瘙痒。

【用法】涂局部，每日 2~3 次。

【加减】皮肤干燥加甘油 50 毫升，冰片 3 克。

【来源】陈树森验方（陈树森．陈树森医疗经验集萃．第 1 版．北京：人民军医出版社，1989）。

九、三石水

【组成】炉甘石 90 克　　滑石 90 克　　赤石脂 90 克　　冰片 9 克　　甘油 150 毫升

【制法】以上各药，研成细末，加入蒸馏水 10000 毫升中，最后加入甘油，配成药水。

【功效】收湿止痒。

【主治】皮肤瘙痒症。

【用法】用时摇动，然后用毛刷涂皮损上。

【来源】全国著名中医皮肤科专家朱仁康方（中国中医研究院广安门医院朱仁康临床经验集．第 1 版．北京：人民卫生出版社，1979）。

十、止痒药粉

【组成】老松香 30 克　官粉 30 克　枯矾 30 克　轻粉 15 克　冰片 6 克　密陀僧 15 克　炉甘石 30 克

【制法与用法】共研粉末，装入布袋外扑皮损或用油调外敷，也可配成 5%～20% 软膏外用。

【主治】皮肤瘙痒，湿疹，神经性皮炎。

【注意】本药有一定刺激性，对于急性炎症性皮肤病，黏膜病损慎用；对于汞剂过敏者禁用。

【来源】全国著名中医皮肤科专家赵炳南验方（北京中医医院．赵炳南临床经验集．第 1 版．北京：人民卫生出版社，1975）。

带 状 疱 疹

带状疱疹是由病毒感染所引起的一种急性疱疹性皮肤病。可发生于任何部位，多见于腰部，常沿一定的神经部位分布，多发于单侧，局部皮肤感觉过敏，灼热，针刺样疼痛，以后皮肤出现红斑，水疱，簇集成群，互不融合排列成带状。与祖国医学的"缠腰火丹"、"蛇串疮"、"蜘蛛疮"等相类似。

一、利湿清热方

【组成】生地 30 克　黄芩 9 克　赤苓 9 克　泽泻 9 克　车前子 9 克　木通 4.5 克　六一散 9 克

【功效】利湿清热。

【主治】带状疱疹，急性湿疹，下肢丹毒。

【用法】水煎服。

【来源】全国著名中医皮肤科专家朱仁康研究员方（中医

研究院广安门医院．朱仁康临床经验集．第 1 版．北京：人民卫生出版社，1979）。

二、健脾除湿汤

【组成】苍术 9 克　炒白术 9 克　厚朴 9 克　陈皮 9 克茯苓 9 克　猪苓 9 克　泽泻 9 克　六一散 9 克　桂枝 9 克

【功效】健脾除湿。

【主治】带状疱疹，泛发湿疹，天疱疮等。

【来源】全国著名中医皮肤科专家朱仁康研究员（中国中医研究院广安门医院．朱仁康临床经验集．第 1 版．北京：人民卫生出版社，1979）。

三、雄黄膏

【组成】雄黄 500 克　如意金黄膏 450 克　蟾酥 6 克　生白矾 450 克　冰片 6 克　凡士林 6000 克

【制法】各药研细面，调匀成膏。

【功效】消肿止痛。

【主治】带状疱疹。

【用法】外敷患处。

【注意】急性渗出性皮损慎用。

【来源】全国著名中医皮肤科专家赵炳南教授（北京中医医院．赵炳南临床经验集．第 1 版．北京：人民卫生出版社，1975）。

四、马齿苋膏

【组成】新鲜马齿苋 100 克

【制法用法】将新鲜马齿苋洗净，切碎，捣成糊状敷患处，每日换 1~2 次。

【功效】清热解毒，凉血消肿。

【主治】带状疱疹。

【加减】如有皮肤破溃者加黄连粉 10 克同敷。

【来源】陈树森验方（陈树森．陈树森医疗经验集萃．第 1 版．北京：人民军医出版社，1989）。

五、玉露膏

【组成】秋芙蓉叶（干后研细末）60 克　凡士林 310 克

【制法】调成油膏。

【功效】清热消肿。

【主治】带状疱疹，丹毒等。

【用法】直接涂在疮上，外用纱布固定。

【来源】全国著名中医皮肤科专家朱仁康研究员（中医研究院广安门医院．朱仁康临床经验集．第 1 版．北京：人民卫生出版社，1979）。

六、吴氏验方△

【组成】竹竿梢 5 个（每个约 3 寸长）　冰片 1 克

【制法与用法】先把竹竿焙成炭，研成细末，再兑入冰片研匀，用香油调涂患处，1 日 2 次。

【主治】带状疱疹。

【来源】著名中医吴少怀方（王弁升等．吴少怀医案．第 1 版．山东：山东科学技术出版社，1983）。

七、带状疱疹良方△

【组成】雄黄、吴萸、苡仁各等分

【制法】共研细末，冷开水调成糊状，外搽患处。

【主治】带状疱疹。

【来源】贾河先．百病良方（第一集）．第3版．重庆：科学技术文献出版社重庆分社，1989。

白　癜　风

白癜风是因皮肤色素脱失而发生的局限性白色斑片。临床表现为皮肤突然出现色素脱失斑，以后渐渐扩大，形状不规则，颜色乳白，周围色素增多。与祖国医学文献中记载的"白癜"或"白驳风"相似。

一、三黄粉

【组成】雄黄6克　硫黄6克　雌黄1.5克　白附子1.5克　密陀僧0.6克　白及9克　冰片0.9克　朱砂6克　麝香0.9克

【功效】和营血，生毛发，消斑痣。

【主治】白癜风，面部色斑，脱发。

【用法】治白癜风用茄蒂或茄皮蘸药外用；治脱发用生姜蘸药外用；治面部色斑用牛奶或蜂蜜水调药外用。

【注意】溃疡疮面及汞过敏者禁用。

【来源】全国著名中医皮肤病专家赵炳南教授（北京中医医院．赵炳南临床经验集．第1版．北京：人民卫生出版社，1975）。

二、消风饮

【组成】鲜桑白皮1500克　桑椹子500克　何首乌2500克　生地250克　白蒺藜250克　补骨脂250克　益母草500克　玄参250克

【功效】滋阴养血祛癜。

【主治】白癜风。

【制法】上药用水煎后，去渣浓缩成 1000 毫升，加入蜂蜜 500 毫升，收成 1200 毫升。

【用法】1 日 3 次，每次 20~30 毫升。

【来源】湖北省中医药研究所，钱远铭．中医杂志，1988，（9）。

三、补骨脂酊

【组成】补骨脂 300 克　75% 酒精 600 克

【制法】将补骨脂碾碎置酒精内，浸泡七昼夜，过滤去渣备用。

【功效】调和气血，活血通络。

【主治】白癜风，疣证。

【用法】用棉球蘸药涂于患处，并摩擦 5~15 分钟。

【来源】全国著名中医皮肤病专家赵炳南教授（北京中医医院．赵炳南临床经验集．第 1 版．北京：人民卫生出版社，1975）。

四、活血祛风汤△

【组成】首乌 30 克　桑椹子 30 克　白蒺藜 18 克　姜虫 12 克　赤芍 12 克　川芎 12 克　三棱 15 克　莪术 15 克　防风 15 克

【功效】活血祛风，调和气血。

【主治】白癜风。

【用法】水煎服，每日 1 剂，分 2 次服。

【注意】同时外用“白斑疗”搽敷。

【来源】邓铁涛．奇难杂证新编．第 1 版．广东：广东科技出版社，1989。

五、白斑疗

【组成】白矾、白倍、制附子、补骨脂各适量

【制法】以95%酒精浸泡以上诸药制备。

【主治】白癜风。

【来源】邓铁涛. 奇难杂证新编. 第1版. 广州：广东科技出版社，1939。

六、白癜风良方△

【组成】炮甲珠30克　轻粉1克　水银30克

【制法与用法】先将前两味研细末，加水银调匀，再加麻油适量，外搽患处，日2~4次。

【主治】白癜风。

【来源】贾河先. 百病良方（第一集）. 第3版. 重庆：科学技术文献出版社重庆分社，1989。

七、白癜风秘方△

【组成】硫黄9克　密陀僧9克

【制法与用法】共研细末，以茄蒂蘸药末在患处反复搽之，直至皮肤发红为度，每日1次，连用7~10天即愈。

【主治】白癜风。

【来源】李德新，等. 祖传秘方大全. 第1版. 北京：北京科学技术出版社，1990。

黄　褐　斑

　　黄褐斑俗称肝斑、妊娠斑。一般多发生在面部，故又称"面部色斑"。本病呈对称性淡褐色至深褐色斑，形状及大小

不定，无自觉症状，边境明显。与祖国医学的"面尘"、"黧黑斑"、"黧黑皯黵"相似。

一、刘氏消斑方△

【组成】柴胡6克　当归9克　赤芍9克　白芍9克　生地15克　木香6克　枳壳9克　丹参9克　川芎6克　益母草15克　泽兰9克　牛膝15克　炙甘草6克

【功效】理气活血消斑。

【主治】面部黄褐斑。

【加减】兼见蕴湿者加瞿麦、泽泻、木通；若体虚气滞血瘀兼有蕴热者加卷柏；若属风邪客于肌肤，局部气血失和者，加用荆芥穗，羌活、白芷、藁本等。

【用法】水煎服，每日1剂，分2次服。

【来源】全国著名妇科专家刘奉五（北京中医医院．刘奉五妇科经验．第1版．北京：人民卫生出版社，1977）。

二、消斑美容汤

【组成】当归10克　川芎10克　赤芍10克　生熟地各15克　白芷10克　女贞子15克　紫草10克

【用法】每日1剂，煎2次和匀，早晚分服，连服1~2个月。

【功效】养血活血，凉血消斑。

【主治】妇女面部黄褐斑。

【注意】多吃水果蔬菜，忌烈日暴晒，避免七情刺激。

【来源】陈树森．陈树森医疗经验集萃．第2版．北京：人民军医出版社，1989。

三、去斑膏

【组成】大风子仁、杏仁、核桃仁、红粉、樟脑各30克

【制法】先将三仁同捣极细，再加红粉，樟脑，一同研细如泥，如太干加麻油少许调匀即成。

【功效】润肌消斑。

【主治】黄褐斑，粉刺，酒齄鼻。

【用法】每日揉擦1次（先涂小片，观察有无过敏反应）

【来源】全国著名中医皮肤科专家朱仁康（中医研究院广安门医院．朱仁康临床经验集．第1版．北京：人民卫生出版社，1979）。

四、紫草洗方

【组成】紫草30克　茜草15克　白芷15克　赤芍15克苏木15克　南红花15克　厚朴15克　丝瓜络15克　木通15克

【制法】加水4~5斤，煮沸15~20分钟。

【功效】行气活血，化瘀消斑。

【主治】肝斑（黧黑黯黵），中毒性黑皮病及面部继发性色素沉着。

【用法】渐洗温敷。

【来源】全国著名中医皮肤科专家赵炳南教授方（北京中医医院．赵炳南临床经验集．第1版．北京：人民卫生出版社，1975）。

五、黄褐斑秘方△

【组成】白及、白附子、白芷各6克　白蔹、白丁香（即雀粪）各4.5克　密陀僧3克

【用法】共研细末，每次用少许药末放入鸡蛋清或白蜜内搅调成稀膏，晚睡前先用温水洗面，然后将此膏涂于斑处，晨起洗去。

【疗效】一般1个月内斑可消退。

【来源】李德新，等．祖传秘方大全．第1版．北京：北京科学技术出版社，1990。

扁平疣　寻常疣

扁平疣、寻常疣是一种较常见的病毒性赘生物，多见于青少年，好发于颜面、手背。相当于祖国医学的"疣目"、"枯筋箭"、"疣疮"、"瘊子"。皮疹散在，皮损与正常肤色相同或略呈黄褐色，表面粗糙不平，一般无自觉症状，有时可自愈。

一、去疣二号方

【组成】马齿苋60克　蜂房9克　生苡仁30克　紫草15克

【功效】解毒去疣。

【主治】扁平疣、寻常疣、传染性软疣。

【用法】每日水煎服1剂，7剂为1疗程，至多2个疗程进行观察。

【来源】全国著名中医皮肤病专家朱仁康（中医研究院广安门医院．朱仁康临床经验集．第1版．北京：人民卫生出版社，1979）。

二、去疣三号方

【组成】马齿苋60克　败酱草15克　紫草15克　大青叶15克

【功效】清热解毒。

【主治】扁平疣、传染性软疣。

【用法】每日水煎服1剂，7剂为1疗程，至多2个疗程进行观察。

【来源】全国著名中医皮肤病专家朱仁康（中医研究院广安门医院．朱仁康临床经验集．第 1 版．北京：人民卫生出版社，1979）。

三、去疣四号方

【组成】当归尾 9 克　赤白芍各 9 克　桃仁 9 克　红花 9 克　熟地 12 克　牛膝 9 克　赤小豆 15 克　山甲片 9 克

【功效】活血去疣。

【主治】多发性寻常疣，趾疣。

【用法】每日水煎 2 次，另加黄酒 50 克，早晚分服，5 剂为 1 疗程，至多 2 个疗程进行观察。

【来源】全国著名皮肤病专家朱仁康（中国中医研究院广安门医院．朱仁康临床经验集．第 1 版．北京：人民卫生出版社，1979）。

四、紫色疳疮膏

【组成】轻粉 9 克　红粉 9 克　琥珀粉 9 克　乳香粉 9 克血竭 9 克　冰片 0.9 克　蜂蜡 30 克　香油 120 克　珍珠粉 0.9 克

【制法】锅内盛油在火上开后离火，将前五种药粉入油内溶匀，再入蜂蜡，使其完全溶化，将冷却时兑入冰片，珍珠面搅匀成膏。

【功效】化腐生肌，煨脓长肉。

【主治】扁平疣、鼠疮（淋巴结核）、臁疮、顽疮等。

【用法】贴敷患处。

【注意】急性炎症性皮损，新鲜肉芽勿用。此药膏有一定毒性，若大面积使用时，应注意汞剂的吸收中毒，对汞剂过敏者禁用。

【来源】全国著名中医皮肤病专家赵炳南教授（北京中医医院．赵炳南临床经验集．第 1 版．北京：人民卫生出版社，1975）。

五、加味消毒饮

【组成】蒲公英 30 克 板蓝根 30 克 银花 18 克 甘菊 15 克 玄参 18 克 生地 18 克 丹皮 12 克 黄芩 10 克 白芍 12 克 岗梅根 30 克 红条紫草 20 克

【功效】清热解毒、凉血散结。

【主治】扁平疣、寻常疣。

【用法】每隔天 1 剂水煎服。

【来源】全国著名中医专家、广州中医学院教授邓铁涛验方（邓铁涛．奇难杂证新编．第 1 版．广东：广东科技出版社，1989）。

六、鸦胆子油

【组成】鸦胆子 30 克

【制法】将鸦胆子剥去壳，取仁捣碎，置瓶中加入乙醚，略高过为度，隔 2 小时后，将上层浮油倒于平底玻璃皿中，等乙醚挥发后即得鸦胆子油，装瓶备用。

【功效】去疣。

【主治】扁平疣、寻常疣。

【用法】用牙签挑取很少鸦胆子油，小心点于疣上，不要碰及正常皮肤，免发生凹痕。

【注意】（1）在乙醚挥发时，勿近火避免发生爆炸。（2）1 次只能点十多个，一般只要点 1 次，点后发红、有烧灼、疼痛感，隔天变黑，再过 2~3 天即脱落。

【来源】全国著名中医皮肤病专家朱仁康（中医研究院广安门医院．朱仁康临床经验集．第1版．北京：人民卫生出版社，1979）。

七、贼香合剂[△]

【组成】木贼草30克　香附30克

【制法】上两味药加水三斤，煎沸后倒入盆中。

【用法】疣长于手足者，可温泡并反复淋洗揉搓；疣长于面部或身体其他部位者，可用棉花浸透药液，放在疣表面轻轻揉搓。

【主治】寻常疣。

【来源】贾河先．百病良方（第一集）．第三版．重庆：科学技术文献出版社重庆分社，1989。

八、蛇床子洗剂[△]

【组成】蛇床子60克　地肤子60克　白鲜皮60克　明矾60克

【功效】燥湿解毒。

【用法】加水浓煎，趁热擦洗患处，每次擦洗30分钟，每日2~3次，连用10天，1剂药可用6次，愈后不留痕迹。

【主治】寻常疣。

【来源】贾河先．百病良方（第一集）．第3版．重庆：科学技术文献出版社重庆分社，1989。

九、洗疣方

【组成】马齿苋60克　蜂房9克　陈皮15克　苍术15克细辛9克　蛇床子9克　白芷9克　苦参15克

【功效】去疣。

【主治】扁平疣。

【用法】每日1剂，水煎半盆，半温时用小毛巾反复擦洗15分钟，每日4~5次，洗时加温。

【来源】全国著名中医皮肤科专家朱仁康（中医研究院广安门医院．朱仁康临床经验集．第1版．北京：人民卫生出版社，1979）。

红斑性狼疮

红斑性狼疮是自身免疫性疾病。分慢性盘状及系统性两型，皮损好发于面、颈、耳、手。盘状主要限于皮损，为红色鳞屑性红斑，剥离鳞屑可见毛囊口扩大和角质栓塞，毛细血管扩张或萎缩，黏膜常可累后，常见于口唇，为灰白色糜烂或溃疡，周围有时有紫色红晕。系统性红斑狼疮皮疹多为面部蝶形红斑或出血斑等多型损害。尚伴有心、肝、肾等内脏的损害。祖国医学文献中尚未查到本病的记载。赵炳南教授称为"红蝴蝶"，"鬼脸疮"。

一、凉血五花汤

【组成】红花9~15克 鸡冠花9~15克 凌霄花9~15克 玫瑰花9~15克

【功效】凉血活血，疏风解毒。

【主治】盘状红斑狼疮初期，玫瑰糠疹（风癣），多形性红斑，及一切红斑性皮肤病初期，偏于上半身或全身散在分布者。

【用法】水煎服，每日1剂，分2次服。

【来源】全国著名中医皮肤科专家赵炳南教授（北京中医医院．赵炳南临床经验集．第1版．北京：人民卫生出版社，

1975）。

二、凉血五根汤

【组成】白茅根30~60克　瓜蒌根15~30克　茜草根9~15克　紫草根9~15克　板蓝根9~15克

【功效】凉血活血，解毒化斑。

【主治】多形性红斑，丹毒初起，紫癜、结节性红斑及一切红斑类皮肤病的初期，偏于下肢者。

【用法】水煎服，每日1剂，分2次服。

【来源】全国著名中医皮肤病专家赵炳南教授（北京中医医院．赵炳南临床经验集．第1版．北京：人民卫生出版社，1975）。

三、益气血补脾肾方[△]

【组成】党参　焦山药　焦白术　旱莲草　仙鹤草　虎杖　大吉根　锁阳　淫羊藿　土茯苓　粉草薢

【功效】益气养血，调补脾胃。

【主治】红斑性狼疮。

【用法】水煎服，每日1剂。

【来源】上海龙华医院顾伯华教授方（黄文东．著名中医学家的学术经验．第1版．长沙：湖南科学技术出版社，1981）。

四、清热解毒方[△]

【组成】金银花　连翘　川贝　蚤休　当归　生地　丹皮　姜虫　虫蜕　青蒿　白蒺藜

【功效】清热解毒。

【主治】红斑狼疮（猫眼疮）。

【用法】水煎服。

【加减】高热者用犀角，羚羊角，生石膏；五心烦热或低烧者用柴胡、龟板、鳖甲、地骨皮、玄参，麦冬；关节痛者用桑枝，乳香、秦艽、白花蛇、全虫、蜈蚣；有热毒者则用山慈菇、蚤休、大青叶解之；虚甚则用人参，沙参、黄芪补之；食欲不振则用白术、莲子、山药，内金、扁豆、砂仁、紫蔻等。

【来源】黑龙江中医学院毕廷芳（黄文东．著名中医学家的学术经验．第1版．长沙：湖南科学技术出版社，1981）。

五、消毒灵

【组成】生地20克　赤芍15克　丹皮15克　怀牛膝15克　苦参15克　蒲公英20克　地丁20克　花粉15克　当归15克　连翘15克　黄芩15克　甘草10克

【功效】清热解毒，活血化瘀。

【主治】红斑狼疮。

【用法】先将上药用适量水泡30分钟，文火煎煮30分钟，每剂煎2次，每日1剂，早晚服。

【来源】黑龙江中医学院韩百灵．中医杂志，1988（8）。

六、祛风温阳散寒除湿方△

【组成】桂枝3克　玄参12克　制川、草乌各9克　淫羊藿12克　伸筋草15克　炒荆芥9克　炒防风9克　生甘草3克

【功效】祛风温阳散寒除湿。

【主治】红斑狼疮合并妊娠。

【加减】风痹损及肾脏加生黄芩12克，生白术12克，茯苓12克，生苡仁12克　黑料豆18克，尿蛋白高加煅龙牡各12克，血氮高加宣木瓜12克，牛膝12克，浮肿加炒防己12

克，腹水加大腹皮 15 克；风痹损及肝脏加炒黄芩 12 克，腹胀加茯苓 12 克、生麦芽 18 克；风痹损及脾脏，大便干加生首乌 15 克，桑椹子 15 克，炒萎皮 9 克，便溏加淮山药 12 克，焦六曲 9 克；风痹损及心脑，心悸加制附子 6 克，远志 3 克，神志不清加远志，石菖蒲，癫痫抽搐加蜷蛉（去头足）4.5 克；风痹损及肺脏，加沙参 15 克，丝瓜络 9 克，咳嗽加炙杷叶 9 克，炙百部 12 克；风痹损及血脉络道，有雷诺氏证候群加泽兰 9 克，丹参 9 克，王不留行 12 克，地鳖虫 9 克，面上红斑加丹皮 9 克，关节痛加秦艽 12 克，晚蚕砂 12 克，桑枝 12 克，元胡 12 克。

【来源】丁济南方（陈泽霖．名医特色经验精华．第 1 版．上海：上海中医学院出版社，1987）。

神经性皮炎

神经性皮炎是一种皮肤神经功能障碍性皮肤病。皮损呈苔藓样变，不倾向湿润化和阵发性剧痒是本病的特点，分局限性和播散性两种。与祖国医学的"牛皮癣"，"摄领疮"相类似。

一、搽绿药粉

【组成】硼砂 90 克　　自然铜 30 克
【功效】杀虫止痒。
【主治】神经性皮炎及角化过度类皮损。
【用法】同搽黄药粉。
【注意】溃疡疮面勿用。
【来源】全国著名中医皮肤科专家赵炳南教授方（北京中医医院．赵炳南临床经验集．第 1 版．北京：人民卫生出版社，1975）。

二、皮癣汤

【组成】生地30克　当归9克　赤芍9克　黄芩9克　苦参9克　苍耳子9克　白鲜皮9克　地肤子9克　生甘草6克

【功效】凉血润燥，祛风止痒。

【主治】泛发性神经性皮炎、皮肤瘙痒症、丘疹性湿疹。

【用法】水煎服。

【来源】全国著名中医皮肤科专家朱仁康方（中医研究院广安门医院．朱仁康临床经验集．第1版．北京：人民卫生出版社，1979）。

三、风癣汤

【组成】生地30克　玄参12克　丹参15克　当归9克白芍9克　茜草9克　红花9克　黄芩9克　苦参9克　苍耳子9克　白鲜皮9克　地肤子9克　生甘草9克

【功效】养血和营　消风止痒。

【主治】泛发性神经性皮炎，皮肤瘙痒症。

【用法】水煎服。

【来源】全国著名中医皮肤科专家朱仁康方（中医研究院广安门医院．朱仁康临床经验集．第1版．北京：人民卫生出版社，1979）。

四、癣症熏洗方

【组成】苍术、黄柏、苦参、防风各9克　大风子、白鲜皮各30克　松香、鹤虱草各12克　五倍子15克

【功效】除湿祛风，杀虫止痒。

【主治】神经性皮炎，慢性湿疹，皮肤淀粉样变，皮肤瘙痒症。

【用法】共碾粗粉，用较厚草纸卷药末成纸卷，燃烟熏皮损上，每日 1~2 次，每次半小时，温度以病人能耐受为度。

【注意】（1）临床上往往开始见效快，后较慢，勿间断，坚持使用才能有效。

（2）皮损较大而且粗糙变厚者，熏疗时应浓烟，温度宜高，但也不能过高，以免烧伤。

（3）熏完后，往往有一层油脂不要擦掉，保持越长越好。

【来源】赵炳南．熏洗疗法治顽癣（卢祥之．名中医治病绝招．第 1 版．北京：中国医药科技出版社，1988）。

五、五倍子膏

【组成】五倍子末 310 克　黄柏末 90 克　轻粉 60 克

【制法】（1）先将轻粉研细末，然后与五倍子末、黄柏末同研调和。

（2）另用凡士林约 280 克，麻油 180 毫升，调成适当稠度浊膏。

【功效】薄肤止痒。

【主治】神经性皮炎，慢性阴囊湿疹。

【用法】涂患处，1 日 1~2 次。

【来源】全国著名中医皮肤科专家朱仁康方（中医研究院广安门医院．朱仁康临床经验集．第 1 版．北京：人民卫生出版社，1979）。

六、斑蝥醋浸剂

【组成】全虫 16 个　斑蝥 12 个　皮硝 12 克　乌梅肉 30 克　米醋 1 斤

【制法】将上药入醋中，浸泡七昼夜，过滤备用。

【功效】杀虫止痒。

【主治】神经性皮炎，皮肤瘙痒症。

【用法】涂患处。

【注意】皮肤有损伤者勿用。

【来源】全国著名中医皮肤科专家赵炳南方（北京中医医院．赵炳南临床经验集．第1版．北京：人民卫生出版社，1975）。

七、皮癣膏

【组成】黄柏、白芷、轻粉各25克　煅石膏、蛤粉、五倍子各30克　硫黄、雄黄、铜绿、铅丹各15克　枯矾、胆矾各6克

【制法】以上各药均取净末，研和极匀，加凡士林5000克，调和成膏。

【功效】润肌止痒。

【主治】神经性皮炎、脂溢性皮炎。

【用法】外擦患处，每日1~2次。

【来源】全国著名中医皮肤科专家朱仁康方（中医研究院广安门医院．朱仁康临床经验集．第1版．北京：人民卫生出版社，1979）。

毛　囊　炎

毛囊炎为化脓性球菌侵入毛囊所致的毛囊或毛囊周围的炎症，多发生于后枕部、臀部。与祖国医学的"发际疮"、"坐板疮"相似。

一、消炎方

【组成】黄连6克　黄芩9克　丹皮9克，赤芍9克　蚤

休 9 克　银花 9 克　连翘 9 克　生甘草 6 克

【功效】清热解毒消肿。

【主治】毛囊炎，脓疱疮，疖肿，丹毒，脚气感染等。

【来源】全国著名中医皮肤科专家朱仁康方（中医研究院广安门医院．朱仁康临床经验集．第 1 版．北京：人民卫生出版社，1979）。

二、黄连软膏

【组成】黄连面 30 克　凡士林 270 克

【制法】上药混匀成膏。

【功效】清热解毒，消肿止痛。

【主治】多发性毛囊炎，黄水疮，带状疱疹，单纯性疱疹等。

【用法】外涂患处。

【注意】凡阴疮瘘管禁用。

【来源】全国著名中医皮肤科专家赵炳南方（北京中医医院．赵炳南临床经验集．第 1 版．北京：人民卫生出版社，1975）。

三、发际散

【组成】五倍子末 310 克　雄黄末 30 克　枯矾末 30 克

【制法】先将雄黄及枯矾研细，后加五倍子末研和。

【功效】灭菌止痒，收湿化毒。

【主治】毛囊炎，脓疱疮，湿疹感染等。

【用法】毛囊炎用香油或醋调敷疮上。

【来源】全国著名中医皮肤科专家朱仁康方（中医研究院广安门医院．朱仁康临床经验集．第 1 版．北京：人民卫生出版社，1979）。

四、四黄散

【组成】大黄末 15 克　黄柏末 15 克　雄黄末 15 克　硫黄末 15 克

【制法】以上共为细末。

【功效】清热解毒消肿。

【主治】毛囊炎，疖肿，脓疱疮。

【用法】麻油调搽。

【来源】全国著名中医皮肤科专家朱仁康方（中医研究院广安门医院．朱仁康临床经验集．第 1 版．北京：人民卫生出版社，1979）。

五、毛疮洗方

【组成】苍耳子 60 克　雄黄 15 克　明矾 30 克

【功效】灭菌解毒。

【主治】毛囊炎。

【用法】每日 1 剂，煎水半盆，用毛巾沾水，反复洗患处，每次洗 15 分钟，1 日洗 4~5 次，洗时略加温，洗前剪平头发。

【来源】全国著名中医皮肤科专家朱仁康方（中医研究院广安门医院．朱仁康临床经验集．第 1 版．北京：人民卫生出版社，1979）。

六、败酱草膏

【组成】鲜败酱草 5000 克

【制法】先用净水 80 斤煮败酱草，煎至 3 小时后过滤，再煎浓缩成膏。加蜜适量，贮存备用。

【功效】清热解毒，除湿消肿。

【主治】毛囊炎，疖等化脓性皮肤病。

【用法】外涂，每次 6 克，每日 2 次。

【来源】全国著名中医皮肤科专家赵炳南教授方（北京中医医院．赵炳南临床经验集．第 1 版．北京：人民卫生出版社，1975）。

七、毛囊炎 I 号方△

【组成】六神丸 20 粒　七厘散 1 支

【主治】毛囊炎，疖，痈等。

【用法】水调成糊状，涂患部，每日 4~6 次。

八、毛囊炎 II 号方△

【组成】蛇皮 1 张　全蝎 2 个　蜂房一个

【制法】一同泡入适量食醋中 34 小时后即可使用。

【用法】以棉花蘸药液涂患处，每日 4~6 次

【主治】毛囊炎，疖，痈等。

【来源】贾河先．百病良方（第一集）．第 3 版．重庆：科学技术文献出版社重庆分社，1989。

手足皲裂

本病是冬季常见的一种皮肤病，由于经常受机械性或化学刺激，致使皮肤弹性降低而发生燥裂。与祖国医学的"手足皲裂"、"皴裂疮口"相类似。

一、玉黄膏

【组成】当归 30 克　白芷 9 克　姜黄 90 克　甘草 30 克轻粉 6 克　冰片 6 克　蜂白蜡 90~125 克

【制法】先将前四味药浸泡在麻油内三天，然后炉火上熬至枯黄，离火去渣，加入轻粉、冰片（预先研碎）、最后加蜂白蜡溶化（夏加 125 克，冬加 90 克），调搅成膏。

【功效】润肌止痒。

【主治】手足皮肤皲裂。

【用法】常与他药配合治皮肤病。

【来源】全国著名皮肤科专家朱仁康（中医研究院广安门医院．朱仁康临床经验集．第 1 版．北京：人民卫生出版社，1979）。

二、利肤膏

【组成】雄黄、枯矾、松香各 125 克

【制法】研成细末，用麻油调成油膏。

【功效】收湿止痒。

【主治】手背慢性湿疹。

【用法】外搽皮损上。

【来源】全国著名中医皮肤科专家朱仁康（中医研究院广安门医院．朱仁康临床经验集．第 1 版．北京：人民卫生出版社，1979）。

三、红油膏

【组成】红倍 250 克　　棉子油 2500 毫升　　黄蜡 250 ~ 500 克

【制法】先将红倍捣成细粒，与棉子油同放入大铜锅内，置煤球炉或炭火上，熬至红倍呈橘黄色，离火待冷，取出药渣，再加温放入黄蜡（冬用 250 克，夏用 500 克）溶化，离火调成膏。

【功效】润肤止痒。

【主治】手足皲裂，手痒，银屑病。

【用法】薄薄涂上一层，使用时先试涂一小片，观察有无过敏反应，如有反应即停用，大面积银屑病勿用。

【注意】制药时在广场露天操作，因红倍有毒，熬时有毒气，让远离，并注意油热度过高时，易燃，严防着火。

【来源】全国著名中医皮肤科专家朱仁康（中医研究院广安门医院．朱仁康临床经验集．第1版．北京：人民卫生出版社，1979）。

四、手足皲裂良方△

【组成】甘草50克　75%酒精100毫升　甘油适量

【制法】先将甘草浸入75%酒精内，48小时后过滤，取滤液加入同样的甘油同量的水，混合而成。

【主治】手足皲裂。

【用法】涂患处，每日涂2~3次，一般涂3~5天后皮肤软变薄。

【来源】贾河先．百病良方（第一集）．第3版．重庆：科学技术文献出版社重庆分社，1989。

腋　　臭

腋臭又称"狐臭"，是由于大汗腺分泌物与细菌分解而产生的臭味。多见于青壮年，具有遗传性，好发于腋窝、乳晕、脐部、会阴等处，以腋窝最为常见。与祖国医学的"狐臭"、"体气"、"狐气"相似。

一、腋臭散

【组成】密陀僧24克　枯矾6克

【功效】敛汗、除臭。

【主治】腋臭，手足多汗。

【用法】治腋臭用药粉干搽在两腋下，每日 1 次，或用热马铃薯块、甘薯块去皮后蘸药夹于腋下，变凉为度。

【注意】对汞过敏者禁用。

【来源】全国著名中医皮肤科专家赵炳南教授方（北京中医医院．赵炳南临床经验集．第 1 版．北京：人民卫生出版社，1975）。

二、腋臭擦剂

【组成】密陀僧末 15 克　红粉 9 克

【制法】研细末。

【主治】狐臭症。

【用法】用指头蘸药擦于腋下。

【来源】全国著名中医皮肤科专家朱仁康方（中医研究院广安门医院．朱仁康临床经验集．第 1 版．北京：人民卫生出版社，1979）。

三、复方陀僧散

【组成】密陀僧 30 克　冰片 6 克　枯矾 30 克

【制法】研极细末，用有色玻璃瓶收藏。

【用法】每日 2~3 次，先用水洗净腋窝，擦干，将药粉涂局部揉擦片刻。

【主治】腋臭。

【加减】汗出较多者加五倍子 20 克同研。

【来源】陈树森验方（陈树森．陈树森医疗经验集萃．第 1 版．北京：人民军医出版社，1989）。

四、腋臭秘方[△]

【组成】紫丁香 1 克　三仙丹 1 克　冰片 1 克　石膏 2 克　滑石粉 1 克　明矾 1.5 克

【制法】研细末混合拌匀即成。

【主治】腋臭。

【用法】早晚用肥皂水洗患处，敷上药末，如汗液过多，可制一纱布袋装药粉。

【来源】李德新祖传秘方大全．第 1 版．北京：北京科学技术出版社，1990。

五、腋臭良方[△]

【组成】雄黄、煅石膏各 120 克　白矾 240 克

【制法和用法】研细末，用水将药粉 5 克调成糊，涂于患处，每日两次。

【主治】狐臭。

【来源】贾河先．百病良方（第 1 集）．第 3 版．重庆：科学技术文献出版社重庆分社，1989。

鱼 鳞 病

鱼鳞病是常见的一种先天性角化病，对称的发生于四肢两侧，皮肤干燥，粗糙，形似鱼鳞状无自觉症，夏轻冬重。与祖国医学的"蛇身"、"蛇皮"、"蛇胎"相类似。

一、润肤丸

【组成】桃仁 30 克　红花 30 克　熟地 30 克　独活 30 克　防风 30 克　防己 30 克　粉丹皮 45 克　川芎 45 克　全当归 45

克 羌活 60 克 生地 60 克 白鲜皮 60 克

【制法】共为细末，水泛为丸如绿豆大。

【功效】活血润肤，散风止痒。

【主治】鱼鳞病，牛皮癣，松皮癣，鹅掌风等。

【用法】每次 3~6 克，每日 2 次。

【来源】全国著名中医皮肤科专家赵炳南方（北京中医医院．赵炳南临床经验集．第 1 版．北京：人民卫生出版社，1975）。

二、子油熏洗方

【组成】大风子、地肤子、蓖麻子、蛇床子、祁艾各 30 克苏子、苦杏仁各 15 克 银杏、苦参各 12 克

【功效】软坚润肤杀虫止痒。

【主治】鱼鳞病、牛皮癣，皮肤淀粉样变。

【用法】共碾粗粉，用较厚草纸卷药末成纸卷，燃烟熏皮损处，每日 1~2 次，每次半小时，温度以病人能耐受为度。

【来源】著名中医专家赵炳南方（卢祥之．名中医治病绝招．第 1 版．北京：中国医药科技出版社，1985）。

三、苍术膏

【组成】苍术 1000 克 当归 90 克 白鲜皮 60 克

【制法】上药加水连熬 3 次，取汁，慢火煎成浓膏，加蜂蜜 250 克，调和成膏。

【功效】养血润燥。

【主治】鱼鳞病。

【用法】每次 1 匙，每日 2 次，开水冲服。

【来源】著名中医专家朱仁康方（黄文东．著名中医学家的学术经验．第 1 版．长沙：湖南科学技术出版社，1981）。

四、黄芪膏

【组成】黄芪5000克

【制法】将黄芪加水50公斤，煎煮6~7小时，过滤取汁，再煎煮浓缩成膏，加入等量蜂蜜，混匀贮存备用。

【功效】补中益气，托里生肌。

【主治】鱼鳞病。

【来源】全国著名中医专家赵炳南教授方（北京中医医院.赵炳南临床经验集.第1版.北京：人民卫生出版社，1975）。

五、柏叶洗方

【组成】侧柏叶120克　苏叶120克　蒺藜秧240克

【制法】共碾成细末，装布袋内，用水2.5~3公斤煮沸30分钟。

【功效】清热，润肤，止痒。

【主治】鱼鳞病，牛皮癣，及其他皮肤干燥脱屑类皮肤病。

【用法】用软毛巾蘸汤渌洗，或渌后加热水浸浴。

【来源】全国著名中医专家，中医皮肤科专家赵炳南教授（北京中医医院.赵炳南临床经验集.第1版.北京：人民卫生出版社出版，1975）。

冻　疮

冻疮是由于受寒冷刺激引起局部血管痉挛，瘀血而致。好发于手，足及面部。皮损初起为局限性充血，继而肿胀，严重时可生水疱，疱破后形成溃疡，愈后可有色素沉着。祖国医学亦称"冻疮"。

一、冻疮膏

【组成】肉桂 15 克　紫草 15 克　木香 3 克　熟地 15 克　黄柏 30 克　炒苍术 30 克

【制法】共为细末，用适量凡士林调成软膏。

【功效】散寒止痛，活血生肌，祛湿收口。

【主治】冻疮。

【来源】名老中医房之萱祖传秘方（北京中医医院．房之萱外科经验．第 1 版．北京：北京出版社，1980）。

二、冻疮良方[△]

【组成】甘草、黄芪各 20 克

【制法】上药加水 1000 毫升，煎后泡洗患处，每日泡洗 3 次，每次泡洗 20 分钟，每剂可洗 3 次。

【主治】冻疮。

【注意】冻疮如有破溃后仍可泡洗，但洗后用黄连纱条外敷。

【来源】贾河先．百病良方（第一集）．第 2 版．重庆：科学技术文献出版社重庆分社，1989。

三、偏方大全系列方[△]

1. 方一

【组成】麻雀脑

【制法】将麻雀脑取出，去筋膜，调成膏，每日涂敷患处 1 次。

【功效】活血回阳。

【主治】冻疮。

2. 方二

【组成】老丝瓜　猪油

【制法】将老丝瓜烧炭存性，和猪油调涂患处。

【功效】活血，消肿。

【主治】手足冻疮。

3. 方三

【组成】活蟹1只蜂房适量。

【制法】活蟹烧炭存性，研成细末，以蜂房调匀涂于患处。

【功效】清热解毒，疗疡排脓。

【治法】冻疮溃烂不收。

【来源】偏方大全编写组（偏方大全．第1版．北京：北京科学技术出版社，1987）。

瘢痕疙瘩

瘢痕疙瘩多发生于皮肤外伤后，是由于结缔组织大量增生所致，为一种良性肿瘤。其特点为在皮损处，高出皮肤，表面光滑、形状大小不定触之较硬，颜色浅红或与皮色相似，一般无自觉症状。与祖国医学的"肉龟疮"相类似。认为多由皮损处余毒未净，复受外邪侵入肌肤，致使湿热搏结，血瘀凝滞而成。

一、独角莲膏

【组成】（1）独角莲、皂角刺、白芷、防风、连翘、金银花、生南星、刺猬皮、山甲片、当归、海桐皮、苏木、海带、火麻仁、豨莶草各45克　干蟾3个（2）乳香、没药各35克血余45克

　　【制法】用麻油 6000 毫升入大锅内，加入（1）部分各药，熬枯去渣，再用强火熬至滴水成珠，离火，投入铅丹（冬天约 2500 克，夏天约 3000 克用铁棒急调，油渐变成黑色，最后将冷凝时加入）。（2）药末，调和成膏。

　　【功效】提脓拔毒，消肿软坚。

　　【主治】疖肿、毛囊炎（用小号膏药）、瘢痕疙瘩、神经性皮炎（用大号厚膏）。

　　【用法】用厚纸摊成大、中、小三号，厚薄不同的膏药，用时烘烊贴患处。

　　【来源】全国著名的皮肤科专家，朱仁康研究员（中国中医研究院广安门医院．朱仁康临床经验集．第 1 版．北京：人民卫生出版社，1979）。

二、黑布药膏

　　【组成】老黑醋 2500 克　五倍子 875 克　金头蜈蚣 10 条　蜂蜜 180 克　梅花冰片 3 克

　　【制法】砂锅盛黑醋火上熬开 30 分钟，加入蜂蜜再熬至沸腾状，川铁筛将五倍子粉慢慢撒入，边撒边按同一方向搅拌，撒完后即改用文火熬成膏状离火；再兑入蜈蚣粉和梅花冰片搅匀即成。

　　【功效】破瘀软坚。

　　【用法】外涂此药需 2~3 毫米厚（不需用金属器械涂药），用黑布或厚布盖上，换药前清洁皮肤，两三天换药一次。

　　【主治】瘢痕疙瘩、疖、痈、毛囊炎初期、乳头状皮炎。

　　【来源】全国著名中医学家、中医皮肤科专家赵炳南教授祖传秘方（黄文东．著名中医学家的学术经验．第 1 版．长沙：湖南科学技术出版社，1981）。

三、五灵脂丸

【组成】五灵脂 1500 克

【制法】研细末，炼蜜为丸，每丸 3 克。

【功效】活血破瘀，软坚化滞。

【主治】瘢痕疙瘩。

【用法】每次半丸至一丸半，日 2 次，温开水送下。

【注意】体虚及胃肠功能障碍者减量或慎服。

【来源】北京中医医院．赵炳南临床经验集．第 1 版．北京：人民卫生出版社，1975。

疥　　疮

疥疮为疥虫引起的接触传染性皮肤病，集体生活中易造成流行。皮疹好发于手指缝、手腕曲侧、肘窝、腋窝、乳房周围、脐周、大腿内侧等部位。皮损为丘疹及小水疱，如继发感染则生脓疱，剧烈瘙痒以夜间尤甚。祖国医学对本病早有记载。

一、疥疮散

【组成】东丹 15 克　铁屑 15 克　明矾 15 克　花椒 15 克硫碳 15 克　六一散 15 克

【制法】共研细末，过筛备用。

【功效】杀虫止痒。

【主治】疥疮瘙痒。

【用法】先用葱白捣烂如泥，放在碗内，用文火烤热熏手掌，再用麻油擦在掌中蘸药粉乘热搽患处。

【来源】上海著名老中医张赞臣验方（上海中医研究所．

张赞臣临床经验选编. 第 1 版. 北京：人民卫生出版社，1981）。

二、蟾蜍瘦肉汤

【组成】蟾蜍 2 只　瘦肉 50~100 克　旧陈皮 3 克

【制法】先用米泔水养 2 天，剥去皮、头、爪、内脏，再用清水浸泡 2 小时，与后二味煲汤趁热服食。

【主治】疥疮。

【来源】邓铁涛. 奇难杂证新编. 第 1 版. 广东：广东科技出版社，1989。

三、祖传秘方系列[△]

1. 方一

【组成】雄黄、硫黄、白芷、轻粉各 3 克

【用法】共研细末，过细箩，分成两包，用时先洗澡，洗后用 120 克香油兑 6 克药面调匀，放手心内在患处来回搓之，将皮肉微微搓出血来，连洗 2 次搓 2 次。

【主治】疥疮。

2. 方二

【组成】巴豆 9 克　水银 5 滴

【制法】巴豆去壳捣烂，加入水银和匀如泥即成。

【用法】用净布将药泥包紧，蘸麻油少许，在患者的两手腕部、肘弯内、腋下等处（这些部位先用生姜擦 1 遍），轻轻揩擦，每日洗澡后擦 1 次，3 次即愈。

【主治】疥疮。

3. 方三

【组成】川椒壳（微炒）30 克　硫黄 30 克　全斑蝥（微炒）5 个

【制法】上三味共为细面过筛另用黑白矾各15克，以水少许溶化开。和药面调成糊，用棉纸包数层埋在阴处，到时挖出使用。

【用法】先用热水洗澡，后用香油调搽，不论干湿均可，重者3次，轻者1~2次。

【主治】疥疮。

4. 方四

【组成】大风子（去壳）30克　木鳖子（去壳）30克水银30克　明矾30克　雄黄30克　硫黄45克　川椒15克蛇床子30克

【用法】共为细末，菜油调涂患处，1日3次。

【主治】疥疮。

【来源】李德新，等．祖传秘方大全．第1版．北京：北京科学技术出版社，1990。

麻　风

麻风，是由麻风杆菌引起的一种慢性传染性皮肤病。它可侵犯皮肤、黏膜、神经及淋巴结，亦可侵犯骨骼及内脏等器官，晚期常可引起肢体残废和畸形，丧失劳动力。相当于祖国医学的"大麻风"、"大风病"、"疠风"等。

一、丁氏麻风方[△]

【组成】净蝉衣2.4克　粉丹皮6克　紫丹参6克　京赤芍6克　黑荆芥3克　红花2.4克　茯苓皮12克　通草2.4克　苦参4.5克　六一散9克　全当归6克　白鲜皮4.5克黑芝麻9克

【功效】消风解毒。

【主治】麻风。

【用法】水煎服。

【来源】丁甘仁．丁甘仁医案续编．第1版．上海：上海科学技术出版社，1989。

二、蜈蚣油

【组成】蜈蚣10条　雄黄末9克

【制法】先将蜈蚣卷入掺有雄黄的火纸内，蘸香油后取出，放在火上燃烧，把滴下之油盛在碗中即可。

【功效】去痂止痒。

【主治】麻风初起，癣疮，皮肤粗厚或脱皮等。

【用法】将油涂于患处。

【来源】上海名老中医张赞臣验方（上海中医研究所．张赞臣临床经验选编．第1版．北京：人民卫生出版社，1981）。

三、段氏方[△]

【组成】蝉蜕　银花　连翘　山甲　大黄　防风　茯苓木通　滑石　甘草

【主治】麻风。

【来源】段洪光．临证秘津．第1版．上海：上海中医学院出版社，1989。

粉　　刺

粉刺是指在颜面、胸背等处发生炎证性丘疹，挤之有米粒碎样白色粉质，又名肺风粉刺，现代医学称为痤疮。

一、清热凉血方[△]

【组成】桑皮 25 克，当归 15 克　生地 15 克　丹皮 15 克
赤芍 1.5 克　黄芩 10 克　桃仁 10 克　红花 10 克　茜草 10 克

【功效】清热凉血，化瘀行滞。

【主治】肺风粉刺。

【加成】皮损出现红肿疼痛加双花 25～50 克，连翘 20 克，
白花蛇舌草 20 克，枇杷叶 20 克；皮肤油脂过多，皮疹渗出去
加茯苓 15 克，如形成囊性结节时选加夏枯草 15 克，陈皮 15
克，丹参 15 克；便秘加大黄 10～15 克。

【用法】水煎早晚各服 1 次。

【来源】吉林省肖延令教授（孙秉芳．肺风粉刺的辨证治
疗．吉林中医药，1983）。

二、丹紫黄白汤

【组成】丹参 20 克　紫草 10 克　制大黄 9 克　白花蛇舌
草 20 克　神曲 15 克

【主治】青年男女颜面上胸及背部等皮脂腺发达部位痤疮
或伴发丘疹，脓疮者。

【加减】脓疮严重者加野菊花 15 克；连翘 15 克，黄芪 20
克。痒者加蝉衣。

【用法】每天 1 剂，煎 2 遍和匀，早晚分服。

【注意】不能用手挤压损害，预防感染保持皮肤清洁，常
用温水香皂洗脸，以除去油垢，少吃脂肪和糖类，忌烟酒及辛
辣刺激性食物，多吃蔬菜，纠正便秘。

【来源】解放军总医院陈树森教授（陈树森．陈树森医疗
经验集萃．北京：人民军医出版社，1989）。

酒　齄　鼻

酒齄鼻多见于中年人，好发于颜面中部，损害特征为皮肤潮红，伴发丘疹脓疮及毛细血管扩张。祖国医学早有该病的记载。

一、朱氏凉血清肺饮[△]

【组成】生地 30 克　丹皮 9 克　赤芍 9 克　黄芩 9 克　知母 9 克　生石膏 30 克　桑白皮 9 克　杷叶 9 克　生甘草 6 克

【功效】清肺胃经热。

【主治】酒齄鼻。

【用法】水煎服。

【来源】全国著名中医皮肤科专家朱仁康方（中医研究院广安门医院．朱仁康临床经验集．第 1 版．北京：人民卫生出版社，1979）。

二、顾氏凉血清肺饮[△]

【组成】生地 15 克　玄参 12 克　川石斛 12 克　生石膏 30 克　寒水石 12 克　白花蛇舌草 30 克　桑白皮 12 克　黄芩 9 克　生山楂 15 克　虎杖 15 克　生甘草 3 克　制大黄 9 克

【制法】上药水泡 30 分钟，水煎 30 分钟，每剂煎 2 次，和匀分 2 次服。

【主治】酒齄鼻、脂溢性皮炎、痤疮。

【用法】每日 1 剂，2 周为 1 疗程，可连用 3~4 疗程。

【注意】忌辛辣油腻甜食，多食蔬菜水果，保持大便通畅。

【来源】上海龙华医院顾伯华方［中医杂志，1988，

（8）　］。

三、二白散

【组成】白石脂 30 克　　白蔹 30 克　　杏仁 30 克

【功效】祛湿化瘀散风。

【主治】酒齄鼻、痤疮。

【用法】用鸡蛋清调药外用。

【注意】慎勿入目。

【来源】全国著名中医皮肤科专家赵炳南方（北京中医医院．赵炳南临床经验集．第 1 版．北京：人民卫生出版社，1975）。

四、去斑膏

【组成】密陀僧 20 克　　杏仁 10 克　　轻粉 5 克

【制法】研细如泥，外用香油调搽。

【主治】酒齄鼻。

【注意】用药期向禁油腻辛辣肥甘厚味之物，尤其饮酒最为忌讳。

【来源】朱仁康验方（广安门医院．医话医论荟要．第 1 版．北京：人民卫生出版社，1982）。

五、银粉膏

【组成】大麻子 50 克　　大风子 50 克　　轻粉 5 克　　红粉 5 克

【制法】将前二味药取仁捣碎，再将后二味药掺于之内搅拌匀后，每丸 7～8 克，用四层沙布包 1 丸，挤出油后，轻轻擦于患处，每晚 1 次，挤出的油全部擦尽，第 2 次用时可以再挤油（1 丸可擦 3～4 次），轻者两丸即愈。

【注意】治疗期间禁食用辛辣之品。

【主治】酒齄鼻。

【来源】夏洪生．北方医话．第 1 版．北京：北京科学技术出版社，1988）。

六、酒齄鼻擦剂

【组成】轻粉 6 克　杏仁 12 克　硫黄 12 克

【制法】先将轻粉研细，加杏仁同研，最后加硫黄同研和。

【主治】酒齄鼻，痤疮。

【用法】用手指洗净，蘸药擦患处。

【来源】全国著名中医皮肤科专家朱仁康方（中医研究院广安门医院．朱仁康临床经验集．第 1 版．北京：人民卫生出版社，1979）。

七、治酒齄鼻方

【组成】大风子 30 克　火麻仁 30 克　木鳖子 22 克　核仁 30 克　水银 30 克　樟脑 22 克

【功效】祛风解毒，燥湿杀虫。

【主治】酒齄鼻。

【用法】将前三味药共研细末，入樟脑调匀，再入核桃仁共捣如泥，然后慢慢加水银研磨调匀即可，研时酌加蒸馏水，每日早晚各擦 1 次，每次取蚕豆大小药膏，用纱布包裹揉擦鼻部，擦时不可用力过大，否则效果相反。

【来源】龚志贤验方（龚志贤．龚志贤临床经验集．第 1 版．北京：人民卫生出版社．1984）。

八、酒齄鼻良方[△]

【组成】大风子 30 克　木鳖子 30 克　核桃肉 30 克　蓖麻

仁 30 克　樟脑 15 克　水银 15 克

【制法】将前四味药去壳捣烂，加入樟脑，水银，研匀成糊状，用纱布裹药擦患部，每日 3 次，每次擦 10~15 分钟。

【主治】酒齄鼻。

【来源】贾河先．百病良方（第一集）．第 3 版．重庆：科学技术文献出版社重庆分社，1989。

九、酒齄鼻秘方[△]

1. 方一

【组成】硫黄 9 克　水银 6 克　轻粉 6 克　木鳖子（去皮）1 个　枯矾 3 克　桃仁（去皮）7 个　猪脂油 15 克　红麻子 7 个

【制法】共为细末，合猪油、红麻子共调成膏备用。

【用法】用麻布包好，时时擦患处，一日数次，以愈为度。

2. 方二

【组成】风子肉、蛇床子、枯矾各 15 克　铜绿 3 克　水银 9 克

【制法】上药用生猪油适量捣成膏。

【用法】擦涂患处。

【来源】李德新等．祖传秘方大全．第 1 版．北京：北京科学技术出版社，1990。

黄　水　疮

黄水疮即脓疱病，是一种传染性化脓性疾患。夏秋季多见，小儿易患此症，好发于暴露部位。祖国医学称"黄水疮"、"滴脓疮"。

一、复方马齿苋洗方

【组成】马齿苋 120 克　蒲公英 120 克　如意草 120 克
白矾 120 克

【制法】共碾粗末，装纱布袋内，加水 5~6 斤，煮沸 30
分钟。

【功效】清热解毒，除湿止痒。

【主治】黄水疮，多发性疖肿。

【用法】用软毛巾蘸汤溻洗，或溻洗后加热水浸浴。

【来源】全国著名中医皮肤科专家赵炳南方（北京中医医
院．赵炳南临床经验集．第 1 版．北京：人民卫生出版社，
1975）。

二、三黄丹

【组成】大黄 90 克　黄柏 30 克　黄连 9 克　煅石膏 60 克
枯矾 180 克

【制法】以上共研细末。

【功效】清热，解毒，收湿。

【主治】黄水疮。

【用法】用麻油调擦，每日 1~2 次。

【来源】全国著名中医皮肤科专家朱仁康方（中医研究院
广安门医院．朱仁康临床经验集．第 1 版．北京：人民卫生出
版社，1979）。

三、轻雄膏

【组成】轻粉、雄黄、枯矾、铜绿、冰片各 3 克

【功效】解毒除湿杀虫。

【主治】黄水疮，圆癣。

【用法】共研细末，兑凡士林油膏和匀，用棉签蘸药膏，每天搽患处 1~2 次，以愈为度。

【来源】龚志贤．龚志贤临床经验集．第 1 版．北京：人民卫生出版社，1984。

四、黄连甘乳膏

【组成】黄连粉 30 克　乳香粉 30 克　炉甘石粉 60 克　凡士林 60 克

【制法】调匀成膏。

【功效】解毒收敛，止疼生肌。

【主治】黄水疮，下肢溃疡，女阴溃疡。

【用法】外敷患处。

【注意】用药前后勿用水洗患处。

【来源】全国著名中医外科专家赵炳南方（北京中医医院．赵炳南临床经验集．第 1 版．北京：人民卫生出版社，1975）。

五、龟板散

【组成】龟板末 620 克　黄连 30 克　红粉 15 克　冰片 3 克

【制法】共研细末。

【功效】收湿止痒，去腐生肌。

【主治】黄水疮，发际疮，湿疹等。

【用法】麻油调搽。

【来源】全国著名中医外科专家朱仁康方（中医研究院广安门医院．朱仁康临床经验集．第 1 版．北京：人民卫生出版社，1979）。

六、柏芩软膏△

【组成】黄柏面 30 克　黄芩面 30 克　凡士林 240 克

【功效】清热除湿，消肿止痛。

【主治】黄水疮，湿疹，单纯疱疹。

【用法】直接涂于皮损上。或用软膏摊在纱布上，敷于患处。

【来源】全国著名中医外科专家赵炳南方（北京中医医院.赵炳南临床经验集.第 1 版.北京：人民卫生出版社，1975）。

七、青黛散

【组成】青黛 15 克　黄柏面 15 克　滑石粉 60 克

【功效】收干止痒，清热定痛。

【主治】黄水疮，急性湿疹。

【用法】直接撒在患处。

【来源】全国著名中医外科专家赵炳南方（北京中医医院.赵炳南临床经验集.第 1 版.北京：人民卫生出版社，1975）。

八、五黄枯矾散

【组成】五倍子 50 克　黄柏粉 100 克　枯矾 50 克

【制法与用法】研极细末，瓶贮备用，用时先用野菊花或马齿苋煎水洗净局部，用香油调药涂局部，每日 1 次。

【主治】黄水疮。

【加减】脓疱周围有红肿者加黄连粉 50 克。

【来源】陈树森.陈树森医疗经验集萃.第 1 版.北京：人民军医出版社，1990）。

九、黄水疮良方 [△]

【组成】薄荷 15 克　青黛 10 克　黄柏 12 克　冰片 3 克　人中白 10 克　黄连 10 克　硼砂 10 克

【制法】分别研成细末，混匀，用时把药粉用植物油调成糊状，患处先用 75% 酒精消毒，再敷药，外盖消毒纱布，每日换药 1 次。

【主治】黄水疮。

【来源】贾河先百病良方．第 1 集．第 3 版．重庆：科学技术文献出版社重庆分社，1989。

十、黄水疮秘方 [△]

1. 方一

【组成】地肤子 30 克　黄柏 30 克　芒硝 50 克

【用法】共研细末，过筛装瓶备用，先用地肤子 20 克煎水洗患处，然后撒上药粉，每日 2 次，一般敷药 2~3 天后分泌物逐渐减少，5 天后可以结痂痊愈。

2. 方二

【组成】青黛 150 克　黄柏 120 克　薄荷 150 克　冰片 6 克　人中白 90 克　黄连 45 克　硼砂 60 克

【制法】将上药研为细末，瓶贮备用。

【用法】将药粉用香油或菜油拌成糊状，患处用 75% 酒精消毒，然后涂药膏，覆盖纱布，隔天换药 1 次，一般 2~4 次即可愈。

【来源】李德新，等．祖传秘方大全．第 1 版．北京：北京科学技术出版社，1990。

鸡　　眼

　　鸡眼是一种局限性圆锥状角质增生物，尖端深入皮内，基底露于表面，呈圆形似鸡眼故有其名。与祖国医学的"肉刺"、"鸡眼"相类似。

一、水晶膏

　　【组成】糯米 100 克　　15%苛性钾液 250 毫升

　　【功效】腐蚀。

　　【主治】鸡眼，寻常疣。

　　【制法】用糯米泡入上液，隔 24 小时后捣成透明药膏。

　　【用法】用胶布挖孔套在患处，保护皮肤，露出鸡眼或疣后，直接涂药，再盖胶布固定，3 日换药 1 次，脱落为止。

　　【来源】全国著名中医外科专家朱仁康方（中医研究院广安门医院．朱仁康临床经验集．第 1 版．北京：人民卫生出版社，1979）。

二、熊氏验方[△]

　　【组成】绿壳鸭蛋 1 枚　　硫黄 0.6 克

　　【主治】鸡眼，扁平疣。

　　【用法】将鸭蛋打一小孔，加入硫黄内，搅拌均匀，放在锅内蒸熟后服，连服 5~7 枚显效。

　　【来源】名老中医熊寥笙验方（龚志贤．龚志贤临床经验集．第 1 版．北京：人民卫生出版社，1984）。

三、千金散

　　【组成】乳香、没药、轻粉、朱砂、白倍、赤石脂、五倍

子、醋制蛇含石、雄黄各 15 克

【制法】以上各药共碾细末，装瓶备用。

【功效】腐蚀恶肉。

【主治】鸡眼，寻常疣。

【用法】用药末冷开水调涂患处，外用纱布、胶布固定，3 天换 1 次。

【来源】全国著名中医外科专家朱仁康方（中医研究院广安门医院．朱仁康临床经验集．第 1 版．北京：人民卫生出版社，1579）。

四、鸡眼良方△

1. 方一

【组成】半夏茎

【用法】将半夏茎晒干碾碎备用，先将鸡眼用温开水泡软，削去角化组织，放上半夏粉，并用胶布贴上，过 6 天鸡眼脱落。未脱落继用。

2. 方二

【组成】干蜈蚣 30 条　乌梅 9 克　菜油或香油适量

【制法】将蜈蚣、乌梅焙干，共研细末，装入瓶内，再加入菜油，浸泡 7～10 天后即可使用。

【用法】用时先将 1% 盐水浸泡患处 15～25 分钟，待粗皮软化后，剪除粗皮（以见血为度），再取适量药膏调匀，外敷患处，用纱布包扎，每 12 小时换药 1 次。

【主治】鸡眼。

【来源】贾河先．百病良方（第五集）．第 3 版．重庆：科学技术文献出版社重庆分社，1989。

第八章　骨伤科

肩　周　炎

　　肩周炎也称黏连性关节囊炎，俗称凝肩，冻结肩或露肩风。这是肩周肌肉、肌腱、骨囊和关节囊等软组织的慢性炎症。其结果为关节内外粘连，阻碍肩关节活动。临床特征为肩痛，活动限制和肩周肌肉萎缩。

玉竹汤

　　【组成】玉竹30克　桑寄生30克　鹿含草15克　白术15克　茯苓15克　怀牛膝15克　白芍15克　炙甘草9克

　　【主治】一臂或两臂痹痛而致不能高举或转动不灵者少不论病之新久，均有效。若再另用玉竹30克，煲兔肉或老母鸡佐膳，疗效尤为巩固。

　　【用法】每日1剂，水煎2次，分服。

　　【来源】广州市中医院刘赤选教授（黄文东．著名中医学家的学术经验．第1版．长沙：湖南科学技术出版社，1981）。

颈　椎　病

　　颈椎病又称颈椎综合征，是指由于颈椎退行性病变，形成骨质增生，压迫或刺激神经根而引起的颈肩、上肢、头部等部位产生疼痛及麻木症状的一种常见病。

一、威灵苁蓉汤（丸）

【组成】威灵仙15克　肉苁蓉15克　熟地15克　青风藤15克　丹参15克

【主治】颈椎，腰椎及足跟骨质增生，老年骨关节炎疼痛等。

【加减】上肢麻痛者加姜黄10克；下肢麻痛加怀牛膝10克。

【用法】每日1剂，煎2遍和匀，日2次分服。或研末炼蜜为丸，每粒10克，每服1粒，日2次。

【注意】注意关节保护，避免过度负重，避寒就温。肥胖者宜注意饮食，设法减轻体重，以减少负重。

【来源】解放军总医院陈树森教授（陈树森．陈树森医疗经验集萃．第1版．北京：人民军医出版社，1989）。

二、筋骨止痛酒

【组成】生草乌10克　细辛10克　洋金花6克　冰片16克

【主治】同上。

【用法】先将前三味药研末，用50%酒精300ml浸入，冰片另用50%酒精200毫升浸入，每日搅拌1次，约1周后全部溶化，滤去渣，将二药液和匀，用有色玻璃瓶贮藏。每次用棉球蘸药液少许涂痛处或放痛处片刻，痛止取下，每天2~3次。

【注意】本方药性毒烈，只能外用少许不可内服，皮肤有破损及孕妇均忌用。

【来源】同上。

三、眩晕停△

【组成】熟地 15 克　山茱萸 30 克　山药 30 克　茯神 30 克　丹参 30 克　五味子 12 克　白术 30 克　天麻 12 克　钩藤 30 克　菊花 30 克　防风 15 克　玉竹 30 克　生龙骨 15 克　生牡蛎 30 克　蚤休 10 克

【功效】滋水涵木，平肝潜阳，佐以息风。

【主治】颈椎骨质增生性眩晕。

【用法】每日 1 剂，水煎 2 次，分服。

【来源】周口地区中医医院刘海涵老中医（河南省卫生厅编．河南省名老中医经验集锦．第 1 版．河南：河南科学技术出版社，1985）。

四、白芍木瓜汤

【组成】白芍 30 克　木瓜 13 克　鸡血藤 15 克　葛根 10 克　甘草 10 克

【功效】舒筋活血，滋阴止痛。

【主治】颈椎痛。

【加减】白芍为主药，可重用加至 60 克，但白芍味酸性寒，少数患者发现腹泻者，可减量，同时加炒白术 15 克，山药 15 克。

【用法】每日 1 剂，水煎 2 次，分服。

【来源】北京中医医院成业田老中医（《北京市老中医经验选编》编委会．北京市老中医经验选编．第 1 版．北京：北京出版社，1981）。

化脓性骨髓炎

化脓性骨髓炎是指骨膜、骨质、骨髓发生的化脓性感染，相当于中医的附骨疽。

一、黑药膏

【组成】南瓜藤（煅炭存性）150 克　川楝子（煅炭存性）30 克　芒硝 120 克　饴糖 100 克　地脚粉（淀粉下脚）500 克甘油 150 克

【主治】骨髓炎。

【用法】外敷患处，隔日换 1 次。

【注意】创口已溃者，要处理后再敷黑药膏。

【来源】上海市中医门诊部陈兴之副主任医师（陈熠，等. 难病辨治. 第 1 版. 上海：上海科学技术文献出版社，1987）。

二、益气托毒汤△

【组成】骨碎补 17 克　生芪 20 克　党参 20 克　枸杞子 20 克　当归 10 克　赤芍 10 克　菟丝子 20 克　肉桂 10 克　桂枝 12 克　五加皮 17 克　川断 17 克　芡实 12 克　茯苓 12 克　猪苓 10 克　泽泻 10 克　红花 10 克　甘草 3 克

【功效】补肾健脾，益气养血，温经散寒。

【主治】化脓性骨髓炎，是化脓性细菌侵入骨内引起骨组织的感染。

【加减】寒盛者加附子，干姜；湿盛者加土茯苓，白术，防己，木瓜；肾虚明显者加巴戟天，山萸，杜仲，寄生；血虚明显者加熟地，阿胶。

【用法】每日 1 剂，水煎 2 次，分服。

【来源】北京中医医院房芝萱老中医（《北京市老中医经验选编》编委会. 北京市老中医经验选编. 第 1 版. 北京：北京出版社，1981）。

三、蜈蚣散[△]

【组成】蜈蚣 10 条

【主治】慢性骨髓炎。

【用法】研粉，装入胶囊内，分为 7 等份，每日服 1 份；外用凡士林纱布条蘸上蜈蚣粉末，填入瘘管内，每日换药 1 次。

【来源】南通市中医院朱良春主任医师（朱良春. 虫类药的应用. 第 1 版. 江苏：江苏科学技术出版社，1988）。

四、壮骨托毒汤[△]

【组成】大生地 12 克　补骨脂 15 克　骨碎补 12 克　川续断 12 克　生黄芪 12 克　全当归 12 克　丹皮 9 克

【功效】滋肾壮骨，益气和营，清热凉血，托毒生肌。

【主治】附骨疽（慢性骨髓炎）。

【用法】每日 1 剂，水煎 2 次，分服。

【来源】上海中医研究所夏少农教授（夏少农. 中医外科心得. 第 1 版. 上海：上海科学技术出版社，1985）。

骨　　折

骨的完整性或连续性中断时称骨折。

一、三色敷药方

【组成】紫荆皮（炒黑）、黄金子（去衣，炒黑）各 240

克全当归、赤芍、丹参、牛膝、片姜黄、五加皮、木瓜、羌活、独活、白芷、威灵仙、防风、防己、天花粉各 60 克　川芎、秦艽各 30 克　连翘 24 克　甘草 18 克　番木鳖 60 克

【主治】骨折肿痛。

【用法】上药如法炮制，研细末，和匀，用饴糖适量拌如厚糊，摊于纸上后，加上桑皮纸一层，敷于患处。

【来源】上海中医学院伤科教组主任石筱山老中医（黄文东. 著名中医学家的学术经验. 第 1 版. 长沙：湖南科学技术出版社，1981）。

二、麒麟散

【组成】血竭 60 克　炙乳没各 30 克　制锦纹 30 克　地鳖虫 30 克　杜红花 60 克　当归尾 120 克　黄麻炭 45 克　参三七 15 克　自然铜（煅）30 克　雄黄 18 克　辰砂 6 克　冰片 3 克

【功效】祛瘀生新，理伤续断。

【主治】骨折后出现的肿胀疼痛瘀斑。

【用法】上药依法炮制，共研细末，和匀，每服 1.5～3 克，开水或陈酒送下。

【来源】上海中医学院伤科教研组主任石筱山老中医（黄文东. 著名中医学家的学术经验. 第 1 版. 长沙：湖南科学技术出版社，1981）。

三、接筋续骨合剂

【组成】炙地鳖虫 9 克　自然铜、骨碎补各 15 克　当归、川芎各 4.5 克　续断 12 克　红花、赤芍各 9 克　甘草 4.5 克

【功效】活血散瘀，消肿止痛，接骨续筋。

【主治】骨折。

【用法】每日 1 剂，水煎服。

【来源】南通市中医院朱良春主任医师（朱良春. 虫类药的应用. 第 1 版 . 江苏：江苏科学技术出版社，1988）。

四、活血止痛汤[△]

【组成】当归尾 10 克　赤芍 6 克　川芎 5 克　桃仁 9 克　苏木 9 克　自然铜 9 克　地鳖虫 9 克　络石藤 5 克　制乳没各 5 克　陈皮 5 克　枳壳 5 克　生山楂 9 克

【主治】四肢骨折初期，局部肿胀疼痛。

【加减】上肢加桑枝 15 克；下肢加川牛膝 9 克，以活血化瘀，消肿止痛。

【用法】每日 1 剂，水煎 2 次，分服。

【来源】施维智，等 . 骨折证治 . 中医杂志，1986，27（1）。

五、和营续骨汤[△]

【组成】当归 10 克　赤芍 5 克　川芎 5 克　红花 5 克　骨碎补 5 克　自然铜 9 克　接骨木 9 克　鸡血藤 9 克　陈皮 5 克　枳壳 5 克

【主治】骨折肿退之后。

【加减】上肢加桑枝 10 克，松节 9 克；下肢加怀牛膝 5 克，五加皮 9 克。并逐步减去自然铜、红花，加川续断 9 克，生熟地各 9 克。

【用法】每日 1 剂，水煎 2 次，分服。

【来源】施维智，等 . 骨折证治 . 中医杂志，1986，27（1）。